高职高专"十三五"规划教材

药用化学基础

赵志才　高雅男　主编
伊赞荃　主审

化学工业出版社

·北京·

内 容 简 介

《药用化学基础》的编写本着"实用、适用、够用"的原则,突破传统的学科体系,整合了无机化学、分析化学和有机化学的基本理论、基础知识和基本技能,全面构建了药用化学的基础知识和应用体系。内容包括走进化学世界、物质结构基础、溶液、化学反应速率和化学平衡、定量分析基础、酸碱解离平衡与酸碱滴定法、配位化合物与配位滴定法、氧化还原反应与氧化还原滴定法、沉淀溶解平衡与沉淀滴定法、烃类、立体异构、卤代烃、烃的重要含氧衍生物、烃的重要含氮衍生物、杂环化合物、糖类、萜类化合物、药用化学基础实验、附录。

本教材适用于药学类各专业的高职高专学生及成人教育、开放教育的学生,也可供医学、生物、化工等专业的高职高专师生参考。

图书在版编目(CIP)数据

药用化学基础/赵志才,高雅男主编. —北京:化学工业出版社,2020.11(2024.9重印)
ISBN 978-7-122-37676-3

Ⅰ.①药⋯ Ⅱ.①赵⋯②高⋯ Ⅲ.①药物化学-高等职业教育-教材 Ⅳ.①R914

中国版本图书馆 CIP 数据核字(2020)第 165787 号

责任编辑:张双进 王 芳　　　　文字编辑:林 丹
责任校对:王鹏飞　　　　　　　　装帧设计:王晓宇

出版发行:化学工业出版社(北京市东城区青年湖南街 13 号　邮政编码 100011)
印　　装:大厂聚鑫印刷有限责任公司
787mm×1092mm　1/16　印张 18¾　彩插 1　字数 465 千字　2024 年 9 月北京第 1 版第 7 次印刷

购书咨询:010-64518888　　　　　售后服务:010-64518899
网　　址:http://www.cip.com.cn
凡购买本书,如有缺损质量问题,本社销售中心负责调换。

定　价:49.00 元　　　　　　　　　　　　　　　　　　　　版权所有　违者必究

前言

化学本身是一面"魔镜",将一百多种元素巧妙地结合,组成神奇美丽的世界。从无机到有机,从气体到固体,从结构到性质,从定性到定量,任大自然变换迷离,化学自会揭开那神秘的面纱。一系列变幻莫测的化学反应,还有一系列有趣的化学实验,无不展示着化学的无限魅力。化学一直在不断地刷新着人类对世界的认识,也不断地改变着世界,使我们的生活越来越美好。

本书主要根据中药专业人才培养目标和人才培养素质的要求,本着"实用、适用、够用"的原则,突破传统的学科体系,整合了无机化学、分析化学和有机化学的基本理论、基础知识,同时兼顾了目前生源特点——文科生及单招生的化学基础薄弱,又融入了一少部分高中重点知识,再辅以相关实验,全面构建了中药专业药用化学的基础知识和应用体系。

本教材在编写中力图体现以下特色:

① 实用性。在教材知识点的选取上符合高职高专中药专业的需求,并结合相关中药实例,体现专业特色;精简复杂公式和烦琐的计算推导,淡化理论,偏重应用,重视基础知识和基本技能的训练;将重点知识讲解录制成的微课视频生成二维码,编入相应章节,帮助学生更好地理解和应用所学知识,使教材更具适用性和实用性。

② 可读性。每章开篇设有导学案例,在部分章节引入科学史话、知识应用及相关资料等拓展性内容;在表现形式上,设计了若干表格和插图,力求图文并茂,能更好地激发学生的求知欲望和学习兴趣。

③ 严谨性。严格采用国家标准规定的量、单位和符号,规范使用化学基础知识使用的化学用语。

本书由赵志才、高雅男主编,第一至八章由河北化工医药职业技术学院赵志才编写,第九章、第十六章由河北化工医药职业技术学院王萍编写,第十至十五章、第十七章、十八章由河北化工医药职业技术学院高雅男编写。全书由赵志才统一修改定稿。

河北化工医药职业技术学院的伊赞荃老师担任本书的主审,她对书稿提出了专业性的宝贵意见;河北化工医药职业技术学院的韩继红老师也对书稿提出了宝贵意见。在此谨对以上老师致以诚挚的感谢。

限于笔者水平,书中难免有不妥之处,恳请广大师生与读者批评指正。

编 者
2020 年 8 月

目录

第一章 走进化学世界

第一节 化学及其发展简史 …… 002
第二节 化学与生活 …… 005
第三节 如何学好药用化学基础 …… 007
本章小结 …… 008

第二章 物质结构基础

第一节 原子核外电子的运动状态 …… 010
第二节 原子核外电子排布 …… 014
第三节 门捷列夫和元素周期表 …… 017
第四节 化学键 …… 021
第五节 分子的极性及应用 …… 026
本章小结 …… 027
习题 …… 027

第三章 溶液

第一节 溶液概述 …… 031
第二节 悬浊液、乳浊液、胶体 …… 035
第三节 质量分数与质量浓度 …… 038
第四节 物质的量浓度 …… 039
第五节 溶液配制中的有关计算 …… 043
本章小结 …… 044
习题 …… 045

第四章 化学反应速率和化学平衡

第一节 化学反应速率 …… 048
第二节 化学平衡 …… 050
本章小结 …… 054
习题 …… 054

第五章 定量分析基础

第一节 定量分析的一般程序 …… 057
第二节 提高分析结果准确度的方法 …… 058
第三节 分析数据的处理 …… 063

第四节	滴定分析概述	066
第五节	标准滴定溶液的制备	068
第六节	滴定分析的计算	070

本章小结 ······ 072
习题 ······ 073

第六章 酸、碱解离平衡与酸碱滴定法

第一节	酸碱电离理论与酸碱质子理论	076
第二节	水溶液中的酸碱反应及其平衡	079
第三节	酸碱水溶液 pH 的计算	081
第四节	酸碱缓冲溶液	083
第五节	酸碱指示剂	088
第六节	酸碱滴定曲线和指示剂的选择	092
第七节	酸碱滴定法的应用	098

本章小结 ······ 101
习题 ······ 101

第七章 配位化合物与配位滴定法

第一节	配位化合物及其命名	104
第二节	配位平衡及配位滴定要求	107
第三节	EDTA 配合物及其解离平衡	110
第四节	配位滴定	116
第五节	配位滴定法的应用	119

本章小结 ······ 121
习题 ······ 121

第八章 氧化还原反应与氧化还原滴定法

第一节	氧化还原反应	124
第二节	电极电势	125
第三节	氧化还原滴定曲线	129
第四节	氧化还原滴定中的指示剂	132
第五节	高锰酸钾法	133
第六节	碘量法	137

本章小结 ······ 142
习题 ······ 142

第九章 沉淀溶解平衡与沉淀滴定法

| 第一节 | 难溶电解质的溶解平衡 | 145 |
| 第二节 | 沉淀滴定法及应用 | 148 |

本章小结 ······ 150

习 题 ··· 150

第 十 章 烃类

第一节　有机物分子结构及性质特点 ·· 154
第二节　烷烃的结构及重要物理、化学性质 ··· 159
第三节　烯烃、炔烃的结构及重要物理、化学性质 ·· 165
第四节　芳香烃的结构及重要物理、化学性质 ··· 171
本章小结 ·· 176
习 题 ··· 177

第 十 一 章 立体异构

第一节　构象异构 ··· 179
第二节　顺反异构 ··· 181
第三节　对映异构 ··· 183
本章小结 ·· 188
习 题 ··· 189

第 十 二 章 卤代烃

第一节　卤代烃的分类和命名 ·· 191
第二节　卤代烃的物理、化学性质及应用 ··· 192
本章小结 ·· 196
习 题 ··· 196

第 十 三 章 烃的重要含氧衍生物

第一节　醇、酚、醚 ··· 199
第二节　醛、酮 ·· 207
第三节　羧酸及其衍生物 ··· 211
本章小结 ·· 217
习 题 ··· 217

第 十 四 章 烃的重要含氮衍生物

第一节　芳香硝基化合物 ··· 220
第二节　胺 ··· 222
本章小结 ·· 227
习 题 ··· 227

第 十 五 章 杂环化合物

第一节　杂环化合物的分类和命名 ··· 229
第二节　五元杂环化合物 ··· 231
第三节　六元杂环化合物 ··· 233

本章小结 ………………………………………………………………………………… 236
习　题 …………………………………………………………………………………… 236

第十六章　糖类

第一节　糖类的含义和分类 ……………………………………………………………… 239
第二节　单　糖 …………………………………………………………………………… 240
第三节　重要的二糖 ……………………………………………………………………… 245
第四节　重要的多糖 ……………………………………………………………………… 247
本章小结 …………………………………………………………………………………… 251
习　题 ……………………………………………………………………………………… 251

第十七章　萜类化合物

第一节　萜类化合物的结构和分类 ……………………………………………………… 252
第二节　重要的萜类化合物 ……………………………………………………………… 253
本章小结 …………………………………………………………………………………… 256
习　题 ……………………………………………………………………………………… 257

第十八章　药用化学基础实验

第一节　实验室基础知识 ………………………………………………………………… 258
第二节　无机化学实验 …………………………………………………………………… 262
第三节　分析化学实验 …………………………………………………………………… 265
第四节　有机化学实验 …………………………………………………………………… 275

附录

附录1　弱酸、弱碱在水中的解离常数（25℃）………………………………………… 279
附录2　分子量 …………………………………………………………………………… 281
附录3　金属配合物的稳定常数 lg$K$ （18～25℃，$I=0.1$）………………………… 282
附录4　标准电极电势表（25℃）………………………………………………………… 283
附录5　条件电极电势表 ………………………………………………………………… 287
附录6　一些常见难溶化合物的溶度积常数（25℃）…………………………………… 288
附录7　部分酸、碱、盐溶解性表（20℃）……………………………………………… 289
附录8　一些化学品安全标识 …………………………………………………………… 290
参考文献 …………………………………………………………………………………… 291
元素周期表

《药物化学基础》二维码资源目录

序号	资源名称	资源类型	页码
1	甘草	图片	002
2	黄芩	图片	002
3	槐米	图片	002
4	离子键	微课	021
5	σ键、π键的形成与区别	微课	023
6	配位键	微课	024
7	红花	图片	033
8	化学平衡	微课	050
9	化学平衡的移动	微课	052
10	黄柏	图片	075
11	一元弱酸、弱碱水溶液pH的计算	微课	082
12	缓冲溶液	微课	083
13	氧化还原反应	微课	124
14	牛黄	图片	137
15	沉淀溶解平衡与溶度积	微课	145
16	沉淀的溶解	微课	147
17	有机物表达式	微课	154
18	烷烃的命名——系统命名法	微课	162
19	烯烃、炔烃命名	微课	166
20	烯烃的亲电加成反应	微课	168
21	苯的结构	微课	171
22	苯的硝化反应及应用	微课	173
23	苯的磺化反应及应用	微课	174
24	虎杖	图片	181
25	烯烃中顺反异构产生条件	微课	181
26	顺反异构体的命名方法	微课	182
27	肉桂	图片	183
28	当归	图片	183
29	川芎	图片	183
30	手性	微课	185
31	麻黄	图片	187
32	卤代烃的性质	微课	192
33	酒文化、呼吸分析仪与醇	微课	198
34	醇的氧化	微课	203
35	酚的性质	微课	203
36	苯酚的显色反应	微课	204
37	费林试剂实验	微课	210
38	酯和酯化反应	微课	213
39	甲酸的还原性(银镜反应)	微课	215
40	羧酸衍生物的水解反应	微课	215
41	胺的分类	微课	222
42	苯胺的弱碱性	微课	224
43	苦参	图片	228
44	黄连	图片	229
45	糖的氧化反应	微课	242
46	成脎反应	微课	243
47	桔梗	图片	248
48	薄荷	图片	254
49	电子天平的使用方法	微课	265
50	容量瓶配制溶液	微课	267
51	移液管的使用方法	微课	268
52	酸式滴定管的使用方法	微课	270
53	碱式滴定管的使用方法	微课	271
54	蒸馏原理	微课	276

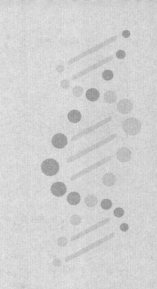

第一章
走进化学世界

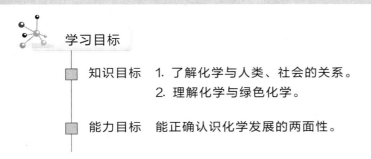

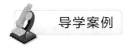

怀疑、探索和发现

　　无论是古代的自然哲学家还是炼金术士们，或是古代的医药学家们，他们对元素的理解都是通过对客观事物的观察或者是臆测解决的。到了17世纪中叶，由于科学实验的兴起，积累了一些物质变化的实验资料，才初步根据化学分析的结果解决关于元素的概念。1661年，英国科学家波义耳对亚里士多德的四元素和炼金术士们的三本原表示怀疑，出版了《怀疑派的化学家》。波义耳在肯定和说明究竟哪些物质是原始的和简单的时候，强调实验是十分重要的。他把那些无法再分解的物质称为简单物质，也就是元素。此后，在很长一段时期里，元素被认为是用化学方法不能再分的简单物质。这就把元素和单质两个概念混淆或等同起来了。1774年，法国化学家拉瓦锡确立的新的燃烧理论、单质理论等使近代化学取得了革命性的进展，使得现代的化学正式成为科学。

　　19世纪初，道尔顿创立了原子学说，并着手测定原子量，化学元素的概念开始和物质组成的原子量联系起来，使每一种元素成为具有一定（质）量的同类原子。 1897年，英国科学家汤姆逊通过阴极射线实验发现电子，电子的发现打破了自古以来认为的原子不可再分的物质观，是人类对物质结构认识的一次飞跃，开启了人们探索物质微观世界的大门。汤姆逊敢于突破传统观念、勇于探索和发现，也因此获得了1906年诺贝尔物理学奖。

　　化学是自然科学的基础科学，对我们认识和利用物质具有重要的作用。宇宙是由物质组成的，化学则是人类认识和改造物质世界的主要方法和手段之一，它与人类进步和社会发展的关系非常密切，人类的生活能够不断提高和改善，化学在其中起了非常重要的作用。

问题 1-1 东晋名医葛洪在《肘后备急方》中有"青蒿一握，水一升渍，绞取汁，尽服之"截疟的记载，但是当时人们并不知道其所以然，那么你知道其中的奥秘吗？

第一节 化学及其发展简史

一、化学简介

空气主要由氮气、氧气、稀有气体、二氧化碳等物质组成，其中氮气体积分数约为78%，氧气的体积分数约为21%。每种中药材中有效成分含量不同，甚至同一种中药材产地不同，其中有效成分含量也会不同。将产自各地的甘草中的有效成分进行提取比较就可得出结论。如产自新疆、内蒙古、宁夏、甘肃、云南等地的甘草（图1-1）品质较好。这都是化学研究的范畴，即**化学要研究物质的组成**。

甘草

图1-1 甘草

钻石质地坚硬，其实它与铅笔芯的主要成分是一样的，它们都是由碳元素组成的。因为它们的结构不同造成了钻石坚硬而铅笔芯就比较软的现象。甘草有祛痰止咳的功效，那么甘草中有效成分是什么，其结构又如何，这都是化学要研究的内容，即**化学要研究物质的结构**。

医生用含有青蒿素的药物来治疗疟疾，而用阿司匹林来解热镇痛。每种药物结构不同，性质也就不同，即**化学要研究物质的性质**。

提取草药中的有效成分，如黄芩（图1-2）中的有效成分黄芩苷，槐米中的有效成分芦丁（图1-3）等，再将其与金属配位以期达到抗肿瘤的目的，这已成为当前研究的热门课题，即**化学还要研究物质的制备和变化**。

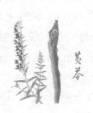

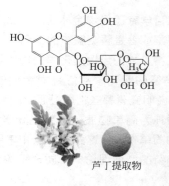

芦丁提取物

图1-2 黄芩　　　　黄芩　　　　图1-3 槐米及槐米中芦丁提取物　　　　槐米

总之，**化学是研究物质的组成、结构、性质及变化规律的自然科学**，不光研究宏观物质，还要研究微观粒子。同时化学又是一门以实验为基础的学科，新物质的发现以及合成新的物质都要依靠科学的实验方法。

化学在发展过程中，派生出许多分支。在20世纪20年代以前，传统地将化学分为无机化学、有机化学、物理化学和分析化学四个分支。20年代以后，由于世界经济的高速发展，化学键的电子理论和量子力学诞生，电子技术和计算机技术兴起，化学研究在理论上和实验技术上都获得了新的手段，导致这门学科从 30 年代以来飞跃发展，出现了崭新的面貌。

 思考与练习 1-1

简答题

谈谈你对化学发展的认识。

 问题 1-2 从远古到近代再到现代，在人类社会脱离贫困和疾病的困扰，逐步走向富足和安康的历史过程中，化学发挥了不可替代的作用。你对化学的发展过程了解多少呢？

二、化学发展简史

我们的祖先钻木取火（图 1-4）、利用火烘烤食物、寒夜取暖、驱赶猛兽，就开始了最早的化学实践活动。化学的发展主要经历了以下几个时期。

1. 萌芽时期

从远古到公元前 1500 年，人类学会用火蒸煮食物，在烈火中用黏土制出陶器（图 1-5）、用矿石烧出金属。在中国，春秋战国由青铜社会开始转型，铁犁牛耕引发的社会变革推动了化学的发展。人类还学会用谷物酿造酒，给丝麻等织物染上颜色。这些都是在实践经验的直接启发下经过长期摸索而来的最早的化学工艺，还没有形成化学知识，只是化学的萌芽时期。

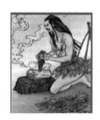

图 1-4　古人钻木取火

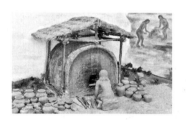

图 1-5　古人制陶器

2. 丹药时期

约从公元前 1500～公元 1650 年，为求得长生不老的仙丹或象征富贵的黄金，炼丹家和炼金术士们开始了最早的化学实验（图 1-6、图 1-7）。他们在炼丹的过程中，用人工方法实现了物质间的相互转变，获得了许多物质发生化学变化的条件和现象，为化学的发展积累了丰富的实践经验。

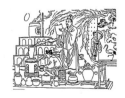

图 1-6　古代炼丹图

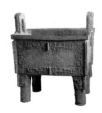

图 1-7　青铜器后母戊鼎

3. 燃素时期

这个时期从 1650~1775 年，是**近代化学**的孕育时期。在这个时期人们进行化学变化的理论研究，使化学成为自然科学的一个分支。1661 年，英国化学家**罗伯特·波义耳**（Robert Boyle）**提出化学元素的概念，标志着近代化学的诞生**。

在燃素说流行的一百多年间，化学家为解释各种现象，做了大量的实验，发现多种气体的存在，积累了更多关于物质转化的新知识。特别是燃素说，认为化学反应是一种物质转移到另一种物质的过程，化学反应中物质守恒，这些观点奠定了近代化学思维的基础。

4. 发展时期

这个时期从 1775~1900 年，是近代化学发展的时期（图 1-8）。**1774 年，法国化学家拉瓦锡用定量化学实验阐述了燃烧的氧化学说**，开创了定量化学时期。**1803 年，英国化学家道尔顿提出近代原子学说**，突出地强调了各种元素原子的质量为其最基本的特征，这是与古代原子论的一个主要区别，为近代化学奠定了坚实的基础。**1811 年，意大利科学家阿伏伽德罗提出了分子概念**，对道尔顿原子论的补充与完善起了决定性作用，自此化学才真正被确立为一门科学。**1828 年，德国化学家韦勒人工合成了尿素，有机化学开始萌芽**。之后凯库勒提出苯的环状结构，范霍夫、勒贝尔提出碳四面体构型说，酒石酸被拆分成旋光异构体，以及分子不对称性等的发现，为有机化学的发展奠定了基础。**1833 年，盖·吕萨克制订了著名的银量法**，被后人称为"滴定分析之父"，分析化学也逐渐发展起来。

1869 年，俄国化学家门捷列夫发现元素周期律，把化学元素及其化合物纳入一个统一的理论体系，让化学有规律可循。

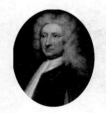
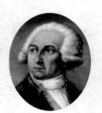
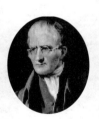
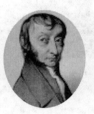
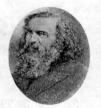

英国化学家
波义耳
(1627—1691)

法国化学家
拉瓦锡
(1743—1794)

英国化学家
道尔顿
(1766—1844)

意大利科学家
阿伏伽德罗
(1776—1856)

俄国化学家
门捷列夫
(1834—1907)

图 1-8　近代化学发展史上几位重要的科学家

5. 现代时期

化学是一门建立在实验基础上的科学，实验与理论一直是化学研究中相互依赖、彼此促进的两个方面。如我国科学家屠呦呦率领团队利用现代化学实验方法创造性地研制出抗疟新药青蒿素和双氢青蒿素，并荣获 2015 年诺贝尔生理学或医学奖（图 1-9）。

20 世纪以来，化学的分离手段和结构分析方法已经有了很大发展，许多天然有机化合物的结构问题纷纷获得圆满解决。有机合成也发展迅速，合成了各种有特殊结构和特殊性能的化合物，

图 1-9　青蒿素

从不稳定的自由基到有生物活性的蛋白质、核酸等生命基础物质。有机化学家还合成了具有复杂结构的天然有机化合物和具有特效的药物。这些成就对科学的发展起了巨大的作用。化学发展的趋势可以归纳为：由宏观向微观、由定性向定量发展，由经验逐渐上升到理论，再用于指导设计和开拓创新的研究。

今天的化学已成为自然科学领域中一门"中心的、实用的和创造性的"基础科学。在资源、材料、健康、环境等领域，化学发挥着越来越重要的作用。

思考与练习 1-2

简答题

化学的发展经历了哪些重要的阶段？在这里你知道了哪些科学家？请举例说明。

第二节　化学与生活

在过去 100 多年中，化学在解决人口增长、资源匮乏、环境恶化等问题时起到了重要的作用。利用化学原料和方法不仅能大量制造各种自然界已有的物质，而且还能够根据人类需要创造出自然界不存在的物质，较为突出的有航空航天材料、电子信息材料、新型能源材料、生物医用材料和智能材料等。其为人类的衣食住行提供了大量适用的材料，而且能够在认识聚合反应和聚合物结构与性质关系的基础上迈向蛋白质、核酸等大分子的合成。可以说，化学与人类的物质文化生活、社会的发展息息相关、密不可分。

 问题 1-3　为什么要学化学呢？化学有多重要呢？

一、化学给生活增添了温暖

现在很多衣料是由合成纤维制成的，合成纤维具有强度高、质轻、弹性好、不怕霉蛀等优点。另外，还可以制成具有特殊性能的合成纤维，如耐高温纤维、阻燃纤维、高分子光导纤维等。这些合成纤维是人工合成的高分子物质纺制成的。先从诸如天然气、石油、煤等物质或玉米芯、蓖麻油、谷糠等农副产品中提炼出简单的小分子有机化合物，再经过一定的化学合成方法制成高分子物质，再利用纺丝设备纺成各种纤维，如涤纶、锦纶、腈纶、维纶、丙纶等，用这些合成纤维制成布料，再染上光鲜靓丽的颜色，大大丰富了人们的衣橱。合成橡胶制成的鞋代替了草鞋、布鞋，帮助人们度过寒冷的冬天。

二、化学帮助我们解决了吃饭问题

1905 年，**德国化学家哈伯（Haber）**用氮气和氢气直接化合得到了氨，氨可以转化为碳铵、尿素等化肥。从此，源源不断的氮肥从工厂走向田间。合成氨工艺的发明和改进，使得化肥能够大量廉价生产，人类脱离了饥饿的威胁。见图 1-10 和图 1-11。

在我国无机化工领域做出巨大贡献的是**侯德榜**。侯德榜是我国重化学工业的开拓者，是侯氏制碱法的创始人。制出的纯碱可以用来发面做馒头，松软可口。除此之外，以纯碱为原料还可以制化肥或其他化工医药产品。见图 1-12 和图 1-13。

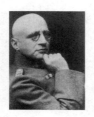

图 1-10　哈伯

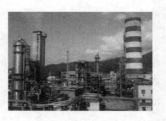

图 1-11　合成氨工厂

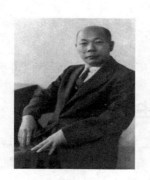

图 1-12　侯德榜

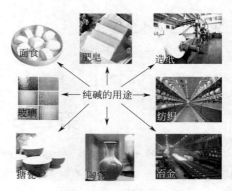

图 1-13　纯碱的用途

三、化学改善了我们的居住条件

建筑材料如三合土（水泥）、钢筋、瓷砖、玻璃、铝和塑胶等均来自化学工业。化学工业炼出钢铁，才有铁制品使用。化学工业加工石油，才能用上轻便的塑料。化学工业煅烧陶土，才能使房屋有漂亮的瓷砖表面。化学可以为人类提供更为舒适的生活环境，可以在夏天得到凉爽，在冬天获得温暖。

四、化学改变着我们的出行方式

化学让石油、煤变成了汽油、柴油、航空煤油，使得人们从步行到马车、自行车，再到现如今可以坐着汽车、火车、轮船或飞机遨游全世界。科学家还发明了依靠化学能产生动力的运载火箭，去探索太空奥秘。这些都离不开化学。

五、化学帮助人类对抗疾病

20 世纪初在欧洲暴发的西班牙流感，夺去了上千万人的生命。百年之后，世界各地又陆续暴发了禽流感、重症急性呼吸综合征（非典）、新型冠状病毒肺炎，却没有造成巨大的人员伤亡，因为有了抗病毒的药物。就在 50 多年前，肺结核还是不治之症。现在，有了链霉素，肺结核得到了根治。青霉素的发现正值第二次世界大战，当时就拯救了很多伤员的生命，直到今天仍然发挥着巨大的作用。屠呦呦从中华瑰宝——中医药古籍中获得灵感，在青蒿中发现抗疟新药青蒿素，该发现被誉为"拯救 2 亿人口"的发现。这都是化学的巨大成就。现如今，通过化学反应处理工业污水、废气、废渣等保护环境；通过药物合成制得药物（如阿司匹林、对乙酰氨基酚、顺铂等）用于医疗；通过化学方法（如滴定分析、仪器分析等）分析检验以保证食品和药物安全；通过化学试剂（尤其是消毒剂，如医用酒精、含有次氯酸钠的 84 消毒剂、来苏尔消毒液等）对生活环境消毒，保证生活环境干净健康。总之，化学给人们打开通往健康的大门。

六、化学的未来是绿色的、安全的

化学在推动社会进步的同时，还有可能危及人类生存。如能源的消耗，温室效应，工厂、汽车尾气排放，造成了大气污染，酸雨在警告我们，臭氧层空洞威胁着我们，环保成了化学给人们生活带来的一个重大问题。这些似乎是不可避免的，但运用化学手段可以找到解决问题的方案，如寻找可替代能源、可再生能源等，并采取相应的净化措施以及限制污染排放等。

进入21世纪后，绿色、环境友好成了新时尚，食品安全和环境污染等问题进入了人们的视野。掌握化学知识的化学家们和从事化学生产的工业界已经认识到这一问题的严重性。未来的化学，不仅仅是生产高品质的产品，更要追求高环保、低能耗的生产方式。为此在化工生产中提出了"环境无害、环境友好"的绿色化学新目标。

 思考与练习 1-3

简答题

化学是21世纪最实用、最富有创造性的"中心科学"，请你从衣、食、住、行几方面谈谈化学对人类生活产生的巨大影响。

第三节　如何学好药用化学基础

学好药用化学基础，需要把握好课前、课中、课后几个环节。

一、课前预习，提高听课效果

利用课余时间进行课前预习，能起到事半功倍的作用。通过预习，对内容的重点、难点心中有数，上课时就能做到有的放矢，听课效果会明显提高。

二、认真听课，积极参与课堂活动，在理解知识点的基础上记忆

认真听讲，有选择地做好笔记，把没有听懂的地方记录下来或做标注，是学好药用化学基础的保障。课堂上多动笔、多动脑、多练习，可有效地帮助学生在理解的基础上记忆知识点，从而提高学习效率。

三、课后归纳总结，延长记忆周期

将听懂的知识真正消化、掌握还需课后归纳、总结，编写成自己的复习资料或思维导图。化学物质种类繁多，但物质间有着千丝万缕的联系，复习时要善于归纳比较，找出各类物质尤其是相关物质的异同点。

四、做题巩固

必须通过做习题巩固所学知识及应用，无论课上练习还是课后习题都必须认真完成，否则就会眼高手低。

本章小结

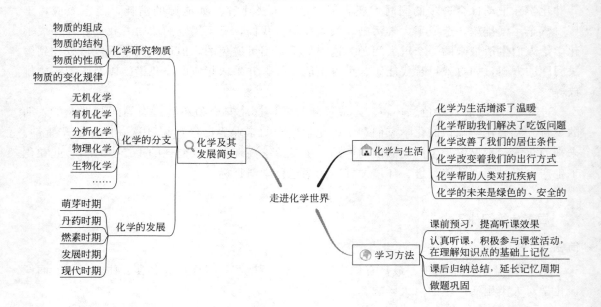

第二章
物质结构基础

学习目标

知识目标
1. 了解原子核外电子运动的特征。
2. 掌握核外电子排布的规律。
3. 熟悉元素周期表，理解元素周期表中元素性质的递变规律。

能力目标
1. 能正确写出1~36号元素及其他常见金属与非金属元素的名称和元素符号，能正确写出1~20号元素原子的电子排布式和价电子构型。
2. 能根据元素的原子结构判断其在元素周期表中的位置和性质。
3. 能区分离子化合物和共价化合物。
4. 能区分极性分子和非极性分子。

导学案例

中药四气五味的现代认识

2004年，南京中医药大学盛良教授在现代中西医结合杂志上发表论文《中药四气五味和化学成分的关系》，这对中医方剂配伍、中药质量控制、西药中药化、中医现代化等产生了积极影响。

关于四气五味，《本草备要》记载："凡药寒热温凉,气也; 酸苦甘辛咸,味也。气为阳,味为阴。"盛良教授在论文中指出，现代中药药理研究的大量结果证明：中药的四气五味和能量有关，而化学反应中的电子得失即和能量有关。化学反应中的原子、分子或基团的电子从能量低的轨道跃迁到能量高的轨道时，需要吸收一定的能量而显示寒性；反之，当电子从能量高的轨道降落到能量低的轨道时，需要释放出一定的能量而显示热性。当原子、分子或基团间发生化学反应(其他反应另论)时，一般说来，给出电子吸热而显示寒性，接受电子放热而显示热性。以上电子的给出和接受包括电子吸、推迁移，如果化合物不是上述离子键或极性键，而是非极性共价键化合物，形成共价键放出热量显热性，共价键离解吸收热量显寒性。形成或离解的难易有不同，故有寒、凉、温、热四气。

电子得失引起能量变化论是将现代化学与中药四气五味结合的桥梁。中药的四气五味是反映药物静态能量的，当药物进入人体后进行化学反应时，静态能量表现为动态能量。因此要研究中药的四气五味必然要研究电子得失。

现代医学认为：五味是中药固有的性质，是四气的物质基础，是产生功效的基本物质，没有五味就谈不上四气。五味是物质，四气是效应，即药物作用于机体，通过五味而产生寒、热、温、凉效应。

化学就是研究物质变化的，新物质生成是因为它内部结构发生了变化。要了解物质的性质及其变化，首先必须了解构成物质的微观粒子，这些微粒又会发生哪些变化，从而探寻物质结构与性质的关系。微观世界是真实存在的，也是能够被认识的，正像我们从远处看连绵不断的沙丘，在近处会发现它们是由无数砂粒组成的。高锰酸钾溶于水（图 2-1）、蔗糖溶于水等事实充分说明物质是由无数不可见的粒子所构成的（图 2-2）。

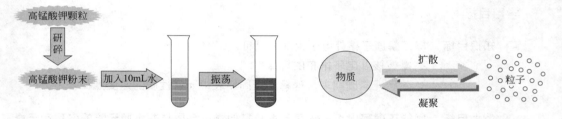

图 2-1　高锰酸钾溶于水　　　　　　　图 2-2　物质与微观粒子的关系

 问题 2-1 古有"神农尝百草"（图 2-3），辨识草药，造福人类。中国中医药文化源远流长，为识别中药积累了宝贵的经验。可以用眼看、手摸、鼻闻、口尝和试验（水试、火试）等简便易行的传统方法，观察中药材的形状、大小、颜色变化、气味、质地来识别草药。为什么可以通过鼻闻气味的方法来识别草药呢？你知道其中的道理吗？

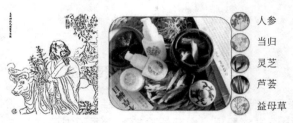

图 2-3　神农百草图

第一节　原子核外电子的运动状态

 问题 2-2 原子核外电子运动状态从哪几个方面来描述？

一、原子结构

原子很小，一个原子跟一个乒乓球的体积之比，相当于乒乓球跟地球的体积之比。

如图 2-4 所示，原子都含有一个很小的、密实的**原子核**，核内有质子和中子。

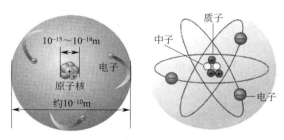

图 2-4 原子的构成示意图

质子带一个单位正电荷，中子不带电，所以整个原子核带有的正电荷数就等于它含有的质子的数目，这个电荷数就称为**核电荷数**。

环绕着原子核的是一定数目的**电子**，它们带有负电荷。因为负电荷会被原子核所带的正电荷吸引，所以电子被束缚在原子核附近，如果要将它们带离原子则需要能量。

原子不显电性，是电中性的。原子核中质子的数目叫**原子序数**，它确定了这个原子的身份。如一个原子的原子核内有 6 个质子，就可以确定它是碳原子；原子核内有 11 个质子，那么它就是钠原子。

质子数＝核电荷数＝原子序数＝核外电子数

不同种类的原子，核内质子数不同，核外电子数也不同。

原子很轻但原子再轻也有质量。与质子、中子相比，电子质量很小，约为质子质量的 1/1836，所以，原子的质量主要集中在原子核上，因此：

质量数(A)＝质子数(Z)＋中子数(N)

如果用 $_Z^A X$ 表示一个质量数为 A、质子数为 Z 的原子，那么组成原子的粒子间的关系可以表达为：

$$原子 _Z^A X \begin{cases} 原子核 \begin{cases} 质子 & Z \text{ 个} \\ 中子 & (A-Z) \text{ 个} \end{cases} \\ 核外电子 & Z \text{ 个} \end{cases}$$

不同的原子所含的质子、中子、电子数目不同，所以它们的质量也不同。如 1 个氢原子质量为 1.67×10^{-27} kg，1 个氧原子质量为 2.657×10^{-26} kg。由于原子质量数值太小，书写和使用都不方便，所以采用相对质量，以 ^{12}C 质量的 1/12 作标准比较。各原子的相对原子质量见元素周期表，如氢的相对原子质量约为 1，氮的相对原子质量约为 14。

质子和中子的相对质量均约为 1。

二、原子核外电子的运动状态

 问题 2-3 离核近的电子能量高还是离核远的电子能量高呢？

1. 电子云

电子在原子核外直径 10^{-10} m 的空间做高速运动，以氢原子为例，氢原子核外只有一个电子，它经常在核外空间一个球形区域内出现，如同一团带负电荷的云雾，笼罩在原子核的周围，人们形象地称之为电子云。**电子云是电子在核外空间出现的概率密度，是用来描述核外电子运动状态的。**可以用电子云示意图来表示电子云，如图 2-5 所示。原子核位于中心，小黑点的疏密程度表示核外电子概率密度的相对大小，即电子在核外空间各处出现机会的多少。根据量子力学计算可知，基态氢原子在 $r=53\text{pm}$ 的范围内，电子出现的概率较大，而在离核 200～300pm 以外的区域，电子出现概率极小，可以忽略不计。

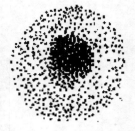

图 2-5　氢原子电子云示意图

2. 核外电子的运动特征

根据实验结果和理论推算，核外电子的运动特征需从以下四个方面来描述。

(1) 电子层

在多电子原子中，核外电子的能量是不相同的。能量低的电子通常在离核较近的区域内运动，能量高的电子在离核较远的区域内运动。电子能量由低到高，运动的区域离核由近及远，**人们将这些离核距离不等的电子运动区域称为电子层，用 n 表示**。电子层是确定核外电子运动能量的主要因素。n 的取值只能是正整数 1，2，3，…，表示电子距原子核的远近，n 值越大，表示电子所在的电子层离核越远，能量越高。有时也用 K、L、M、N、O、P、Q 等字母分别表示 $n=1$、2、3、4、5、6、7 等电子层。**核外电子在不同的电子层内运动，这又称核外电子的分层排布。**

(2) 电子亚层和电子云的形状

科学研究发现，即使在同一电子层中，电子的能量还有微小的差别，且电子云的形状也不相同，所以，根据能量差别及电子云的形状不同，把同一电子层又分为几个电子亚层，这些亚层分别用 s、p、d、f 表示。s 亚层的电子云是以原子核为中心的球体，如图 2-6 所示。p 电子云为无柄哑铃形，如图 2-7 所示。d 电子云和 f 电子云的形状较为复杂，本书不做介绍。

K 层（$n=1$）只有一个亚层，即 s 亚层；L 层（$n=2$）包括两个亚层，即 s 亚层和 p 亚层；M 层（$n=3$）包括三个亚层，即 s 亚层、p 亚层和 d 亚层；N 层（$n=4$）包括四个亚层，即 s 亚层、p 亚层、d 亚层和 f 亚层。在 1～4 电子层中，电子亚层的数目等于电子层的序数。

为了表明电子在核外所处的电子层、电子亚层及其能量高低和电子云的形状，通常将电子层的序数 n 标注在亚层符号的前面。例如，处在 K 层中 s 亚层的电子记为 1s 电子；处在 L 层中 s 亚层和 p 亚层的电子分别记为 2s 电子和 2p 电子；处在 M 层中 d 亚层的电子记为 3d 电子。

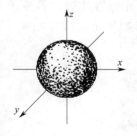
图 2-6　s 电子云示意图

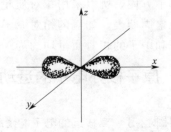
图 2-7　p 电子云示意图

(3) 电子云的伸展方向

电子云不仅有确定的形状而且在空间有一定的伸展方向。s 电子云呈球形对称，在空间各个方向出现的概率都是一样的，所以没有方向性。p 电子云在空间可沿坐标 x、y、z 轴三个方向伸展，如图 2-8 所示。

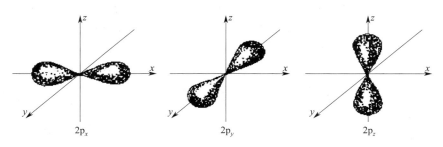

图 2-8　p 电子云的三种伸展方向

d 电子云有五个伸展方向，f 电子云有七个伸展方向。同一亚层不同伸展方向的电子云其能量相同。习惯上，把在一定的电子层中，具有一定形状和伸展方向的电子云所占有的原子空间称为原子轨道，简称"轨道"。原子轨道是描述核外电子运动状态的特殊函数，通过电子层、电子亚层和电子云的伸展方向三个方面加以描述，必须同时指明这三个方面才能描述一个确定的轨道。

因而，各个电子亚层可能有的最多轨道数，由该亚层电子云伸展方向的个数决定，即 s、p、d、f 亚层分别有 1 个、3 个、5 个、7 个轨道。

如果用方框（□）或圆圈（○）表示一个轨道，则各亚层上的轨道可用轨道式来表示。例如，2p 亚层有三个轨道，它们可表示为

$$2p \quad 或 \quad 2p$$
$$\square\square\square \quad\quad ○○○$$

现将各电子层可能有的轨道数归纳如下：

电子层（n）	电子亚层	轨道数
K（$n=1$）	1s	$1=1^2$
L（$n=2$）	2s 2p	$1+3=4=2^2$
M（$n=3$）	3s 3p 3d	$1+3+5=9=3^2$
N（$n=4$）	4s 4p 4d 4f	$1+3+5+7=16=4^2$
n		n^2

由此可见，每个电子层内所含有的轨道数，等于该电子层数的平方，即 n^2（$n \leqslant 4$）。

（4）电子的自旋

原子中的电子在围绕原子核运动的同时，还存在本身的自旋运动。电子自旋状态只有两种，即顺时针方向和逆时针方向，通常用"↑"和"↓"表示。

用轨道表示式表示核外电子运动状态时，应表明其自旋方向。例如，氦原子的 1s 轨道上有两个电子，其自旋方向相反，可表示为⑪。

综上所述，描述原子核外电子的运动状态时，必须同时指明电子所处的电子层、电子亚层、电子云的伸展方向和电子的自旋方向。

 思考与练习 2-1

1. 单选题

（1）组成一切原子必不可少的粒子是（　　）。

A. 质子　　　　　　B. 质子 电子　　　　C. 质子 中子 电子　　D. 质子 中子

(2) 考古学上经常用 $^{14}_{6}C$ 来测定文物的年代，$^{14}_{6}C$ 中的中子数是（　　）。

A. 6　　　　　　　B. 8　　　　　　　　C. 14　　　　　　　　D. 20

2. 填空题

(1) 原子由＿＿＿＿和＿＿＿＿构成，原子核由＿＿＿和＿＿＿构成。

(2) 氧原子核外有＿＿＿＿个电子。

第二节　原子核外电子排布

一、多电子原子轨道和近似能级图

对氢原子来说，其核外的一个电子通常是位于基态的 1s 轨道上。而对多电子原子来说，其核外电子是按能级顺序分层排布的。根据光谱实验结果，并结合原子核外电子运动状态，得出原子中电子所处轨道能量（E）的高低主要由电子层 n 决定。n 越大，能量越高。不同电子层同类型亚层的能量，按电子层序数递增。如 $E_{1s}<E_{2s}<E_{3s}<E_{4s}\cdots$；$E_{2p}<E_{3p}<E_{4p}\cdots$。

在多电子原子中，轨道的能量也与电子亚层有关。在同一电子层中，各亚层能量按 s、p、d、f 的顺序递增，即 $E_{ns}<E_{np}<E_{nd}<E_{nf}$。这好像阶梯一样，一级一级的，称为**原子的能级**。一个亚层也称为一个能级，如 1s、2s、2p、3d、4f 等都是原子的一个能级。

在多电子原子中，由于各电子间存在着较强的相互作用，造成某些电子层序数较大亚层的能级反而低于某些电子层序数较小亚层的能级。例如 $E_{4s}<E_{3d}$；$E_{5s}<E_{4d}$；$E_{6s}<E_{4f}<E_{5d}$ 等。这种现象称为**能级交错**。

根据上述经验，将这些能量不同的轨道按能量高低的顺序排列起来，如图 2-9 所示。图中每一个方框表示一个轨道，方框的位置越低，表示能量越低；方框的位置越高，表示能量越高。**从第三电子层开始出现能级交错现象。**

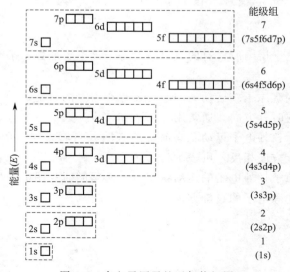

图 2-9　多电子原子的近似能级图

图 2-9 中按能量高低，将邻近的能级用虚线框分为 7 个能级组。每个能级组内各亚层轨道间的能量差别较小，而相邻能级组间的能量差别则较大。这些能级组是元素长式周期表划分的基础。

根据多电子原子的近似能级图来排布核外电子，是呈现一定规律的。需要指出的是，无论是实验结果还是理论推导都证明：原子在失去电子时的顺序与填充时的顺序并不对应，例如，Fe 的最高能级组填充电子时，先填 4s 轨道上的 2 个电子，再填 3d 轨道上的 6 个电子，而在失去电子时，先失去 2 个 4s 电子（成为 Fe^{2+}），再失去 1 个 3d 电子（成为 Fe^{3+}）。

 问题 2-4 原子核外电子排布遵循哪些规则？

二、原子核外电子的排布规则

根据光谱实验结果，人们总结出核外电子排布遵守以下三个原则。

1. 能量最低原理

物体能量越低越稳定。实验证明：核外电子总是尽先排布在能量最低的原子轨道中，然后再依次排布在能量较高的原子轨道中，这个规律称为能量最低原理。

根据多电子原子的近似能级图和能量最低原理，可得核外电子填入各亚层轨道的顺序，如图 2-10 所示。

2. 泡利不相容原理

科学实验证明：在同一个原子中，不可能有运动状态完全相同的电子存在，这就是泡利不相容原理。如果 2 个电子处于同一轨道，2 个电子的自旋状态必定不同。因此，每一个原子轨道中最多只能容纳 2 个自旋方向相反的电子，而每个电子层中最多有 n^2 个轨道，所以，各电子层最多可能容纳 $2n^2$ （$n \leq 4$）个电子。表 2-1 列出了 1~4 电子层最多可能容纳的电子数。

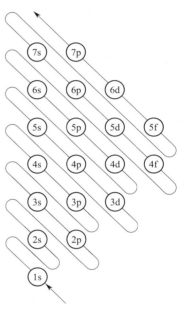

图 2-10 电子填入各亚层轨道的顺序助记图

表 2-1 1~4 电子层最多可能容纳的电子数

电子层	K	L		M			N			
n	$n=1$	$n=2$		$n=3$			$n=4$			
电子亚层	1s	2s	2p	3s	3p	3d	4s	4p	4d	4f
亚层中的轨道数	1	1	3	1	3	5	1	3	5	7
亚层中的电子数	2	2	6	2	6	10	2	6	10	14
表示符号	$1s^2$	$2s^2$	$2p^6$	$3s^2$	$3p^6$	$3d^{10}$	$4s^2$	$4p^6$	$4d^{10}$	$4f^{14}$
电子层最多可能容纳的电子数	2	8		18			32			

3. 洪德规则

在原子中同一亚层的等价轨道（即能量相同的轨道）上排布电子时，应尽可能分占不同的轨道，且自旋状态相同，以使整个原子的能量最低，这就是洪德规则。如原子序数为 7 的氮元素核外电子排布应为

$$N \quad 1s^2 2s^2 2p^3 (2p_x^1, 2p_y^1, 2p_z^1)$$

此外,量子力学的计算表明,在等价轨道上,当电子处于全充满(如 p^6、d^{10}、f^{14})、半充满(如 p^3、d^5、f^7)或全空(如 p^0、d^0、f^0)状态时,能量较低,是较稳定的状态。

应当指出,绝大多数原子的核外电子排布符合核外电子排布的三条原则,但也有少数元素例外。个别元素原子的电子排布特殊性,还有待于进一步探讨。

三、原子的电子层结构

根据电子排布三原则和电子填充顺序,就可以确定大多数元素基态原子中电子的排布情况,即得原子的电子层结构。原子的电子层结构可用如下方法表示。

1. 电子排布式

按电子在原子核外各亚层中分布的情况,在亚层符号的右上角注明排列的电子数,称此表示方法为电子排布式。如 11 号元素钠的电子排布式为 $1s^2 2s^2 2p^6 3s^1$。

2. 价电子排布(价层电子构型)

在电子排布式中,价层电子所在亚层的电子排布称为价电子排布或价层电子(价层电子是指发生化学反应时,参与成键的电子,也称价电子)构型。

例如,$_{24}$Cr:$3d^5 4s^1$;$_{29}$Cu:$3d^{10} 4s^1$;$_{19}$K:$4s^1$;$_{17}$Cl:$3s^2 3p^5$。

化学反应的实质是元素价电子的运动状态发生了变化,因此在讨论化学键的形成时,价层电子构型尤为重要。

根据能量最低原理、泡利不相容原理和洪德规则,按照多电子原子的近似能级图,可将核电荷数为 1~36 的元素原子核外电子排布情况列于表 2-2 中。

表 2-2 核电荷数为 1~36 的元素原子核外电子排布

核电荷数	元素符号	电子层									
		K	L		M			N			
		1s	2s	2p	3s	3p	3d	4s	4p	4d	4f
1	H	1									
2	He	2									
3	Li	2	1								
4	Be	2	2								
5	B	2	2	1							
6	C	2	2	2							
7	N	2	2	3							
8	O	2	2	4							
9	F	2	2	5							
10	Ne	2	2	6							
11	Na	2	2	6	1						
12	Mg	2	2	6	2						
13	Al	2	2	6	2	1					
14	Si	2	2	6	2	2					
15	P	2	2	6	2	3					
16	S	2	2	6	2	4					
17	Cl	2	2	6	2	5					
18	Ar	2	2	6	2	6					
19	K	2	2	6	2	6		1			
20	Ca	2	2	6	2	6		2			
21	Sc	2	2	6	2	6	1	2			

续表

核电荷数	元素符号	电子层									
		K	L		M			N			
		1s	2s	2p	3s	3p	3d	4s	4p	4d	4f
22	Ti	2	2	6	2	6	2	2			
23	V	2	2	6	2	6	3	2			
24	Cr	2	2	6	2	6	5	1			
25	Mn	2	2	6	2	6	5	2			
26	Fe	2	2	6	2	6	6	2			
27	Co	2	2	6	2	6	7	2			
28	Ni	2	2	6	2	6	8	2			
29	Cu	2	2	6	2	6	10	1			
30	Zn	2	2	6	2	6	10	2			
31	Ga	2	2	6	2	6	10	2	1		
32	Ge	2	2	6	2	6	10	2	2		
33	As	2	2	6	2	6	10	2	3		
34	Se	2	2	6	2	6	10	2	4		
35	Br	2	2	6	2	6	10	2	5		
36	Kr	2	2	6	2	6	10	2	6		

思考与练习 2-2

1. 单选题

某原子的原子核外有三个电子层，M 层电子数是 L 层电子数的一半，该原子是（　　）。

A．Li　　　　　　B．Si　　　　　　C．Al　　　　　　D．K

2. 依据原子核外电子的排布规律，请写出 $_{12}$Mg、$_{18}$Ar 的原子核外电子排布式。

 问题 2-5　人体必需的微量元素有哪些？

 问题 2-6　安宫牛黄丸具有清热解毒、镇惊开窍的功效，其中含有一种重金属药物朱砂，你知道朱砂是由哪几种元素组成的吗？

第三节　门捷列夫和元素周期表

世界上的物质种类繁多，已知的就有 2000 多万种，但组成这些物质的元素并不多，到目前为止，已经发现了 118 种元素。人体也是由多种元素构成的，目前已知的人体所必需的微量元素包括铁、碘、锌、硒、氟、铜、钴、镉、铅、钨、钡、钛、铌、锆、铷、锗和稀土元素等，其中比较重要的有铁、锌、氟、碘等。这些微量元素对维持人体的新陈代谢、机体功能、免疫能力等具有重要的作用。如缺铁会导致缺铁性贫血，缺锌可能影响食欲并诱发口腔溃疡，缺碘可引起地方性甲状腺肿、呆小病（克汀病）等，缺氟会导致龋齿。

一、元素周期律

元素周期律指元素单质及其化合物的性质随着元素原子序数的递增而呈周期性变化的规律。它是 1869 年由俄国科学家门捷列夫发现的。周期律产生的基础是随着核电荷数的递增，原子核外电子排布呈周期性变化（见表 2-2）。

二、元素周期表

元素周期表是元素周期律的表现形式。现代化学的元素周期表也是由门捷列夫首创的,他将当时已知的 63 种元素依原子量大小并以表的形式排列,把有相似化学性质的元素放在同一列,制成元素周期表的雏形。经过多年修订后才成为当代的周期表。

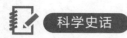

门捷列夫和元素周期表

俄国化学家门捷列夫(图 2-11)根据原子量的大小,将当时已经发现的 63 种元素进行分类排队,并进行了反复研究。他企图在元素全部的复杂的特性里,捕捉元素之间的规律性,但他的研究一次又一次地失败了,可他不屈服、不放弃,经过坚持不懈的努力,终于在 1869 年发现元素性质随原子量的递增呈明显的周期性变化的规律,编制了世界上第一张元素周期表(图 2-12),根据周期律修正了铟、铀、钍、铈等 9 种元素的原子量;他还预言了钪、镓、锗三种新元素。后人发现这些新元素的原子量、密度和物理、化学性质都与他的预言惊人地相符,周期律的正确性得到了举世公认。

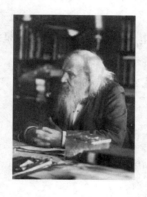

图 2-11 门捷列夫

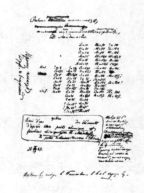

图 2-12 门捷列夫编制的第一张元素周期表

门捷列夫编制的第一张元素周期表并不完整,如其中没有稀有气体元素。后来化学家们不断地探索和发现终于使门捷列夫的周期表变得完整。

问题 2-7 C、O、Cl、Na、K、Fe、Ar 各元素分别处于元素周期表中哪个周期?哪个族?

现从以下几个方面讨论周期表与原子电子层结构的关系。

1. 原子电子层结构与周期的关系

具有相同电子层且随原子序数递增顺序排列的一系列元素叫一个周期。周期表共有 7 个横行,分别对应 7 个周期:一个特短周期(2 种元素)、两个短周期(8 种元素)、两个长周期(18 种元素)、两个特长周期(32 种元素)。每一周期中元素的数目等于相应能级组中原子轨道所能容纳的电子总数。各周期元素的数目与原子结构的关系见表 2-3。

表 2-3　各周期元素的数目与原子结构的关系

周期	元素数目	容纳电子总数
2	8	8
3	8	8
4	18	18
5	18	18
6	32	32
7	未满	未满

元素在周期表中所处的位置与原子结构的关系为：
$$周期序数＝电子层层数$$
因此，每增加一个电子层，就开始一个新的周期。

2. 原子电子层结构与族的关系

元素周期表的纵行，称为族。周期表有 18 个纵行，共 16 个族。其中ⅠA～ⅧA 为主族（一共 8 个主族，包括第 1、第 2，第 13～第 18 纵行），第ⅧA 族为惰性气体元素，也称为零族。ⅠB～ⅧB 为副族（一共 8 个副族，包括第 3～第 12，10 个纵行），其中第ⅧB 族（也称为第Ⅷ族）包括三个纵行（8、9、10 纵行）。每一族元素的外层电子构型大致相同，因此，它们的性质相似。

元素的族序数与其原子的外层电子构型关系密切。

（1）主族元素

主族元素的族序数＝元素的最外层电子数

例如：Mg 的最外层有 2 个电子，所以属于ⅡA 族。

（2）副族元素

ⅠB 和ⅡB 族元素的族序数＝元素的最外层电子数；

ⅢB～ⅦB 族元素的族序数＝最外层电子数＋次外层 d 电子数；

Ⅷ族包括第 8、9、10 三个纵行。

（3）零族元素

零族元素为稀有气体元素，其原子最外层电子数为 2 或 8。

元素原子的电子结构呈周期性变化，导致了**元素基本性质——包括原子半径、金属性和非金属性、电负性等性质随着核电荷数的递增呈周期性变化。**

> **知识应用**
>
> **元素周期表的用途**
>
> 元素在周期表中的位置反映了元素的原子结构和性质。可以根据元素在周期表中的位置推测其原子结构和性质；反之，也可以根据元素的原子结构推测其在元素周期表中的位置和性质。
>
> 周期表中位置靠近的元素性质相近，在一定区域内寻找元素、发现物质的新用途被视为一种相当有效的方法。例如，在周期表中金属与非金属的分界处可以找到半导体材料，如硅、锗、镓等。又如，通常农药所含有的氟、氯、硫、磷、砷等元素在周期表中位置靠近，对这个区域的元素进行研究有助于合成新品种的农药，如用对人畜毒性较低的含磷有机物代替毒性高的含砷有机物等。人们还在过渡金属元素中寻找新材料以制造催化剂和耐高温、耐腐蚀的合金。

三、元素性质的周期性变化

1. 原子半径的周期性变化

同一周期（稀有气体除外）从左向右随着原子序数的增加，原子半径逐渐减小；同一主族自上而下随着原子序数的增加，原子半径逐渐增大。

副族元素即过渡金属元素的原子半径这里不做详细介绍。

2. 金属性与非金属性的周期性变化

元素的**金属性**是指元素的原子**失去电子**的能力；**非金属性**是指元素的原子**得电子**的能力。

同一周期从左至右主族元素金属性逐渐减弱，非金属性逐渐增强；同主族自上而下，元素的金属性逐渐增强，非金属性逐渐减弱。如金属钠性质活泼，就是因为构成金属钠的钠原子容易失去电子，金属性强；氯气性质也很活泼，是因为构成氯气的氯原子很容易得电子，非金属性强。

问题 2-8 比较下列元素的金属性强弱。

（1）Na 和 Al　　（2）H 和 Na

比较下列元素的非金属性强弱。

（1）O 和 S　　（2）F 和 Cl

3. 电负性的周期性变化

元素的**电负性**是指分子中元素的原子吸引成键电子的能力。电负性概念是 1932 年由鲍林（L. Pauling）首先提出来的，他指定最活泼的非金属元素氟的电负性为 4.0，然后通过计算得出其他元素原子的电负性的相对值，如表 2-4 所示。

表 2-4　元素原子的电负性

H 2.1															
Li 1.0	Be 1.5										B 2.0	C 2.5	N 3.0	O 3.5	F 4.0
Na 0.9	Mg 1.2										Al 1.5	Si 1.8	P 2.1	S 2.5	Cl 3.0
K 0.8	Ca 1.0	Sc 1.3	Ti 1.5	V 1.6	Cr 1.6	Mn 1.5	Fe 1.8	Co 1.9	Ni 1.9	Cu 1.9	Zn 1.6	Ga 1.6	Ge 1.8	As 2.0	Se 2.4	Br 2.8
Rb 0.8	Sr 1.0	Y 1.2	Zr 1.4	Nb 1.6	Mo 1.8	Tc 1.9	Ru 2.2	Rh 2.2	Pd 2.2	Ag 1.9	Cd 1.7	In 1.7	Sn 1.8	Sb 1.9	Te 2.1	I 2.5
Cs 0.7	Ba 0.9	La-Lu 1.0-1.2	Hf 1.3	Ta 1.5	W 1.7	Re 1.9	Os 2.2	Ir 2.2	Pt 2.2	Au 2.4	Hg 1.9	Tl 1.8	Pb 1.8	Bi 1.9	Po 2.0	At 2.2
Fr 0.7	Ra 0.9	Ac 1.1	Th 1.3	Pa 1.4	U 1.4	Np-No 1.4-1.3										

从表 2-4 可以看出，同一周期从左至右，主族元素的电负性依次递增，这是由于原子的核电荷数逐渐增大而半径依次减小，使原子在分子中吸引成键电子的能力增加。同一主族自上而下，元素的电负性呈减小趋势，说明原子在分子中吸引成键电子的能力呈减弱趋势。过渡元素电负性的变化没有明显的规律。

元素的电负性综合反映了原子得失电子的能力，故可作为统一衡量元素金属性及非金属性的依据。一般来说，金属的电负性小于 2.0，非金属的电负性大于 2.0。电负性越大，表明该元素原子在分子中吸引电子的能力越强，元素的非金属性越强，金属性越弱。反之，电负性越小，表明该元素的非金属性越弱，金属性越强。

思考与练习 2-3

1. 填空题

(1) $_{17}$Cl 的原子核外电子排布式是_____；它在元素周期表的第_____周期、第_____族。

(2) 写出原子序数为 16 的元素符号及名称_____，其原子量为_____。

2. 单选题

若 R 元素的一种粒子的价电子构型为 $2s^22p^4$，则下列说法中正确的是（   ）。

A. 该粒子的核外有 3 个电子层　　B. R 元素是金属元素

C. 该元素位于元素周期表中第ⅦA 族　　D. 该粒子的最外层有 6 个电子

第四节　化学键

除稀有气体外，其他元素的原子都未达到稳定结构，因此都不能以原子的形式孤立存在，必须结合形成化合物分子，使各自达到稳定构型。分子是保持物质化学性质的最小微粒，是参与化学反应的基本单元。物质的性质主要取决于分子的性质，而分子的性质又是由分子的内部结构所决定的。因此，研究分子的内部结构，对了解物质的性质和化学反应规律有极其重要的作用。

物质的分子是由原子结合而成的，说明原子之间存在着强烈的相互作用力。**分子（或晶体）中相邻原子（或离子）之间主要的、强烈的相互作用称为化学键**。根据化学键的特点，一般把化学键分为离子键、共价键、金属键三种。本节仅讨论离子键和共价键。

问题 2-9　哪些元素的原子化合时，能形成离子键？举例说明。

1. 离子键

离子键的概念是德国化学家柯塞尔（W. Kossel）于 1916 年提出的。他认为原子间相互化合时，原子失去或得到电子以达到稀有气体的稳定结构。这种**靠原子得、失电子形成阴、阳离子，靠阴、阳离子间静电作用形成的化学键叫离子键**。

如金属钠与氯气反应生成氯化钠。

Na：$1s^22s^22p^63s^1 \xrightarrow{-e^-} 1s^22s^22p^6$　　　　Na$^+$

Cl：$1s^22s^22p^63s^23p^5 \xrightarrow{+e^-} 1s^22s^22p^63s^23p^6$　　Cl$^-$

离子键

钠原子属于活泼的金属原子，最外电子层有 1 个电子，容易失去；氯原子属于活泼的非金属原子，最外电子层有 7 个电子，容易得到 1 个电子，从而使最外层都达到 8 个电子，形成稳定结构。当钠原子与氯原子接触时，钠原子最外层的 1 个电子就转移到氯原子的最外电子层上，形成带正电的钠离子（Na$^+$）和带负电的氯离子（Cl$^-$）。阴、阳离子间存在的异性电荷间的静电吸引力，使两种离子相互靠近，达到一定距离时，引力和电子与电子、原子核与原子核之间同性电荷间的排斥力达到平衡，于是 Na$^+$ 与 Cl$^-$ 间就形成了稳定的化学键——离子键。

活泼的金属原子（主要指ⅠA族和ⅡA族）和活泼的非金属原子（主要指ⅦA族的F、Cl和ⅥA族的O、S等原子）化合时，都能形成离子键。

因为离子所带的电荷分布呈球形对称，在空间各个方向上的静电作用相同，可从任何一个方向同等程度地吸引带相反电荷的离子。一个阳离子在空间允许范围内可以尽可能多地吸引阴离子；同样，一个阴离子也可以尽可能多地吸引阳离子。如在NaCl晶体中，每个钠离子（或氯离子）的周围排列着6个相反电荷的氯离子（或钠离子）。但除了这些近距离相接触的吸引外，每个离子还会受到所有其他异性离子的作用，只不过距离较远，相互作用较弱而已，所以说**离子键没有方向性，也没有饱和性**。

含有离子键的化合物就是离子化合物。

问题 2-10 非金属元素原子化合时，能形成离子键吗？为什么？

2. 共价键

（1）路易斯经典共价键理论

1916年美国化学家路易斯（Lewis）首先提出共价键的概念，他认为原子结合成分子时，原子间可以共用一对或几对电子，以形成类似稀有气体的稳定电子层结构（8电子结构），如Cl_2、N_2、O_2等分子的形成。像这样**原子与原子间通过共用电子对所形成的化学键，叫共价键。**

除同种非金属原子可以形成共价键外，性质比较接近的不同非金属元素的原子也可以通过原子间共用电子对（一对或若干对）而生成共价键。

如氢气在氯气中燃烧生成氯化氢分子时，氢原子与氯原子各自提供一个电子形成共用电子对供它们二者共同使用，这样，氯化氢分子就形成了，见图2-13。

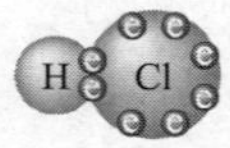

图 2-13 氯化氢分子的形成过程

化学上，常用"—"表示一对共用电子对，用"="表示两对共用电子对，用"≡"表示三对共用电子对等。因此Cl_2、HCl、H_2O、N_2、CO_2可以分别表示为

Cl—Cl　　　H—Cl　　　O　　　　N≡N　　　O=C=O
　　　　　　　　　　　　H　H

这种表示方式又称为**结构式**。

（2）现代价键理论

路易斯（Lewis）的经典共价键理论成功地解释了同种元素原子以及性质相近的元素原子的成键情况，初步揭示了共价键的本质，对分子结构的认识前进了一步。但这一理论遇到了许多不能解释的问题，如两个电子都带负电荷，为何不相互排斥，反而相互配对成键？两个氢原子可以形成电子对，三个氢原子能否共用电子形成H_3？为了解决这些矛盾，一些化学家在经典共价键理论基础上，从量子力学的角度出发发展了这一成果，建立了现代价键理论，又称电子配对法，其要点如下。

① 电子配对原理。一个原子有几个未成对的电子，便可和几个自旋相反的电子配对形成几个共用电子对。

② 能量最低原理。成键过程中，自旋相反的成单电子的原子相互靠近时，电子云重叠，核间电子云密度较大，体系能量将会降至最低，可以形成稳定的共价键。

③ 原子轨道最大重叠原理。原子间形成共价键时，原子轨道一定要发生重叠，重叠程度愈多，核间电子云密度愈大，形成的共价键就越牢固，因此共价键尽可能地沿着原子轨道最大重叠的方向形成。

（3）共价键的特征

共价键与离子键有本质的区别，其特点如下。

① 共价键结合力的本质是电性的，但不能认为纯粹是静电作用力。因为共价键的形成是原子核对共用电子对的吸引力，区别于阴、阳离子间的库仑引力。共价键的强度取决于原子轨道成键时的重叠程度、共用电子对的数目和原子轨道重叠的方式等因素。

② 共价键的形成是由于原子轨道的重叠使两核间电子云概率密度增大。但这并不意味着电子对仅存在于两核之间，电子对应该在两核周围的空间运动，只是在两核间空间出现的概率最大。

③ 共价键的饱和性。根据共价键形成的条件，一个原子的未成对电子跟另一个原子自旋相反的电子配对成键后，就不能再与第三个原子的电子配对成键，因此，一个原子中有几个未成对电子，就只能和几个自旋相反的电子配对成键，这就是共价键的饱和性，是共价键与离子键的重要区别之一。

④ 共价键的方向性。根据原子轨道最大重叠原理，原子间总是尽可能地沿着原子轨道最大重叠的方向成键。s 轨道是球形对称的，因此，无论在哪个方向上都可能发生最大重叠。而 p、d 轨道在空间都有不同的伸展方向，为了形成稳定的共价键，原子轨道尽可能沿某个方向进行最大程度的重叠，这就是共价键的方向性，是与离子键的另一重要区别。

概括起来，对于有成单 s 电子和 p 电子的原子来说，能形成共价键的原子轨道是 s-s、s-p_x、p_x-p_x、p_y-p_y、p_z-p_z，如图 2-14 所示。

（4）共价键的类型

① σ 键和 π 键。根据原子轨道重叠方式的不同，共价键可分为 σ 键和 π 键。一种是沿键轴方向，以"头碰头"的方式重叠，形成的共价键叫 σ 键，如图 2-14(a) 所示。如 HCl 分子中的 s-p_x 键就是 σ 键。另一种是在键轴的两侧，以"肩并肩"的方式重叠，形成的共价键叫 π 键。如图 2-14(b) 所示的 p_y-p_y、p_z-p_z 键。

σ 键、π 键的形成与区别

从原子轨道重叠程度来看，π 键重叠程度比 σ 键小，而且 π 键电子能量较高，键较易断开，化学活泼性较强。因此，形成分子时 π 键不能单独存在，只能与 σ 键共存。如 N_2 分子就是由两个 N 原子以 1 个 σ 键和 2 个 π 键结合在一起的。每个氮原子有三个未成对电子（$2p_x^1$、$2p_y^1$、$2p_z^1$），分别密集于三个互相垂直的对称轴上。当两个氮原子的 $2p_x^1$ 轨道沿键轴以"头碰头"的方式重叠形成 p_x-p_x σ 键的同时，p_y-p_y 和 p_z-p_z 只能采取"肩并肩"的方式重叠成两个互相垂直的 π 键，如图 2-15 所示。因此，N_2 分子中两个 N 原子间有三个共价键，其结构可表示为 N≡N。

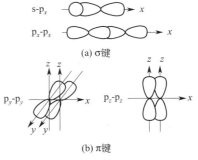

图 2-14　σ 键和 π 键

σ 键是构成分子的骨架，能单独存在于两个原子间，如果两个原子间只能形成一个共价

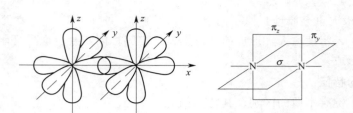

图 2-15 氮气分子形成的示意图

键时，一定是 σ 键。共价化合物中的单键都是 σ 键，如 CH_4 的四个碳氢键都是 σ 键；双键中有一个共价键是 σ 键，另一个共价键则是 π 键，如 CO_2、C_2H_4；三键中有一个共价键是 σ 键，另外两个都是 π 键，如 N_2、C_2H_2（H—C≡C—H）等。

问题 2-11 下列分子中哪些含有极性键？
　　　　　Br_2、　CO_2、　H_2O、　HCl、　O_2

② 极性共价键和非极性共价键。根据成键的共用电子对在两原子核间有无偏移，可把共价键分为极性共价键和非极性共价键。

成键电子对没有偏向任一原子的共价键叫非极性共价键，简称非极性键。 由同种原子形成的共价键，如单质 H_2、Cl_2、N_2 等分子中的共价键就是非极性共价键。

由两种不同元素的原子形成的共价键，由于电负性不同，对共用电子对的吸引力不同，共用电子对将偏向电负性较大的原子一方，两原子间电荷分布不均匀。电负性较小的原子一端带部分正电荷，为正极，电负性较大的原子一端带部分负电荷，为负极。这种**共用电子对有偏向的共价键叫极性共价键，简称极性键。** 如 HCl、H_2O、NH_3 等分子中的 H—Cl、H—O、N—H 键就是极性键。

通常以成键原子电负性的差值来判断共价键极性的强弱。

问题 2-12 NH_3 分子中含有哪些共价键？

如果共价键的共用电子对由成键的两个原子各提供 1 个电子所组成，这种共价键称为普通共价键，如 H_2、O_2、Cl_2、HCl 等。如果共价键的共用电子对由成键两原子中的一方原子提供，而另一方原子只是提供可容纳共用电子对的空间区域（化学上称为空轨道），则这种共价键称为配位共价键，简称配位键。如 NH_3 与 H^+ 之所以能生成 NH_4^+，是因为 NH_3 中 N 原子有一对未参与成键的电子（称孤电子对），而 H^+ 有空轨道（H 原子失去最外层的 1 个电子后，原来这个电子运动时所在的核外空间区域不会消失，就好比铁轨，铁轨一直存在，但这个铁轨上可以没有火车）。N 原子的孤电子对进入 H^+ 的空轨道，这一对电子为氮、氢两原子所共用，于是形成了**配位键**。通常用"→"表示配位键，箭头指向电子对接受体，箭尾指向电子对供给体，以区别于普通共价键。但应该注意，普通共价键和配位键的差别仅仅表现在键的形成过程中，虽然共用电子对的电子来源不同，但在键形成之后，二者并无任何差别。如在铵离子中，虽然有一个 N—H 键跟其他三个 N—H 键的形成过程不同，但是形成后四个键表现出来的性质完全相同。

配位键

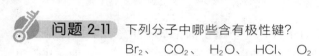

配位键具有共价键的一般特性。但共用电子对毕竟是由一个原子单方

提供，所以配位键是极性共价键。

形成配位键必须具备两个条件：a. 一个原子其价电子层有未共用的孤电子对；b. 另一个原子其价电子层有空轨道。

只含有共价键的化合物称为共价化合物。不同种非金属元素的原子结合形成的化合物（如 H_2、O_2、Cl_2、CO_2、SO_2、H_2O、HCl 等）和大多数有机化合物都属于共价化合物。

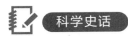 科学史话

吉尔伯特·牛顿·路易斯

吉尔伯特·牛顿·路易斯（图 2-16），美国化学家，曾 41 次获得诺贝尔化学奖提名。路易斯是化学热力学创始人之一，提出了共价键理论、酸碱电子理论等，化学中的"路易斯结构式"即以其名字命名。

路易斯十分重视基础教育，他要求化学系的所有教师都要参加普通化学课程的教学和建设，要求低年级学生必须打好基础，为此他选派一流的教师给低年级学生上课。路易斯认为这就好像建造万丈高楼必须打好坚实的地基一样，学生只有在低年级时打下扎实的底子，包括实验基本功，才能学好高年级和研究生课程。

共价键理论是路易斯的主要成就之一。

1916 年，路易斯和柯塞尔同时研究价键理论。柯塞尔主要研究电价键理论，路易斯主要研究共价键理论。在 1916 年

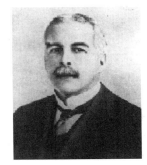

图 2-16　吉尔伯特·牛顿·路易斯

《原子和分子》和 1928 年《价键及原子和分子的结构》中，路易斯阐述了他的共价键理论的观点，并列出无机物和有机物的电子结构式。路易斯提出的共价键理论，基本上解释了共价键的饱和性，明确了共价键的特点。共价键理论和电价键理论的建立，使得 19 世纪中叶开始应用的两元素间的短线（即表示原子间的相互作用力或称"化学亲和力"）开始有明确的物理意义，但还没解决共价键的本质问题。

 思考与练习 2-4

1. 单选题

(1) 下列说法中正确的是（　　）。

A. 含有共价键的分子一定是共价分子

B. 离子化合物中可能含有共价键

C. 只含有共价键的物质一定是共价化合物

D. 氦分子中含有共价键

(2) 以下物质中属于离子化合物的是（　　）。

A. O_2　　　　　　B. NH_4Cl　　　　　　C. H_2O　　　　　　D. NH_3

2. 填空题

(1) 原子失去电子后，就带有_____电荷，成为_____离子；原子得到电子后，就带有_____电荷，成为_____离子。

(2) 共价双键中，含有一个_____键和一个_____键；共价三键中，含有_____个 σ 键，_____个 π 键。

问题 2-13　H_2O 是极性分子还是非极性分子？ O_2 呢？

第五节　分子的极性及应用

在任何中性分子中，都有带正电荷的原子核和带负电荷的电子。可设想分子内部，两种电荷（正电荷或负电荷）分别集中于某一点上，就像任何物体的重量可以认为集中在其重心上一样。把电荷的这种集中点叫"电荷重心"或"电荷中心"，其中正电荷的集中点叫"正电荷中心"，负电荷的集中点叫"负电荷中心"。分子中正、负电荷中心可称为分子的正、负极，用"＋"表示正电荷中心，即正极；用"－"表示负电荷中心，即负极。

根据分子中正、负电荷中心是否重合，可把分子划分为极性分子和非极性分子。正、负电荷中心重合的分子是**非极性分子**，正、负电荷中心不重合的分子是**极性分子**。

双原子分子：由相同原子组成的单质分子，如 H_2、Cl_2、O_2 等均为非极性分子。

由不同原子组成的双原子分子，如 HF、HCl、HBr、HI 等均为极性分子，且键的极性越大，分子的极性也越大。可见，对双原子分子来说，分子是否有极性，取决于所形成的键是否有极性。

多原子分子（由不同原子组成）：键有极性，而分子是否有极性，则取决于分子的空间构型是否对称。当分子的空间构型对称时，键的极性相互抵消，使整个分子的正、负电荷中心重合，因此这类分子是非极性分子，如 CO_2、CH_4、BF_3、$BeCl_2$、C_2H_2 等；当分子的空间构型不对称时，键的极性不能相互抵消，分子的正、负电荷中心不重合，因此这类分子是极性分子，如 H_2O、NH_3、SO_2、CH_3Cl 等分子。

由上述讨论可知，分子的极性与键的极性是两个概念，但两者又有联系。极性分子中必含有极性键，但含有极性键的分子不一定是极性分子。共价键是否有极性，取决于相邻两原子间共用电子对是否有偏移；而分子是否有极性，取决于整个分子的正、负电荷中心是否重合。

问题 2-14　NaCl 溶于水吗？为什么？

"相似相溶"原理：溶质、溶剂的结构越相似，溶解前后分子间的作用力变化越小，这样的溶解过程就越容易发生。即极性分子间的电性作用，使得极性分子组成的溶质易溶于极性分子组成的溶剂，难溶于非极性分子组成的溶剂，如 NH_3 和 H_2O 可以互溶；非极性分子组成的溶质易溶于非极性分子组成的溶剂，难溶于极性分子组成的溶剂，如 I_2 易溶于 CCl_4，而难溶于水。

思考与练习 2-5

简答题

1. 下列分子哪些是极性分子？哪些是非极性分子？
　　CO_2　　N_2　　HBr　　H_2O　　NO　　NaCl　　NH_3

2. 冬天我们穿的羽绒服污渍太多了，就拿到干洗店去干洗，干洗适于那些不宜水洗和易褪色的织物，有极好的防止织物纤维变形和使纤维保持原有色泽的优点，同时还能延长衣服的穿着寿命。请查阅资料说明什么是干洗？干洗应用了什么化学原理？

本章小结

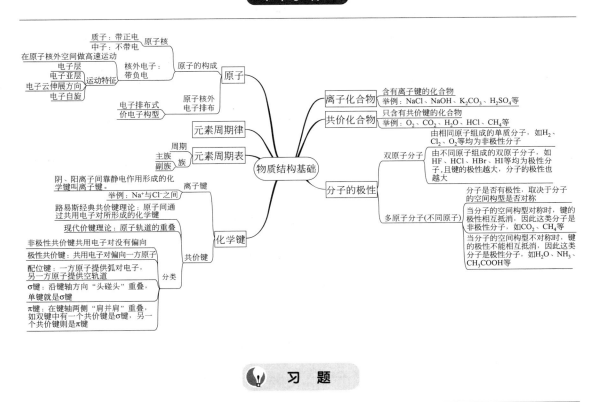

习 题

1. 填空题

（1）原子序数为 14 的元素名称为_____，其元素符号为_____，其原子核外电子排布式为_____。

（2）原子得、失电子，形成_____，靠_____所形成的化学键叫离子键。

（3）原子间通过_____所形成的化学键叫共价键。

（4）核外电子排布应遵循的三条规律是_____、_____和_____。

（5）硫元素的原子价电子构型为 $3s^23p^4$，该元素的原子核外有_____个电子层，它属于_____元素（填"金属"或"非金属"），其化学性质比较活泼，在化学反应中易_____（填"得"或"失"）电子形成_____离子，该离子与 Na^+ 形成化合物的化学式为_____。

（6）原子轨道沿键轴方向，以"头碰头"的方式重叠，形成的共价键叫_____键；在键轴的两侧，以"肩并肩"的方式重叠，形成的共价键叫_____键。

2. 单选题

（1）某元素的原子价电子构型为 $4s^24p^4$，对该元素的认识正确的是（   ）。

A. 该元素的原子核内质子数是 34　　B. 该元素是金属元素
C. 该元素原子的最外层电子数是 4　　D. 该元素位于元素周期表中第四周期

(2) HCl 分子中，氢原子与氯原子之间的化学键是（　　）。
A. π 键　　　　B. 离子键　　　　C. 共价键　　　　D. 配位键

(3) 下列物质中既含离子键又含共价键的是（　　）。
A. Cl_2　　　　B. NaOH　　　　C. HCl　　　　D. CO_2

(4) 下列物质含有极性共价键的是（　　）。
A. I_2　　　　B. $MgCl_2$　　　　C. KBr　　　　D. H_2O

3. 现有物质：CO_2、H_2O、H_2、NaOH、Cl_2、NaCl、CH_4、$MgCl_2$、CaO，请回答以下问题。
   (1) 这些物质中分别存在哪些类型的化学键？
   (2) 哪些物质属于离子化合物？哪些物质属于共价化合物？
   (3) 这些物质中哪些易溶于水？

4. 某种牛奶的营养成分表如下表所示（NRV%是指每100g食品中营养素的含量占该营养素每日摄入量的比例）。
   (1) 请查阅资料，说出牛奶中的钙是以什么形式存在的。
   (2) 写出钙的原子核外电子排布式，判断它在元素周期表中的位置。它是金属元素还是非金属元素？

营养成分表		
项目	每 100g	NRV%
能量	309kJ	4%
蛋白质	3.6g	6%
脂肪	4.4g	7%
糖类化合物	5.0g	2%
钠	65mg	3%
钙	120mg	15%

第三章
溶液

学习目标

- 知识目标
  1. 掌握溶液、溶质、溶剂的含义。
  2. 掌握饱和溶液与不饱和溶液的含义以及相互间的转换。
  3. 掌握物质的量、物质的量浓度的含义。

- 能力目标
  1. 能正确区分溶液、悬浊液、乳浊液、胶体。
  2. 能正确区分溶液中的溶质和溶剂。
  3. 学会应用物质的量及物质的量浓度在化学方程式中进行计算。
  4. 学会溶液配制中物质的量、物质的量浓度的计算。
  5. 学会配制一定物质的量浓度的溶液。

导学案例

中药汤剂的来龙去脉

中药汤剂（图3-1）是中药传统剂型之一，不仅历史悠久，而且应用广泛。更由于它具有吸收快、药力大、配方活等特点，应用广泛，至今汤剂仍居其他剂型之首而服务于临床。

在药物剂型上，商代已有治病用的药酒，并有所谓伊尹创制汤剂的说法。伊尹为商汤时大臣，他所发明的汤剂，使药物相互配合后降低毒性，提高药效，并由生药向熟药过渡，药物剂型迈出了革新的一步。

我国药物复方的产生不晚于春秋战国时期。古代对药物复方的称呼多为"齐""和齐"或"和药"，见载于《周礼·天官》《世本》等。古代复方有多种剂型，汤剂只是其中之一。目前尚无充分依据说明汤剂是我国中药复方产生的唯一标志。如以复方见称最早的方书《五十二病方》记载的和剂中，有的是将药物研细和合，有的用水和煮，有的以药汁合搅，有的以药和酒，并无独立的汤剂称谓，书中的"汤"指外用的药汤水。

汤剂的出现在我国药物史上是一项重大发明，可以说是中医药发展史上的一个里程碑。以前人们服药多是把单味药物嚼碎后吞下，这种方法存在着许多弊端，诸如服用不便、药效不能

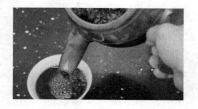

图 3-1 中药汤剂

充分发挥作用、服用药品的数量和种量有限等。而使用煎煮方法,克服了这些弊端。

中医药是中华民族的瑰宝,汤剂的应用,拓宽了用药的领域,拓展了药物研究和发展的空间,使中医药理论开始趋于系统化和成熟化,加速了医药学的发展。现如今,将中药提取加工制成中药注射液、中药口服液及中药颗粒等多种新剂型供临床使用(图 3-2)。

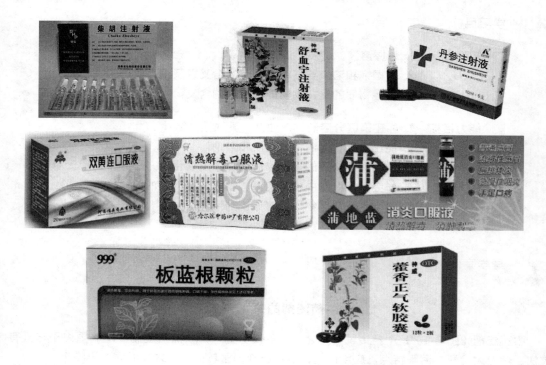

图 3-2 中药注射液、中药口服液、中药颗粒

一种(或多种)物质以微粒形式分散在另一种(或多种)物质中所形成的混合物统称为分散系,如溶液、胶体、悬浊液、乳浊液等,分散系分类见表 3-1。被分散的物质称为分散质,容纳分散质的物质称为分散剂。

表 3-1 分散系分类

分散系	分散质微粒直径 d	实例
溶液	$d<1nm$	柴胡注射液、NaCl 溶液
胶体	$1nm<d<100nm$	$Fe(OH)_3$ 胶体
浊液	$d>100nm$	泥水、油水混合物

问题 3-1 中药注射剂是指以中医药理论为指导,采用现代科学技术和方法,选用一定的溶剂从中药或天然药物中提取有效物质制成的无菌溶液、混悬液、临用前配成溶液的粉末或浓溶液的灭菌制剂。那么什么是溶剂呢?溶液又指的是什么物质呢?

第一节 溶液概述

海水清澈透明却又苦又咸,说明海水不是纯净水;茶水苦涩是因为水中含有了茶叶中的成分;将板蓝根颗粒加入热水中,发现板蓝根颗粒消失在水中不见了,板蓝根颗粒与水混合后形成了溶液。经验说明,在化工或制药生产过程中,许多反应要在溶液中进行,因为在溶液里进行的化学反应通常是比较快的。

一、溶液的概念

在做饭、炒菜时要加入食盐调味,加入的食盐消失不见,它溶解到饭菜里了。**溶解**是指一种物质以分子或离子形式均匀分散到另一种物质中的过程。食盐溶于水后得到的这种液体就是溶液。**溶液**是指一种或几种物质分散到另一种或几种物质里,形成的均一、稳定的**混合物**。

判断一种物质是不是溶液,首先要看它是不是"混合物",再看它是否"均一、稳定"。如矿泉水与蒸馏水的区别在于矿泉水中溶解了多种微量元素和矿物质,它就是溶液,而蒸馏水只含有水这一种物质,它不是混合物,就不是溶液。在不改变外界条件的前提下,溶液的颜色、密度、浓度等是不会改变的。

被溶解的物质叫溶质;能溶解其他物质的叫溶剂。溶液是由溶质和溶剂组成的。

溶质可以是固体,如食盐、白糖、碘、$CuSO_4$、Na_2CO_3 等;也可以是液体,如乙醇(酒精)、硫酸、液溴等;还可以是气体,如氯化氢、氨气等。

水能溶解很多种物质,是最常用的绿色环保溶剂。一般不做说明的情况下,都是指用水作溶剂。如食盐溶液是指食盐和水的混合物,氢氧化钠溶液就是氢氧化钠和水的混合物,乙醇的水溶液就简称为乙醇溶液。汽油、乙醇等也可以作溶剂。如汽油能溶解油脂(花生油、豆油、猪油等),乙醇能溶解碘等。汽油为什么能去除油污?这是因为**相似相溶原理**,即结构相似的物质可以相互溶解。汽油、乙醇属于有机物,也称为有机溶剂。

两种液体互相溶解时,如果其中一种液体是水,则水作溶剂,如 75% 乙醇水溶液中,水是溶剂,乙醇是溶质;**若两种液体都不是水,通常把量多的一种叫溶剂,量少的叫溶质。**若是固体、气体与液体组成的溶液,一般液体是溶剂,固体、气体是溶质。

溶液可以是液体,如乙醇溶液、生理盐水、稀硫酸、稀盐酸等;也可以是固体,如不锈钢(属于铁合金);还可以是气体,如空气,溶剂是 N_2,溶质是 O_2、CO_2。

溶液不一定透明,如合金,有的溶液是无色的,也有一些溶液带有颜色,如 $CuSO_4$ 溶液是蓝色的、$KMnO_4$ 溶液显紫红色、$FeCl_3$ 溶液为黄色、$FeCl_2$ 溶液呈浅绿色等。

溶液是由溶质和溶剂组成的,则有 $m_{溶液}=m_{溶质}+m_{溶剂}$。如将 2g 食盐溶于 50g 水中,则食盐溶液质量 $m_{溶液}=2g+1g/mL\times 50mL=52g$。

但是 2mL 乙醇与 100mL 水组成的乙醇溶液的体积并不是 102mL,因为分子间有间隔。

注意: $V_{溶液}\neq V_{溶质}+V_{溶剂}$。

问题 3-2 青蒿素可用于治疗疟疾，屠呦呦团队选用哪种溶剂从青蒿中提取得到青蒿素呢？

相关资料

青蒿素的发现——追梦人，求索之路无止境

2015 年 10 月 8 日，中国科学家屠呦呦获得 2015 年诺贝尔生理学或医学奖，成为第一个获得诺贝尔自然科学奖的中国人。多年从事中药和中西药结合研究的屠呦呦，创造性地研制出抗疟新药——青蒿素和双氢青蒿素（图 3-3），获得对疟原虫 100% 的抑制率，被誉为"拯救 2 亿人口"的发现，为中医药走向世界指明一条方向。

屠呦呦率领团队通过查阅文献，翻阅历代本草医籍，四处走访老中医，甚至连群众来信都没放过，终于在 2000 多种方药中整理出含有 640 多种草药的《抗疟单验方集》，对其中的 200 多种中药开展实验研究，先后**用水、乙醇等溶剂**提取青蒿素，获得了 380 种提取物，但效果都不理想。

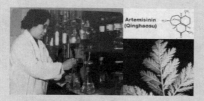

图 3-3　屠呦呦提取青蒿素

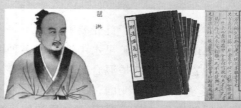

图 3-4　葛洪《肘后备急方》

在东晋葛洪所著的《肘后备急方》中就提到了如何治疗疟疾（图 3-4），面对世界性的疟疾难题，流传千载的中国古代医书给了现代科研人员关键的启示。屠呦呦翻阅东晋名医葛洪《肘后备急方》中有"青蒿一握，水一升渍，绞取汁，尽服之"截疟的记载，屠呦呦马上意识到常规的高温煎煮方法可能会破坏有效成分的生物活性，她重新设计了提取方案，改用**低沸点溶剂乙醚提取**草药青蒿的叶子，终于在 1971 年，历经 190 次失败之后，屠呦呦课题组在第 191 次低沸点实验中发现了抗疟效果 100% 的青蒿提取物。在其后的临床观察中，屠呦呦不仅带头试服，还亲自携药去海南昌江疟区现场，验证治疗效果。

这些科研人员勇于担当，为追求科学锲而不舍，始终把国家放在首位，从他们身上，我们看到了真正的科学精神。

溶液在日常生活、工农业生产以及科学研究中有着广泛的用途，与人们的生活息息相关。在实验室或化工生产中，要使两种能起反应的固体起反应，常常先把它们溶解，然后把两种溶液混合，并加以振荡或搅动，以加快反应进行。

溶液对动植物的生理活动也有很大意义。动物摄取食物里的养分，必须经过消化，变成溶液，才能吸收。在动物体内氧气和二氧化碳也是溶解在血液中进行循环的。植物从土壤里获得各种

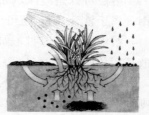

图 3-5　土壤中的养分被植物吸收

养料,也要成为溶液,才能由根部吸收(图3-5)。土壤里含有水分,溶解多种物质,形成土壤溶液,土壤溶液里就含有植物需要的养料。许多肥料,像人粪尿、牛马粪、农作物秸秆、野草等,在施用以前都要经过腐熟,目的之一是使复杂的难溶的有机物变成简单的易溶的物质,这些物质能溶解在土壤溶液里,供农作物吸收。

在医疗上用的葡萄糖溶液和生理盐水、医治细菌感染引起的各种炎症的注射液(如庆大霉素注射液)、各种眼药水等都是按一定的要求配成溶液使用的。许多中药中的有效成分也要溶解在一定的溶剂中制成中药注射液供临床使用。表3-2列举了几种常见的中药注射液。

表3-2 几种常见中药注射液

中药注射液	主要成分	溶剂
舒血宁注射液	银杏叶提取物	5%葡萄糖注射液
丹红注射液	丹参、红花	5%葡萄糖注射液 0.9%氯化钠注射液
丹参注射液	丹参	5%葡萄糖注射液
血栓通注射液	三七总皂苷	10%葡萄糖注射液 0.9%氯化钠注射液
灯盏花素注射液	灯盏花素	5%或10%葡萄糖注射液
灯盏细辛注射液	灯盏细辛提取物:酚酸类成分	0.9%氯化钠注射液

 问题 3-3 浓溶液一定是饱和溶液吗?

二、饱和溶液和不饱和溶液

在相同条件下,有的物质易溶于水,如 NaCl,有的则难溶于水,如 $CaCO_3$。不同物质在同一种溶剂中的溶解能力不同。通常把一种物质溶解在另一种物质里的能力叫**溶解性**。

红花

尽管有些物质易溶,在一定条件下,在一定量的溶剂里,溶质也不是无限制地溶解。我们来做下面的实验。

实验 3-1 室温下,向盛有 20mL 水的烧杯中加入 5g NaCl,搅拌,看到 NaCl 完全溶解。继续向烧杯里加 5g NaCl,搅拌,看到部分 NaCl 不溶(无论怎么搅拌都溶解不了,见图3-6)。

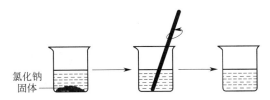
图 3-6 氯化钠在水中的溶解情况

将实验 3-1 中的 NaCl 换成 KNO_3 得到的结论相同。

这就说明,在一定温度下,NaCl 和 KNO_3 虽然都能溶于水,但在一定量的水中,NaCl 和 KNO_3 溶解的量是有限的,不能无限地溶解。

在一定温度下,一定量的溶剂里,不能再溶解某种溶质的溶液叫这种溶质的**饱和溶液**;还能继续溶解某种溶质的溶液,叫这种溶质的**不饱和溶液**。实验 3-1 中,第一次加入溶质的量为 5g 时,食盐还能继续溶解,此时的溶液为不饱和溶液;第二次又加了 5g,食盐不能继续溶解而有固体剩余,此时的溶液就是饱和溶液,此时这 20mL 水能溶解的氯化钠的质量一定达到了最大值,这个最大值就是氯化钠的溶解度。

固体的溶解度是指在一定温度下,某固态物质在 100g 溶剂里达到饱和状态时所溶解的质量。如果不指明溶剂,一般说的溶解度指的是物质在水中的溶解度。例如,20℃时,氯化钠在水中的溶解度是 36g,则在 20℃时,100g 水里最多能溶解 36g 氯化钠(这时溶液达到饱和状态)。

还可以按照溶质含量的多少将溶液粗略地分为**浓溶液和稀溶液**。如稀硫酸、浓氨水、浓的氢氧化钠溶液等。

当改变条件时,饱和溶液与不饱和溶液可以相互转化。饱和溶液与不饱和溶液的相互转化途径如下。

① **不饱和溶液**通过**增加溶质**(对一切溶液适用)或**降低温度**(对于大多数溶解度随温度升高而升高的溶质适用,反之则须升高温度,如石灰水)、**蒸发溶剂**(溶剂是液体时)能**转化为饱和溶液**。

② **饱和溶液**通过**增加溶剂**(对一切溶液适用)或**升高温度**(对于大多数溶解度随温度升高而升高的溶质适用,反之则降低温度,如石灰水)能**转化为不饱和溶液**。

例如,从海水中提取食盐:

海水→贮水池→蒸发池→结晶池⟨食盐→氯化钠 / 母液→多种化工产品

综上所述,一般情况下,饱和溶液与不饱和溶液的相互转化可以表示如下:

不饱和溶液 ⇌(增加溶质、蒸发溶剂或降低温度 / 增加溶剂或升高温度)饱和溶液 ⇌(蒸发溶剂 / 冷却)结晶

相关资料

结晶

热的溶液冷却后,已溶解在溶液中的溶质从饱和溶液中以晶体的形式析出,这一过程叫结晶。对于溶解度随温度变化不大的固体(如 $NaCl$、KCl、NH_4Cl 等),可以采用蒸发溶剂的办法得到大部分固体(海场晒盐就是这个道理);对于溶解度随温度升高而升高的固体(如 KNO_3 等),可以采用降温结晶的办法得到大部分固体;还有一种是随温度升高溶解度降低的固体,其常见代表物是 $Ca(OH)_2$,可以采用升温结晶的办法得到大部分固体。

思考与练习 3-1

1. 单选题

(1)溶液的基本特征是(　　)。

A. 无色透明　　　B. 无色均一　　　C. 均一、稳定　　　D. 纯净的液体

(2)下列液体不属于溶液的是(　　)。

A. NaCl 投入水中　　B. 冰投入水中　　C. 碘酒　　D. CO_2 通入水中

(3)溶液是一种(　　)。

A. 化合物　　　　B. 混合物　　　　C. 纯净物　　　　D. 无色透明液体

（4）20℃时从200g氯化钠溶液中取出20g溶液，剩下的溶液中不变的是（　　）。

A. 溶液质量　　　B. 溶剂质量　　　C. 溶质质量　　　D. 溶液的密度

2. 指出下列溶液中溶质、溶剂各是什么。

（1）硫酸铜溶液　　　　　　（2）稀硫酸　　　　　　（3）75%的医用乙醇

（4）油脂溶解在汽油里　　　（5）盐酸　　　　　　　（6）CO_2的水溶液

第二节　悬浊液、乳浊液、胶体

问题 3-4　经常将中药浸泡在水中或用水煎制成汤剂来服用，在浸泡或煎制过程中中药中的有效成分溶解到水中形成混合物，中药汤剂一般为溶液、胶体、悬浊液及乳浊液，胶体、悬浊液、乳浊液与溶液又有什么区别呢？

一、悬浊液

固体小颗粒分散到液体里形成的混合物就是悬浊液。 悬浊液不透明、不均一、不稳定，不能透过滤纸，静置后固体小颗粒会逐渐下沉。泥水、石灰乳、面糊都是悬浊液。如用X射线检查肠胃病时，让病人服用硫酸钡的悬浊液（俗称钡餐）。普鲁卡因青霉素（图3-7）就是加适量灭菌注射用水形成悬浊液后供肌内注射。

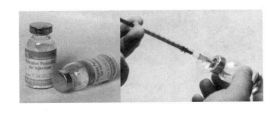

图3-7　普鲁卡因青霉素

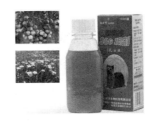

图3-8　癣螨净乳浊液

二、乳浊液

一种液体以小液滴的形式分散在另外一种液体中形成的混合物称为乳浊液。 如油水混合物、乳胶漆等。乳浊液不均一、不稳定，静置后会出现上下分层的现象，能透过滤纸，不能透过半透膜，含有槟榔、除虫菊等13种抗菌杀螨中成药的癣螨净（图3-8）就是一种乳浊液。

在农业上，为了合理使用农药，常把不溶于水的固体农药或液体农药配制成悬浊液或乳浊液，用来喷洒受病虫害的农作物。这样药液散失少，附着在叶面上的多，提高了药效。

问题 3-5　$Fe(OH)_3$胶体溶液中混入了少量NaCl，如何除去NaCl对$Fe(OH)_3$胶体进行提纯？

三、胶体

胶体即胶体溶液,是指一定大小(直径1~100nm之间)的固体颗粒或高分子化合物分散在溶剂中所形成的混合物。溶剂大多数为水,少数为非水溶剂。固体颗粒以多分子聚集体(胶体颗粒)分散于溶剂中,构成多相不均匀分散体系;高分子化合物以单分子形式分散于溶剂中,构成单相均匀分散体系。

动物药材中含有各种蛋白质及高分子物质,有的就是我们需要的有效成分,有的虽然不是有效成分,但也在我们提取时常常溶于提取液中,往往形成胶体溶液。植物中的纤维素衍生物、天然多糖类、黏液质及树胶等,人工合成的右旋糖酐等遇水后所形成的胶体溶液均属此类。

胶体具有特殊性质,既不同于真溶液,也不同于混悬液。胶体分散系的胶体粒子能透过滤纸,但不能透过半透膜。胶体溶液在药剂学中应用甚广,尤其动、植物药在制剂过程中更与胶体溶液有密切关系。如蛋白质溶液、淀粉溶液、糖原溶液及血液、淋巴液等都属于胶体溶液。

胶体的性质如下。

1. 丁达尔效应

实验3-2 分别用激光照射盛有硫酸铜溶液和氢氧化铁胶体的烧杯,在光束垂直的方向观察现象(图3-9)。

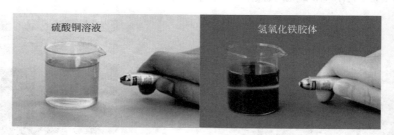

图3-9 $Fe(OH)_3$ 胶体的丁达尔现象

可以看到 $Fe(OH)_3$ 胶体出现光束,而 $CuSO_4$ 溶液中没有形成光束。**当可见光束通过胶体时,在入射光侧面可观察到明亮的"通路",这种现象叫丁达尔效应**(图3-10)。如汽车车灯形成的光束,电影院放映时形成的光束,晨光照射的森林形成的光束等。丁达尔效应可用来区分溶液和胶体。

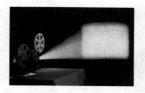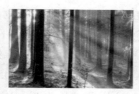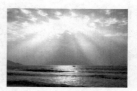

图3-10 自然界中的丁达尔现象

2. 电泳

胶体粒子不停地做无规则运动。胶体粒子表面积大,会选择性吸附溶液中的阴、阳离子而带正电荷或负电荷,如 $Fe(OH)_3$ 胶体。胶粒 $[Fe(OH)_3]_m$ 会吸附溶液中的 Fe^{3+} 而带正电荷，胶体粒子在外加电场的作用下，在分散剂里做定向移动。一般说来，金属氢氧化物、金属氧化物的胶体粒子带正电荷；非金属氧化物、金属硫化物的胶体粒子带负电荷。如 H_2SiO_3 胶粒带负电荷，泥沙胶体粒子带负电荷。

胶体不带电，胶体与溶液一样是电中性的，形成胶体的胶粒带电荷。

溶液是十分稳定的分散系，浊液是不稳定的分散系，而胶体是比较稳定的分散系，也称为介稳态。

3. 胶体的聚沉

使胶体粒子聚集成较大的颗粒，从而形成沉淀从分散剂里析出，这个过程叫胶体的聚沉。可通过加热、加入带相反电荷胶粒的胶体或加电解质溶液（加入电解质离子电荷数越多，对胶体的聚沉效果越好）使胶体聚沉。

4. 渗析

半透膜通常用鸡蛋壳膜或羊皮纸、胶棉薄膜、玻璃纸、动物的膀胱膜、肠衣等制成，有非常细小的孔，只能允许较小的分子和离子透过，胶体粒子不能透过。把混有离子或分子杂质的胶体，放入半透膜袋中，置于溶剂中，使分子或离子从胶体溶液中除去的操作称为渗析（图3-11），又称透析。可通过渗析对胶体进行分离提纯。

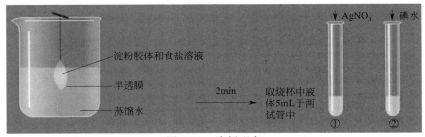

图 3-11　渗析现象

现象：①中有白色沉淀；②中无变化。

结论：Cl^- 能透过半透膜，而淀粉胶体不能透过半透膜。

胶体在工农业生产、日常生活中应用广泛，如工厂除尘、明矾净水等。在医药、卫生领域主要用于氨基酸、蛋白质、血清等生物制品的提纯和研究，如血液透析。

思考与练习 3-2

1. 单选题

（1）胶体区别于其他分散系的本质特征是（　　）。

A. 胶体微粒不停地做无规则运动　　B. 胶体有丁达尔效应

C. 胶体微粒的直径在 1~100nm 之间

D. 胶体微粒在电场作用下能做定向运动，产生电泳现象

（2）鉴别胶体和溶液可以采取的方法是（　　）。

A. 加热　　B. 从外观观察　　C. 丁达尔效应实验　　D. 加水稀释

（3）根据中央电视台报道，近年来，我国的一些沿江或沿海城市多次出现大雾天气，致使高速公路关闭，航班停飞，雾属于下列分散系中的（　　）。

A. 溶液　　　　　B. 悬浊液　　　　　C. 乳浊液　　　　　D. 胶体

2. 动手试一试

有激光灯的同学回家之后用自己的激光灯观察一下，生活中一些常见的东西是不是胶体，能不能产生丁达尔现象，如果冻、肥皂水、稀豆浆、牛奶、果汁、泡好的茶叶水、透明的洗发水、洗洁精、鸡蛋清等。

问题 3-6　李明与朋友聚会喝酒后开车回家，与两辆机动车相撞，造成一死两伤的重大交通事故。经抽血检测李明血液中酒精含量高达 203mg/100mL（图 3-12），属醉酒驾车行为。那么 203mg/100mL 指的是什么呢？它属于哪种浓度表示方法呢？

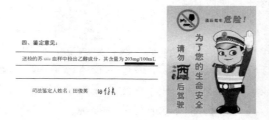

图 3-12　酒驾抽血化验单

第三节　质量分数与质量浓度

在给农作物或树木喷施农药时，如果药液过浓，会伤害农作物或树木；如果药液过稀，又不能有效地杀虫灭菌。因此，需要准确地知道溶液的组成。

下面重点介绍两种溶液组成的表示方法，即质量分数和质量浓度。

一、溶质的质量分数

溶液的浓度用溶质的质量占全部溶液质量的百分数来表示，叫溶质的质量分数（简称质量分数）。例如，食盐溶液的浓度等于 9%，就是表示 100g 的溶液里有 9g 食盐和 91g 水或 100kg 的溶液里有 9kg 食盐和 91kg 水。

溶质的质量分数可以根据下式进行计算：

$$溶质的质量分数 = \frac{溶质的质量}{溶液的质量}$$

$$w_B = \frac{m_B}{m} \tag{3-1}$$

其中，溶液的质量=溶质的质量+溶剂的质量。

质量分数 w_B 是无量纲的。例如 $w(NaCl)=0.1$，也可以用百分数表示为 $w(NaCl)=10\%$。市售的浓酸、浓碱大多用这种浓度表示。若式（3-1）中分子、分母两个质量单位不同，则质量分数应写上单位，如 mg/g、μg/g 等。质量分数还常用来表示待测组分在试样中的含量，如铁矿石中铁的含量 $w(Fe)=0.28=28\%$。

二、溶质的质量浓度

溶液中溶质的总质量与溶液的体积之比叫溶质的质量浓度。例如，医药上常用的葡萄糖注射液和生理盐水的质量浓度分别为 50g/L 和 9g/L。

溶质的质量浓度可以根据下式进行计算：

$$溶质的质量浓度 = \frac{溶质的质量}{溶液的体积}$$

$$\rho_B = \frac{m_B}{V} \tag{3-2}$$

式中　ρ_B——溶质 B 的质量浓度，g/L；

　　　m_B——溶质 B 的质量，g；

　　　V——溶液的体积，L。

ρ_B 的 SI 单位为 kg/m^3，试剂应用中更多采用 g/L，也可采用 mg/L 或 mg/mL。质量浓度多用于溶质是固体的溶液。

【例题 1】　《中华人民共和国药典》（简称《中国药典》）规定，临床注射用生理盐水的规格是 500mL，生理盐水中含 4.5 克 NaCl，则生理盐水的质量浓度是多少？某患者需要静脉滴注 800mL 生理盐水，则有多少克 NaCl 进入了体内？

解：生理盐水的质量浓度：

$$\rho(NaCl) = \frac{m(NaCl)}{V} = \frac{4.5g}{0.5L} = 9g/L$$

800mL 生理盐水中 NaCl 的质量：

$$m(NaCl) = \rho(NaCl)V = 9g/L \times 0.8L = 7.2g$$

答：静脉滴注 800mL 生理盐水，有 7.2g NaCl 进入人体内。

质量浓度应用较广，如酱油、食醋的标签上使用的就是质量浓度，某些注射用药液的浓度、饮用矿泉水中某些离子的浓度也是用质量浓度表示的。

思考与练习 3-3

1. 单选题

关于质量浓度的单位错误的是（　　　　）。

A. g/L　　　　　　B. mg/L　　　　　　C. mg/mL　　　　　　D. mL/mg

2. 填空题

某注射用药液的配制是将瓶中 30mg 药物用 5mL 灭菌注射用水溶解，此时溶液的质量浓度为_____，再用 100mL 0.9% 氯化钠注射液稀释，静脉滴注。

问题 3-7　你知道医院化验单上的各种浓度指的是什么吗？

第四节　物质的量浓度

在介绍物质的量浓度之前先要搞清楚物质的量的概念。

1. 物质的量

$$2H_2 + O_2 \xrightarrow{\text{点燃}} 2H_2O$$

物质之间的反应按照一定质量关系来进行，其实物质之间反应的实质是微观粒子间按照一定的个数比进行的。从以上化学反应我们看出 2 个 H_2 和 1 个 O_2 点燃条件下反应生成 2 个 H_2O。但在实际生产中，我们称取一定质量的物质进行反应，而微观粒子是难以称量出质量的。为了解决这个问题，国际上采用了一个新的物理量——物质的量。物质的量就是连接宏观的质量与微观的粒子数目的一座桥梁。

物质的量是含有一定数目粒子的集合体，**用符号 n 表示**。它是把微观粒子与宏观可称量物质联系起来的一种物理量。物质的量的基本单位是**摩尔，简称摩，符号为 mol**。

物质的量所指的粒子可以是分子、原子、离子、质子、中子、电子等微观粒子，也可以是这些粒子的特定组合。使用摩尔作单位时，所指粒子必须十分明确，粒子种类最好用化学式表示。如 2mol H、1mol H_2、1.5mol NaOH、3mol OH^-。

2. 阿伏伽德罗常数

国际上规定 1mol 粒子集合体所含有的该粒子的粒子数为 12g ^{12}C 所含有的碳原子数，约为 **$6.02×10^{23}$，称为阿伏伽德罗常数，用符号 N_A 表示**，近似值为 $6.02×10^{23}$/mol。

如果知道实际粒子数 N，就可以计算出这些粒子的物质的量 n，公式如下：

$$n=\frac{N}{N_A} \tag{3-3}$$

3. 摩尔质量

单位物质的量的物质所具有的质量叫**摩尔质量，符号为 M**，常用单位为 g/mol。

1mol 任何粒子或物质的质量以克为单位时，**在数值上等于该粒子的原子量或分子量**。如 1mol Fe 的质量是 56g，1mol Al 的质量是 27g，1mol H_2O 的质量是 18g，1mol NH_3 的质量是 17g。

那么 Mg 的摩尔质量就是 24g/mol；KCl 的摩尔质量是 74.5g/mol；SO_2 的摩尔质量是 64g/mol；CO_3^{2-} 的摩尔质量是 60g/mol。

物质的量（n）、质量（m）与摩尔质量（M）之间存在如下关系：

$$n=\frac{m}{M} \tag{3-4}$$

式中　n——物质的量，mol；

　　　m——质量，g；

　　　M——摩尔质量，g/mol。

【例题 2】　90g H_2O 的物质的量是多少？

解：H_2O 的分子量为 1×2+16=18

H_2O 的摩尔质量为 18g/mol

$$n=\frac{m}{M}=\frac{90g}{18g/mol}=5mol$$

答：90g H_2O 的物质的量是 5mol。

【例题 3】　4g NaOH 的物质的量是多少？含有多少个 Na^+？

解：NaOH 的分子量为 23+16+1=40，则 $M(NaOH)=40g/mol$

$$n=\frac{m}{M}=\frac{4g}{40g/mol}=0.1mol$$

因为 NaOH 是离子化合物，一个 NaOH 中有 1 个 OH^-、1 个 Na^+，则 0.1mol NaOH 中有 0.1mol Na^+。

所以 Na^+ 的数目为 $0.1mol \times 6.02 \times 10^{23}/mol = 6.02 \times 10^{22}$

答：4g NaOH 的物质的量是 0.1mol，含有 6.02×10^{22} 个 Na^+。

4. 物质的量浓度

溶液中溶质的质量分数固然可以表示溶液的浓度，但是在很多情况下使用的溶液是液体，取用液体溶液时，一般不是称量它的质量，而是量取它的体积。在化学反应中，反应物与生成物之间的物质的量的比例关系是由化学方程式中的化学计量数所决定的。如果知道一定体积的溶液中溶质的物质的量，对计算化学反应中各物质之间量的关系是非常便利的，对生产和科学研究也有重要的意义。

物质的量浓度表示单位体积溶液里所含溶质 B 的物质的量，也称为 B 的物质的量浓度，符号 c_B。

$$c_B = \frac{n_B}{V} \tag{3-5}$$

式中　c_B——溶液的物质的量浓度，mol/L；

　　　n_B——溶质的物质的量，mol；

　　　V——溶液的体积，L。

c_B 的 SI 单位为 mol/m^3，常用单位为 mol/L。

表 3-3 是一张医院的血常规化验单，检查结果就是用物质的量浓度来表示的。

表 3-3　血常规化验单

项目名称	检查结果	单位	参考值
钾	4.1	mmol/L	3.5~5.5
钠	140	mmol/L	135~145
钙	2.43	mmol/L	2.13~2.40
肌酐(酶法)	71	μmol/L	59~104
葡萄糖	5.11	mmol/L	3.9~6.11
尿酸	310	μmol/L	210~416
总胆固醇	4.65	mmol/L	2.85~5.70
甘油三酯	1.50	mmol/L	0.45~1.70

【例题 4】　将称量好的 11.7g NaCl 配制成 500mL NaCl 溶液，此溶液的物质的量浓度是多少？

解：

$$n(NaCl) = \frac{m(NaCl)}{M(NaCl)} = \frac{11.7g}{58.5g/mol} = 0.2mol$$

$$c(NaCl) = \frac{n(NaCl)}{V} = \frac{0.2mol}{0.5L} = 0.4mol/L$$

答：此 NaCl 溶液的物质的量浓度是 0.4mol/L。

【例题 5】　计算 98% 的浓硫酸的物质的量浓度。

表 3-4 为 20℃ 时硫酸密度和质量分数对照表。

表 3-4　硫酸密度和质量分数对照表（20℃）

密度/(g/mL)	1.01	1.07	1.14	1.22	1.30	1.40	1.50	1.61	1.73	1.81	1.84
质量分数/%	1	10	20	30	40	50	60	70	80	90	98

解：设现有 1L（即 1000mL）98％的浓硫酸，则

$$m(H_2SO_4) = \rho[H_2SO_4(aq)] \times V[H_2SO_4(aq)] \times 98\%$$
$$= 1.84 \text{g/mL} \times 1000\text{mL} \times 98\%$$
$$= 1803.2\text{g}$$

$$c(H_2SO_4) = \frac{n(H_2SO_4)}{V} = \frac{m(H_2SO_4)}{M(H_2SO_4) \times V} = \frac{1803.2\text{g}}{98\text{g/mol} \times 1\text{L}} = 18.4 \text{mol/L}$$

答：98％的浓硫酸的物质的量浓度是 18.4mol/L。

科学史话

阿伏伽德罗常数的由来

阿伏伽德罗（图 3-13）是意大利科学家。其实他小时候学习并不努力，勉强读完中学。进入都灵大学法律系后，他才突然开窍发奋读书，成绩突飞猛进。阿伏伽德罗 30 岁时，对研究物理产生兴趣。1811 年，也就是在他 35 岁时，发表了阿伏伽德罗假说即阿伏伽德罗定律，并提出分子概念及原子、分子区别等重要化学问题。但遗憾的是，阿伏伽德罗的卓越见解长期得不到化学界的承认，反而遭到了不少科学家的反对，被冷落了将近半个世纪。但他只是默默地埋头于科学研究工作中，从不追求名誉地位，不计较个人得失。

直到 1860 年，意大利化学家坎尼扎罗在一次国际化学会议上慷慨陈词，声言阿伏伽德罗在半个世纪以前已经解决了如何确定原子量的问题。坎尼扎罗以充分的论据、清晰的条理、易懂的方法，很快使大多数化学家相信阿伏伽德罗的学说是正确的。但这时阿伏伽德罗已经离世四年了。

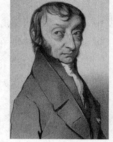

图 3-13　阿伏伽德罗

为了纪念这位伟大的科学家，化学界将著名的 1mol 标准以他的姓氏阿伏伽德罗命名，即阿伏伽德罗常数（Avogadro's number），符号为 N_A。

思考与练习 3-4

1. 填空题

（1）12.04×10^{23} 个 OH^- 是 _____ mol OH^-；0.5mol Na^+ 是 _____ 个 Na^+。

（2）P 的摩尔质量为 _____，CO_2 的摩尔质量是 _____。

（3）现有 0.5mol/L H_2SO_4 溶液，则溶液中 H^+ 的物质的量浓度为 _____，SO_4^{2-} 的物质的量浓度为 _____。

2. 判断题

（1）0.5mol H_2 中含有 3.01×10^{23} 个氢原子。（　　）

（2）3mol NH_3 中含有 3mol N 原子，9mol H 原子。（　　）

问题 3-8　配制一定物质的量浓度的溶液需要哪些基本步骤？主要使用哪些仪器？

第五节　溶液配制中的有关计算

溶液配制具体操作及注意事项见第十八章第三节实验二。

配制一定物质的量浓度的溶液需要的步骤有计算、称量或量取、溶解或稀释、溶液转移、定容、摇匀，其首要步骤就是计算出所需固体溶质的质量或液体溶质的体积。

一、用固体试剂配制一定物质的量浓度的溶液的计算

在用固体试剂配制溶液时，需要根据所配溶液的体积和溶质的物质的量浓度，计算出所需溶质的质量，然后根据所要配制的溶液的体积选择容积合适的容量瓶。

【例题 6】 配制 250mL 0.20mol/L Na_2CO_3 溶液需要固体 Na_2CO_3 的质量是多少？

解：
$$c(Na_2CO_3) = \frac{n(Na_2CO_3)}{V}$$

$$\begin{aligned} n(Na_2CO_3) &= c(Na_2CO_3)V[Na_2CO_3(aq)] \\ &= 0.20\text{mol/L} \times 0.25\text{L} \\ &= 0.050\text{mol} \end{aligned}$$

$$\begin{aligned} m(Na_2CO_3) &= n(Na_2CO_3)M(Na_2CO_3) \\ &= 0.050\text{mol} \times 106\text{g/mol} \\ &= 5.3\text{g} \end{aligned}$$

答： 配制 250mL 0.20mol/L Na_2CO_3 溶液需要固体 Na_2CO_3 5.3g。

二、用液体试剂配制一定物质的量浓度的溶液的计算

我们不仅用固体物质来配制溶液，还经常要将浓溶液稀释成不同浓度的稀溶液。在用浓溶液配制稀溶液时，在稀释前后，虽然溶液体积发生了变化，但溶液中溶质的物质的量不变，常用下式计算有关的量：

$$n(浓溶液) = n(稀溶液)$$

即
$$c(浓溶液)V(浓溶液) = c(稀溶液)V(稀溶液)$$

【例题 7】 配制 100mL 2mol/L 的稀硫酸需要 8mol/L 的硫酸溶液多少毫升？

解： 设需要 8mol/L 的硫酸溶液 x mL，

$$2\text{mol/L} \times \frac{100\text{mL}}{1000} = 8 \times \frac{x\text{mL}}{1000}$$

$$x = 25$$

答： 需要 8mol/L 的硫酸溶液 25mL。

【例题 8】 实验室存有浓盐酸，请根据瓶上标签（图 3-14）信息进行计算：

（1）这瓶浓盐酸的物质的量浓度是多少？（结果精确到整数）

（2）要配制 250mL 3mol/L 的盐酸，需要这种浓盐酸多少毫升？需加入水的体积是多少毫升？

解：（1）$\begin{aligned} m(HCl) &= \rho[HCl(aq)] \times V[HCl(aq)] \times 37\% \\ &= 1.19\text{g/mL} \times 500\text{mL} \times 37\% \\ &= 220.15\text{g} \end{aligned}$

盐酸
（化学式 HCl）
体积：500mL
分子量：36.5
密度：1.19g/mL
质量分数：37%

图 3-14　浓盐酸标签信息

$$c(\text{HCl}) = \frac{n(\text{HCl})}{V} = \frac{m(\text{HCl})/M(\text{HCl})}{V} = \frac{220.15\text{g}}{36.5\text{g/mol} \times 0.5\text{L}} \approx 12\text{mol/L}$$

(2) 设需要这种浓盐酸 x 毫升,

$$3\text{mol/L} \times \frac{250\text{mL}}{1000} = 12 \times \frac{x\text{ mL}}{1000}$$

$$x = 62.5$$

需加水 250mL－62.5mL＝187.5mL。

答:(1) 这瓶浓盐酸的物质的量浓度是 12mol/L。

(2) 需要浓盐酸 62.5mL,需加入水 187.5mL。

此外,用**两种液体**配制溶液时,有时用两种溶液的**体积比**表示溶液的浓度,叫体积比浓度。例如,**1∶4**的硫酸溶液(或表示为**1＋4**硫酸溶液),就是指 1 体积硫酸(一般指质量分数为 98%、密度为 1.84g/mL 的硫酸)和 4 体积水配成的溶液。这种体积比浓度比较粗略,但配制时简便易行。在农业生产上配制农药、医疗上配制药剂、化学实验室配制溶液,也可采用这种浓度。

思考与练习 3-5

计算题

(1) 配制 0.5mol/L 的 $CuSO_4$ 溶液 200mL,需要 $CuSO_4 \cdot 5H_2O$ 多少克?

(2) 把 500mL 3mol/L 的 NaOH 溶液稀释到 2mol/L,需要加水多少毫升?

本章小结

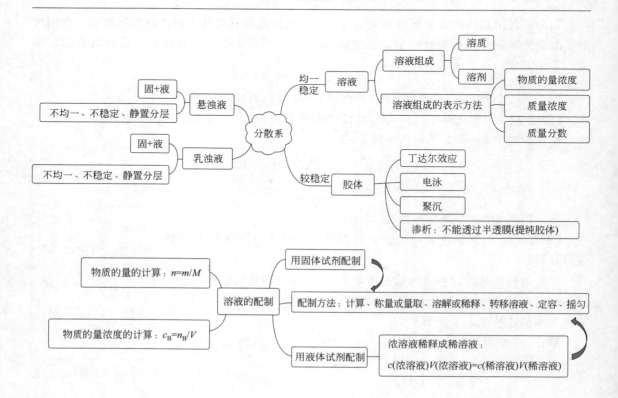

习 题

1. 填空题

(1) 36g H_2O 的物质的量是 _____ mol。

(2) 用 5mol NaOH 配成 500mL 溶液，其浓度为 _____ mol/L。取 5mL 该溶液，其浓度为 _____ mol/L。

(3) 2mol/L 的硫酸溶液中 _____ 作溶质，_____ 作溶剂。

(4) 30mL 0.5mol/L NaOH 溶液加水稀释到 500mL，稀释后溶液中 NaOH 的物质的量浓度为 _____。

(5) 配制 50g 质量分数为 6% 的氯化钠溶液所需固体氯化钠 _____ g，水 _____ g。

2. 单选题

(1) 下列不属于胶体的是（　　）。

A. 柴胡注射液　　　B. 烟雾　　　　　C. 有色玻璃　　　　D. 淀粉溶液

(2) 下列生活中的常见物质不属于溶液的是（　　）。

A. 生理盐水　　　　B. "雪碧"汽水　　C. 碘酒　　　　　　D. 冰水混合物

(3) 中药汤剂为（　　）。

A. 真溶液　　　　　B. 胶体　　　　　C. 混悬液

D. 真溶液、胶体溶液、乳浊液、混悬液的混合液

(4) 关于饱和溶液的说法正确的是（　　）。

A. 饱和溶液加热时会变成不饱和溶液

B. 饱和溶液加热时仍然是饱和溶液

C. 大多数物质的饱和溶液加热时会变成不饱和溶液

D. 饱和溶液降温时，会有晶体析出

(5) 在体检指标中，表示葡萄糖指标的物理量是（　　）。

A. 质量分数　　　　B. 溶解度　　　　C. 摩尔质量　　　　D. 物质的量浓度

(6) 下列溶液中 Cl^- 浓度与 50mL 1mol/L 的 $AlCl_3$ 溶液中 Cl^- 浓度相等的是（　　）。

A. 150mL 1mol/L 的 NaCl　　　　　　B. 75mL 3mol/L 的 NH_4Cl

C. 150mL 2mol/L 的 KCl　　　　　　D. 75mL 2mol/L 的 $CaCl_2$

(7) 为了检验某含有 $NaHCO_3$ 杂质的 Na_2CO_3 样品的纯度，现将 2g 样品加热，其质量变为 1.69g，则该样品的纯度（质量分数）是（　　）。

A. 58%　　　　　　B. 84.5%　　　　C. 15.5%　　　　　D. 118%

3. 判断题

(1) 凡是无色、透明的液体都是溶液。　　　　　　　　　　　　　　　　　　（　）

(2) 溶液都是均一、稳定、无色透明的液体。　　　　　　　　　　　　　　　（　）

(3) 食盐水和蔗糖水混合后仍为溶液。　　　　　　　　　　　　　　　　　　（　）

(4) 所有的溶液都是由一种溶质和一种溶剂组成的。　　　　　　　　　　　　（　）

(5) 1mol/L 的 Na_2SO_4 溶液中 Na^+ 的物质的量浓度是 1mol/L。　　　　　　（　）

4. 计算题

(1) 在 20℃ 时,3.16g 硝酸钾溶于 10g 水可得到饱和溶液,该饱和溶液的密度为 1.13g/cm³,计算该饱和溶液中溶质的质量分数和物质的量浓度。

(2) 配制 250mL 1.0mol/L H_2SO_4 溶液,需要 98% 的浓 H_2SO_4 体积是多少毫升?需加水多少毫升?

(3) 下图是某种饮用矿泉水标签的部分内容,请仔细阅读标签内容并计算:
① Mg^{2+} 的物质的量浓度最大是多少?
② SO_4^{2-} 的物质的量浓度最大是多少?

```
×××(饮用矿泉水)
净含量:350mL
配料表:纯净水、硫酸镁、氯化钾
保质期:12 个月
主要成分:水
         钾离子(K⁺):1.0~27.3mg/L
         镁离子(Mg²⁺):0.1~4.8mg/L
         氯离子(Cl⁻):10~27.3mg/L
         硫酸根离子(SO₄²⁻):0.4~19.5mg/L
```

第四章
化学反应速率和化学平衡

学习目标

- **知识目标**
  1. 掌握化学反应速率的表示方法。
  2. 掌握平衡常数的物理意义及表示方法。

- **能力目标**
  1. 能够应用反应速率理论解释反应速率的快慢。
  2. 能运用平衡移动原理说明浓度、压力及温度对化学平衡的影响。

导学案例

催化剂的发现

催化剂最早由瑞典化学家贝采里乌斯（图 4-1）发现。

在距今约 180 年前，有个魔术"神杯"的故事。

一天，瑞典化学家贝采里乌斯在实验室做完化学实验赶回家，顾不上洗手就自己倒了一杯酒喝，却发现甜酒变得很酸，家里的客人都纷纷猜测这"神杯"发生的怪事。

贝采里乌斯仔细观察发现酒杯里有少量黑色粉末。他瞧瞧自己的手，发现手上沾满了在实验室研磨白金时沾上的铂黑。原来，把酒变成酸的魔力来源于白金粉末，是它加快了乙醇（酒精）和空气中的氧气发生化学反应，生成了乙酸。后来，人们把这一作用叫触媒作用或催化作用，希腊语的意思是"解去束缚"。

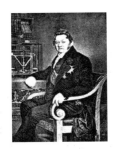

图 4-1　贝采里乌斯

1836 年，他还在《物理学与化学年鉴》杂志上发表了一篇论文，首次提出化学反应中使用的"催化"与"催化剂"概念。

问题 4-1　在化工生产中，假如你是企业负责人，你比较关心什么问题？在保证产品质量的前提下，你是不是希望企业效益好呢？那么如何保证呢？

在化学反应的研究中，人们主要关心两个基本问题：化学反应进行的快慢和在给定条件下化学反应进行的方向以及能否得到预期的产物，即化学反应速率和化学平衡。

第一节 化学反应速率

 问题 4-2 有时我们希望生产中反应的反应速率越快越好，那么如何表示反应速率呢？

一、化学反应速率的概念及表示方法

在化学反应中，随着反应的进行，反应物浓度不断减小，生成物浓度不断增大。**通常用单位时间内反应物或生成物浓度的变化来表示化学反应速率。** 浓度单位为 mol/L，时间单位为秒（s）、分（min）、小时（h），因此，反应速率的单位为 mol/（L·s）、mol/（L·min）、mol/（L·h）等。绝大多数化学反应的反应速率是不断变化的，因此在描述化学反应快慢时可选用平均反应速率和瞬时反应速率。

1. 平均反应速率

平均反应速率是指某一段时间内反应的平均速率，可表示如下。

$$\bar{v} = -\frac{\Delta c(反应物)}{\Delta t} \quad 或 \quad \bar{v} = \frac{\Delta c(产物)}{\Delta t}$$

式中　$\bar{v}$——平均反应速率，mol/（L·s）；

　　　Δc——反应物或生成物浓度变化，mol/L；

　　　Δt——反应时间，s。

因为反应速率总是正值，所以用反应物浓度的减少来表示时，必须在式子前加负号，使反应速率为正值。

2. 瞬时反应速率

某一时刻的化学反应速率称为瞬时反应速率。 它可以用极限的方法来表示。如对一般反应，以反应物 A 的浓度来表示反应速率，则有

$$v(A) = -\lim_{\Delta t \to 0} \frac{[\Delta c(A)]}{\Delta t}$$

 问题 4-3 前面介绍了反应速率的表达式，那么影响反应速率的因素都有哪些呢？

二、影响化学反应速率的因素

反应速率的大小主要取决于参加反应的物质的性质，其次是外界条件，如反应物的浓度、温度和催化剂等。

1. 浓度对反应速率的影响

反应速率与反应物的浓度密切相关，实验证明，**当其他条件相同时，增大反应物的浓度可加快反应速率。** 例如，物质在纯氧中燃烧比在空气中燃烧更为剧烈。显然，反应物浓度越大，反应速率越大。

对于有气态物质参加的反应，压力会影响反应速率。在一定温度时，增大压力，气态反

应物的浓度增大，反应速率加快；相反，降低压力，气态反应物的浓度减小，反应速率减慢。

对于没有气体参加的反应，压力对反应物的浓度影响很小，所以当改变压力，其他条件不变时，对反应速率影响不大。

 问题 4-4 大家知道夏天食物容易腐烂变质，放到冰箱里保存时间会长一些，这是为什么呢？

2. 温度对反应速率的影响

一般情况下，大多数化学反应速率随着温度的升高而加快，只有极少数反应（如 NO 氧化生成 NO_2）例外。荷兰物理化学家范特霍夫（J. H Van't Hoff）根据实验事实归纳出一条经验规律：**一般化学反应，在一定的温度范围内，温度每升高 10℃，反应速率或反应速率常数一般增大 2~4 倍**。如氢气和氧气化合生成水的反应：

$$2H_2 + O_2 = 2H_2O$$

在室温下，反应慢到难以察觉。如果温度升至 500℃ 时，只需 2h 左右就可以完全反应，而 600℃ 以上则以爆炸的形式完成。

日常生活中温度对化学反应速率的影响随处可见。夏天，由于气温高，食物易变质；把食物放在冰箱中，由于温度低，反应速率慢，可延长食物的保存期。

 问题 4-5 氯酸钾加热分解可以制备氧气，但如果有二氧化锰，分解速率会更快，二氧化锰在这里起到了什么作用呢？

3. 催化剂对反应速率的影响

增大反应物浓度、升高反应温度均可使化学反应速率加快。但是浓度增大，使反应物的量加大，反应成本提高；有时升高温度，又会产生副反应。如果采用催化剂，则可以有效地改变反应速率。

催化剂是一种能改变化学反应速率，而其自身在反应前后质量和化学组成均不改变的物质。 催化剂能改变反应速率的作用称为催化作用。

能加快反应速率的催化剂，叫正催化剂。能减慢反应速率的催化剂，叫负催化剂。如为防止塑料、橡胶老化及药物变质，常添加某种物质以减慢反应速率，这些被添加的物质就是负催化剂。**通常我们所说的催化剂是指正催化剂。**

催化剂具有以下基本特征。

① 反应前后其质量和化学组成不变；
② 量小但对反应速率影响大；
③ 有一定的选择性，一种催化剂只催化一种或少数几种反应；
④ 催化剂既催化正反应，也催化逆反应。

催化剂在现代化学、化工生产中起着极为重要的作用。据统计，化工生产中约有 85% 的化学反应需要使用催化剂。尤其在当前大型化工、石油化工中，许多化学反应用于生产都是在找到了优良的催化剂后才实现的。

相关资料

催化剂在工业上也称为触媒。在化工生产、科学实验和生命活动中，催化剂都大显身手。例如，硫酸生产中要用五氧化二钒作催化剂。由氮气与氢气合成氨气，要用以铁为主的催化剂，提高反应速率。在炼油厂，催化剂更是少不了，选用不同的催化剂，就可以得到不同品质的汽油、煤油。车尾气中含有有害的一氧化碳和一氧化氮，利用铂等金属作催化剂可以迅速使二者反应转化为无害的二氧化碳和氮气。酶是植物、动物和微生物产生的具有催化能力的蛋白质，生物体的化学反应几乎都在酶的催化作用下进行。酿造业、制药业等都要用催化剂。

21世纪要求生产技术必须与人类的生存环境协调发展，这样才能保证国民经济的持续发展。目前化学工业正面临着严峻的挑战，一批传统的污染环境的化工过程必须废弃或改造，而大批对环境友好的新技术、新工艺、新催化剂必将诞生，这将意味着催化剂有着广阔的发展前景和应用领域。

思考与练习 4-1

填空题

（1）影响化学反应速率的主要外界因素有_____、_____、_____、_____等。

（2）对于反应 $CH_4(g)+H_2O(g) \rightleftharpoons CO(g)+3H_2(g)$，通过_____、_____、_____可以加快其反应速率。

问题 4-6 在 N_2 合成氨反应中，N_2 会百分之百地转化为 NH_3 吗？如果不是，如何使 N_2 更多地转化为 NH_3 呢？

第二节　化学平衡

化学平衡

一、可逆反应和化学平衡

在同一条件下，既能向正反应方向进行又能向逆反应方向进行的反应称为**可逆反应**。通常用 $\rightleftharpoons$ 表示反应的可逆性，绝大多数的化学反应具有一定的可逆性。如在一密闭容器中，将氮气和氢气按 1∶3 混合，它们将发生反应：

$$N_2 + 3H_2 \rightleftharpoons 2NH_3$$

在一定条件下，反应刚开始时，正反应速率最大，逆反应的速率几乎为 0，随着反应的进行，反应物（N_2 和 H_2）浓度逐渐减小，正反应速率逐渐减小，生成物（NH_3）浓度逐渐增大，逆反应速率逐渐增大。**当正反应速率等于逆反应速率时，体系中反应物和产物的浓度均不再随时间改变而变化，体系所处的状态称为化学平衡。**如图 4-2 所示。

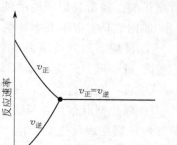

图 4-2　可逆反应的正、逆反应速率随时间变化图

问题 4-7 化学平衡有哪些特点呢?

化学平衡有以下特点。

① **达到化学平衡时,正、逆反应速率相等**($v_正 = v_逆$)。外界条件不变,平衡会一直维持下去。

② **化学平衡是动态平衡**。达到化学平衡后,反应并没有停止,因 $v_正 = v_逆$,所以体系中各物质浓度保持不变。

③ **化学平衡是有条件的**。当外界条件改变时,正、逆反应速率发生变化,原有的平衡被破坏,反应继续进行,直到建立新的动态平衡。

④ **由于反应是可逆的,因而化学平衡既可以由反应物开始达到平衡,也可以由产物开始达到平衡**。如 $N_2 + 3H_2 \rightleftharpoons 2NH_3$ 平衡既可从 N_2 和 H_2 反应开始达到平衡,也可从 NH_3 分解开始达到平衡。

 问题 4-8 其实化学平衡也是可以量化的,那么如何量化呢?化学平衡常数怎么表示呢?

二、化学平衡常数

1. 经验平衡常数

可逆反应: $$aA + bB \rightleftharpoons gG + hH$$

在一定温度下达到平衡时,各生成物平衡浓度幂的乘积与反应物平衡浓度幂的乘积之比为一常数,称为该反应的化学平衡常数,又称浓度常数,用 K_c 表示。其表达式为

$$K_c = \frac{[G]^g[H]^h}{[A]^a[B]^b} \tag{4-1}$$

式(4-1)中 [G]、[H]、[A]、[B] 表示生成物 G、H 和反应物 A、B 的平衡浓度❶。若为气相反应,平衡常数可用各气体相应的平衡分压表示,称为压力常数,用 K_p 表示:

$$K_p = \frac{p^g(G)p^h(H)}{p^a(A)p^b(B)} \tag{4-2}$$

式(4-2)中 $p(G)$、$p(H)$、$p(A)$、$p(B)$ 分别表示各物质的平衡分压,MPa。

例如, $$N_2(g) + 3H_2(g) \rightleftharpoons 2NH_3(g)$$

其压力常数和浓度常数可分别表示为

$$K_p = \frac{p^2(NH_3)}{p(N_2)p^3(H_2)}; \quad K_c = \frac{[NH_3]^2}{[N_2][H_2]^3}$$

 问题 4-9 化学平衡常数表达式书写要注意哪些问题?这里要注意固体和液体、气体的处理是不一样的。

2. 书写平衡常数表达式的规则

① 多相体系中的纯固体、纯液体和水的浓度是一常数,其浓度不写入表达式中。例如,

---

❶ 本书在后面的章节中,均以 [ ] 表示反应体系中某物质的平衡浓度。

$$CaCO_3(s) \rightleftharpoons CaO(s) + CO_2(g) \qquad K_p = p(CO_2)$$

$$Cr_2O_7^{2-}(aq) + H_2O(l) \rightleftharpoons 2CrO_4^{2-}(aq) + 2H^+(aq)$$

$$K_c = \frac{[CrO_4^{2-}]^2[H^+]^2}{[Cr_2O_7^{2-}]}$$

② 平衡常数的表达式及其数值随化学反应方程式的写法不同而不同，但其实际含义却是相同的。例如，

$$N_2O_4(g) \rightleftharpoons 2NO_2(g) \qquad K_{c1} = \frac{[NO_2]^2}{[N_2O_4]}$$

$$\frac{1}{2}N_2O_4(g) \rightleftharpoons NO_2(g) \qquad K_{c2} = \frac{[NO_2]}{[N_2O_4]^{1/2}}$$

$$2NO_2(g) \rightleftharpoons N_2O_4(g) \qquad K_{c3} = \frac{[N_2O_4]}{[NO_2]^2}$$

③ 当几个反应相加（或相减）得一总反应时，总反应的平衡常数等于各相加（或相减）反应的平衡常数之积（或商），这就是多重平衡规则。

例如，某温度下，已知下列反应：

$$2NO(g) + O_2(g) \rightleftharpoons 2NO_2(g) \qquad K_{c1} = a$$

$$2NO_2(g) \rightleftharpoons N_2O_4(g) \qquad K_{c2} = b$$

两式相加得 $\quad 2NO(g) + O_2(g) \rightleftharpoons N_2O_4(g) \qquad K_c = K_{c1}K_{c2} = ab$

 问题 4-10 化学平衡常数的大小对化工及制药生产有哪些指导意义？

3. 平衡常数的意义

平衡常数是可逆反应的特征常数，它的大小表明了在一定条件下反应进行的程度。对同一类反应，在给定条件下，**平衡常数越大，表明正反应进行的程度越大，即正反应进行的越完全。**

平衡常数与反应体系的浓度（或分压）无关，与温度有关。对同一反应，温度不同平衡常数不同，因此，使用时必须注明对应的温度。

平衡转化率是指反应达到平衡时，某反应物的转化量在该反应物起始量中所占的比例，即

$$\text{某反应物的平衡转化率} = \frac{\text{平衡时该反应物的转化量}}{\text{该反应物的起始量}}$$

问题 4-11 对于一个化学反应来说，原料转化率提高，利用率就高，生产成本就降低，企业的生产效益就大大提高。那么使用催化剂可不可以提高转化率呢？

三、化学平衡的移动

条件变化导致化学反应由原平衡状态转变到新平衡状态的过程，称为化学平衡的移动。1884年法国科学家勒·夏特列（Le chatelier）概括出一条普遍规律：如果改变平衡体系的条件之一（如浓度、压力或温度），平

化学平衡的移动

衡就向能减弱这个改变的方向移动。这个规律被称为勒夏特列原理，也叫平衡移动原理。此原理适用于所有的动态平衡体系，但必须指出，它只能用于已经建立平衡的体系，对于非平衡体系则不适用。

影响化学平衡的外界因素主要有浓度、压力和温度。

1. 浓度对化学平衡的影响

由勒夏特列原理可知其他条件不变时，增大反应物浓度或减小生成物浓度，平衡向右移动；增大生成物浓度或减小反应物浓度，平衡向左移动。

2. 压力对化学平衡的影响

对于液相和固相中发生的反应，改变压力，对平衡几乎没有影响。对于有气体参加的可逆反应，压力的改变就意味着气体浓度的改变。

对于有气体参与的任一反应：

$$a\text{A} + b\text{B} \rightleftharpoons g\text{G} + h\text{H}$$

总压力的改变对化学平衡的影响有两种情况。

① 如果反应物气体分子计量总数与生成物气体分子计量总数相等，即 $a+b=g+h$，体系总压力改变，平衡不发生移动。

② 如果反应物气体分子计量总数与生成物气体分子计量总数不等，即 $a+b \neq g+h$，当其他条件不变时，增加体系的总压力，平衡将向气体分子计量总数减小的方向移动；减小体系的总压力，平衡将向气体分子计量总数增大的方向移动。例如，

$$\text{N}_2(\text{g}) + 3\text{H}_2(\text{g}) \rightleftharpoons 2\text{NH}_3(\text{g})$$

增加总压力，平衡将向生成 NH_3 的方向移动；减小总压力，平衡将向产生 N_2 和 H_2 的方向移动。

3. 温度对化学平衡的影响

温度变化时平衡常数发生改变。温度对化学平衡的影响与反应的热效应有关，即与反应的吸热、放热有关。

由勒夏特列原理可知，其他条件不变时，升高温度，化学平衡向吸热方向移动；降低温度，化学平衡向放热方向移动。

4. 催化剂与化学平衡

使用催化剂能同等程度地增大正、逆反应速率，平衡常数 K 并不改变；因此**使用催化剂不会使化学平衡发生移动**，只能缩短可逆反应达到平衡的时间，有利于提高生产效率。

问题 4-12 在实际工业生产中我们既想加快化学反应速率，节省反应时间，又想提高平衡转化率，如何才能二者兼得？

四、反应速率与化学平衡的综合应用

在化工及制药生产中，如何采用有利的工艺条件，充分利用原料，提高产量，缩短生产周期，降低成本，这就需要综合考虑反应速率和化学平衡，采取最有利的工艺条件，以达到最高的经济效益。

如合成氨反应：
$$\text{N}_2(\text{g}) + 3\text{H}_2(\text{g}) \rightleftharpoons 2\text{NH}_3(\text{g})$$

这是一个放热反应，降低温度可使平衡向放热的方向移动，有利于 NH_3 的形成。但降低温度会减小反应速率，导致 NH_3 单位时间的产量下降。同时，这又是一个气体分子计量数减小的反应，因此增加总压可使平衡向生成 NH_3 的方向移动。在工业生产中，要考虑能量消耗、原料费用、设备投资在内的所谓综合费用分析，因此合成氨反应合适的条件是中温（723～773K）、高压（$3×10^7$ Pa）和使用铁催化剂。

思考与练习 4-2

1. 填空题

（1）化学平衡的特点可概括为 ＿＿＿＿＿＿、＿＿＿＿＿＿、＿＿＿＿＿＿、＿＿＿＿＿＿。

（2）影响化学平衡的主要外界因素有 ＿＿＿＿＿＿、＿＿＿＿＿＿、＿＿＿＿＿＿、＿＿＿＿＿＿。

2. 单选题

（1）反应 $NO(g)+CO(g) \rightleftharpoons \frac{1}{2}N_2(g)+CO_2(g)$ 在一定条件下的转化率为 25.7%，如加催化剂，则其转化率（　　）。

A. 小于 25.7%　　B. 不变　　C. 大于 25.7%　　D. 无法判断

（2）某催化剂能加快正反应速率，则它对逆反应的作用是（　　）。

A. 加快　　B. 减慢　　C. 不起作用　　D. 不确定

本章小结

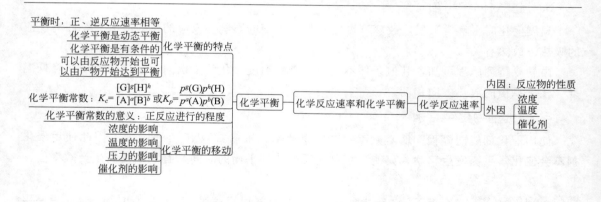

习　题

1. 单选题

（1）某反应 $A(g)+B(g) \rightleftharpoons G(g)+H(g)$ 的 $K_c=10^{-12}$，这意味着（　　）。

A. 反应物的初始浓度太低　　　　B. 正反应不能进行，生成物不存在

C. 该反应是可逆反应，且两个方向进行的机会均等

D. 正反应能进行但进行程度不大

(2) 水煤气反应 $C(s)+H_2O(g) \rightleftharpoons CO(g)+H_2(g)$ 的 $q>0$，下列正确的是（   ）。

A. 此反应为吸热反应，升温则 $v_正$ 增加，$v_逆$ 减小，所以平衡右移

B. 增大压力不利于 H_2O (g) 的转化

C. 升高温度使其 K_p 减小

D. 加入催化剂可以提高产率

(3) 当反应 $2Cl_2(g)+2H_2O(g) \rightleftharpoons 4HCl(g)+O_2(g)$ 达到平衡时，下列操作不能使平衡移动的是（   ）。

A. 降低温度　　　B. 加入氧气　　　C. 加入催化剂　　　D. 增大压力

(4) 关节炎病因是在关节滑液中形成尿酸钠晶体，尤其在寒冷季节易诱发关节疼痛。其化学机理为：①$HUr+H_2O \rightleftharpoons Ur^-+H_3O^+$，②$Ur^-(aq)+Na^+(aq) \rightleftharpoons NaUr(s)$。下列对反应②叙述中正确的是（   ）。

A. 正反应为吸热反应　　　　　　　B. 升高温度，平衡向正反应方向移动

C. 负反应为放热反应　　　　　　　D. 降低温度，平衡向正反应方向移动

2. 判断题

水煤气反应 $C(s)+H_2O(g) \rightleftharpoons CO(g)+H_2(g)$，$q>0$

(1) 升高温度，正反应速率增大，逆反应速率减小，所以平衡向右移动。　　　（   ）

(2) 由于反应前后分子数相等，所以增大压力对平衡没有影响。　　　（   ）

(3) 达到平衡时各反应物和生成物的分压一定相等。　　　（   ）

(4) 加入催化剂，使正反应速率（$v_正$）增大，所以平衡向右移动。　　　（   ）

第五章
定量分析基础

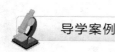

知识目标
1. 了解定量分析的一般程序。
2. 掌握误差及偏差的概念及其计算。
3. 掌握有效数字及其修约规则和运算规则。
4. 掌握标准滴定溶液的配制方法。
5. 了解滴定分析的基本过程、主要方法、滴定方式及滴定分析对化学反应的基本要求。

能力目标
1. 能进行误差及偏差的基本计算。
2. 能对有效数字正确修约并计算。
3. 能配制标准滴定溶液。
4. 能进行滴定分析基本计算，能应用分析手段解决常见的化学问题。

 导学案例

滴定分析法的历史和发展

滴定分析法的产生和发展是在工业革命开始之后。滴定分析原是在化学工业兴起的直接推动下从法国产生和发展起来的。使用各种化学产品的厂家，为了保证自身产品的质量，避免经济上的损失，化工原料的纯度和成分就显得非常重要。所以厂家就要对从专门工厂买回来的原料进行质检，纷纷建立起原料质量检验部门——工厂化验室。为适应简陋的环境和紧张的生产速度，工厂化验室需要迅速和简易的分析方法。然而，当时流行的重量分析方法需要经过分离、提纯、称量等多个步骤，明显不能满足要求。因此，滴定法应时而生。

讲起滴定分析的发展，就不得不讲起法国著名化学家盖·吕萨克。由于他对滴定分析的巨大贡献，后人称其为"滴定分析之父"。1833年，他制订了著名的银量法。1835年，他又找到了更好的滴定次氯酸盐的新方法，他改用亚砷酸为基准物，用靛蓝作指示剂，这是第一个使用氧化还原指示剂的记载。随后他用硫酸滴定草木灰，又用氯化钠滴定硝酸银。这三项工作分别代表分析化学中的氧化还原滴定法、酸碱滴定法和沉淀滴定法。

水果、蔬菜、草药有没有农药残留，通常只需定性检测就可以知道，但如果想知道残留量就需要定量检测。定量分析通常根据物质化学反应的计量关系来确定待测组分的含量。常用的定量分析方法包括滴定分析法和称量分析法。本章主要介绍定量分析所必备的基础知识。

 问题 5-1　试样的测定方法可以从哪几个方面进行选择？

第一节　定量分析的一般程序

定量分析的任务是测定物质中某种或某些组分的含量。完成一项定量分析任务，通常包括以下几个步骤。

一、试样的采集与制备

1. 试样的采集

试样（或样品）是指在分析工作中用于进行分析以便提供代表总体特性量值的少量物质，它可以是固体，也可以是液体或气体，所采集的样品应在组成和含量上能够代表原始物料的平均组成。

2. 试样的制备

对于均匀试样，只需充分混合均匀即可；对于量大、不均匀的试样，一般需经过破碎、过筛、混合和缩分（即在减小粒度的同时缩减样品量，常用的是四分法）四个步骤。

二、试样的分解

在一般的分析工作中，除干法外通常都用湿法分析，即先将试样分解后转入溶液中，然后进行测定。

三、试样的预处理

在滴定前将全部待测组分转变为适宜滴定形态的处理步骤，称为试样的预处理。试样的预处理需注意以下问题。

① 反应必须能够定量地进行完全，使待测组合全部转变为适宜滴定的形态，且反应速率要快。

② 过量的试剂必须易于除去，且对待测组分不产生影响。一般可采用加热分解、沉淀过滤或其他化学分离方法。

③ 反应必须具有足够的选择性，以免其他共存组分干扰。

四、测定

根据分析要求以及试样的性质选择合适的方法进行测定。一般而言，可从以下几方面进行选择。

① 测定的具体要求。测定样品时应在满足测定准确度要求的前提下，选择测定手续简便、测定速率快的方法。

② **待测组分的性质**。测定方法可根据待测组分的性质不同加以选择。如酸、碱性物质，可选择酸碱滴定法滴定等。

③ **待测组分的深度范围**。对于常量组分，可选择滴定分析法或称量分析法测定；对于微量甚至痕量组分则一般采用灵敏度较高的仪器分析方法进行测定。

④ **共存干扰组分的影响**。一般选用选择性较高的分析方法。

⑤ **现有的实验条件**。在选择测定方法时，还必须结合现有的实验条件，包括实验仪器设备，药品试剂以及实验人员的实际素质、技能等。

五、计算及数据处理

根据分析过程中有关反应的计算关系及分析测量所得的数据，计算待测组分的含量，并对分析结果的可靠性进行评价，最后得出测定结论。

相关资料

定性分析与定量分析是分析化学中的概念。

前者解决样品中含有什么元素、离子或官能团等问题，而后者要解决测定已存在的一种或多种组分的含量问题。检测样品可能是固体、液体、气体，也可能是混合物。如水果、蔬菜、草药有没有农药残留，通常只需要定性检测即可，并不需要知道残留量，但如果想知道残留量就需要定量检测。

定性鉴别可通过选择性的化学反应或者仪器完成。如当把硝酸银溶液滴加到一份溶液样品中，生成白色沉淀就说明了氯离子的存在。特定的化学反应会产生颜色变化，从而指示某一类有机化合物的存在，如酚遇 $FeCl_3$ 溶液显紫色。红外光谱可以给出有机化合物或官能团的"指纹图谱"。

对于定量分析，通常要知道样品的组成（就像血液中含有葡萄糖），否则在更具难度的定量分析前，分析工作者需要先进行定性检测。现代化学检测系统往往具有较好的选择性，定量检测方法同样适合于定性检测。然而，简单的定性鉴别常常比定量过程更为快捷。

思考与练习 5-1

简答题

完成一项定量分析任务，通常包括哪几个步骤？

问题 5-2 分析测定时如何减小随机误差？

第二节 提高分析结果准确度的方法

一、分析检验中的误差

根据误差的性质和来源不同，**误差可分为系统误差和随机误差（偶然误差）两种类型**。

1. 系统误差

系统误差是由分析过程中某些固定的、经常性的原因所引起的误差，具有单向性，其正、负和大、小具有一定的规律性，即在多次平行测定中系统误差会重复出现，使测定结果总是系统地偏高或偏低。因此系统误差的大小是可测的，故又称为可测误差。系统误差主要来源于以下几个方面。

① 方法误差：由于分析方法本身不够完善所造成的误差，与分析者的操作技术无关。如滴定分析中指示剂的选择不当使颜色突变的终点与计量点并不完全一致造成的误差。

② 试剂误差：由于试剂的纯度不够或蒸馏水中含有微量杂质而引起的误差。

③ 仪器误差：由于仪器本身精度不够或未经校准而引起的误差。如天平灵敏度不符合要求，砝码质量未经校正，所用滴定管、容量瓶、移液管的刻度值与真实值不相符等，都会产生误差。

④ 主观误差：在正常操作情况下，由于操作人员主观原因所造成的误差。如滴定管读数偏高或偏低，滴定终点颜色辨别偏深或偏浅等。

2. 随机误差

（1）随机误差的来源

随机误差是由一些偶然的、意外的、无法控制的外界因素所引起的误差。如测量时环境温度、压力、湿度的突然变化，仪器性能的微小变化，分析人员操作的细微变化等，使每次的测定结果不完全一致，从而带来随机误差。

这类误差对测定结果的影响程度不确定。在同一条件下进行多次平行测定所出现的随机误差有时正、有时负，误差的数值也不固定，有时大、有时小，不可预测，也难以控制，故**该误差又称为未定误差（或偶然误差）。随机误差是非单向性的**，因此这类误差是不可避免、无法校正的。

（2）随机误差的特点

图 5-1 的正态分布曲线清楚地反映出随机误差（偶然误差）的规律性：

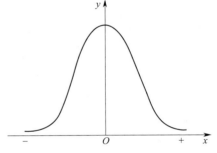

图 5-1　随机误差的正态分布曲线

① 大小相近的正误差和负误差出现的概率相等。

② 绝对值小的误差出现的概率大，绝对值大的误差出现的概率小，绝对值很大的误差出现的概率更小。

 问题 5-3　什么是精密度？精密度高一定准确度高吗？

二、分析检验的准确度与精密度

1. 准确度与误差

准确度是指测定值与真实值相接近的程度，它说明测定值的正确性，常用误差来衡量。误差一般用绝对误差和相对误差来表示。**绝对误差 E 表示测定值 x_i 与真实值 x_T 之差**，即

$$E = x_i - x_T \tag{5-1}$$

显然，绝对误差越小，测定值与真实值越接近，测定结果越准确。一些仪器的测定准确度常用绝对误差来衡量。如电光分析天平的称量误差为 ± 0.0001g 等。但是用绝对误差来衡量测定结果的准确度，有时并不明显，因为它没有和测定过程中所取试样的数量多少联系起

来。通常把绝对误差在真实值中所占的比值称为相对误差（E_r）。

$$E_r = \frac{E}{x_T} \tag{5-2}$$

绝对误差和相对误差都有正值和负值之分，正值表示分析结果偏高，负值表示分析结果偏低。由于相对误差能够反映误差在真实值中所占的比值，故常用相对误差来表示或比较各种情况下测定结果的准确度。

【例题 1】 用分析天平称得 A、B 两个样品的质量分别为 1.2535g 和 0.2535g，已知 A、B 两个样品的真实质量分别为 1.2534g 和 0.2534g，求用该分析天平称量 A、B 两个样品的绝对误差及相对误差，并比较测量结果的准确度。

解：
$$E(A) = x_A - x_T = 1.2535g - 1.2534g = +0.0001g$$

$$E_r(A) = \frac{E(A)}{x_T} = \frac{+0.0001g}{1.2534g} = +0.008\%$$

$$E(B) = x_B - x_T = 0.2535g - 0.2534g = +0.0001g$$

$$E_r(B) = \frac{E(B)}{x_T} = \frac{+0.0001g}{0.2534g} = +0.04\%$$

答：用该分析天平称量 A、B 两个样品的绝对误差均为 +0.0001g，相对误差分别为 +0.008% 和 +0.04%。称量 A 样品的准确度较高。

通过计算可以看出，虽然称量 A、B 两个样品的绝对误差均为 +0.0001g，但称量 B 样品的相对误差却是称量 A 样品相对误差的 5 倍，即称量 A 样品的准确度较高。由此可见，当称量的样品质量较大时，称量误差较小，测定准确度较高。

2. 精密度与偏差

精密度是指在相同的条件下，一组平行测定结果之间相互接近的程度。精密度常用偏差来衡量。

（1）偏差

在实际分析工作中，通常真实值是不知道的，一般是取多次平行测定结果的算术平均值（$\bar{x}$）来表示分析结果。

$$\bar{x} = \frac{x_1 + x_2 + \cdots + x_n}{n} = \frac{1}{n}\sum_{i=1}^{n} x_i \tag{5-3}$$

个别测定值（x_i）与多次测定结果的平均值（$\bar{x}$）之差称为偏差。**偏差的大小可表示分析结果的精密度，偏差越小表明测定结果的精密度越高。**与误差相似，偏差也可表示为绝对偏差（d_i）和相对偏差（d_r）。

$$d_i = x_i - \bar{x} \tag{5-4}$$

$$d_r = \frac{d_i}{\bar{x}} \tag{5-5}$$

绝对偏差和相对偏差只能用来衡量单次测定结果对平均值的偏差。为了更好地说明测定结果的精密度，在一般分析工作中常用平均偏差或标准偏差。

（2）平均偏差

平均偏差（$\bar{d}$）是指各次测定偏差绝对值的平均值，是绝对平均偏差的简称。

$$\bar{d} = \frac{\sum |d_i|}{n} = \frac{\sum |x_i - \bar{x}|}{n} (i = 1, 2, \cdots, n) \tag{5-6}$$

相对平均偏差（$\bar{d}_r$）是平均偏差（$\bar{d}$）在平均值（$\bar{x}$）中所占的比例。

$$\bar{d}_r = \frac{\bar{d}}{\bar{x}} \tag{5-7}$$

【例题2】 对某溶液的浓度平行测定3次后得到的结果为0.1012mol/L、0.1017mol/L、0.1009mol/L，计算测定结果的相对平均偏差。

解：

$$\bar{x} = \frac{x_1 + x_2 + \cdots + x_n}{n} = \frac{0.1012\text{mol/L} + 0.1017\text{mol/L} + 0.1009\text{mol/L}}{3} = 0.1013\text{mol/L}$$

$$\bar{d} = \frac{\sum |d_i|}{n} = \frac{\sum |x_i - \bar{x}|}{n}$$

$$= \frac{|0.1012\text{mol/L} - 0.1013\text{mol/L}| + |0.1017\text{mol/L} - 0.1013\text{mol/L}| + |0.1009\text{mol/L} - 0.1013\text{mol/L}|}{3}$$

$$= 0.0003\text{mol/L}$$

$$\bar{d}_r = \frac{\bar{d}}{\bar{x}} = \frac{0.0003}{0.1013} = 0.003 = 0.3\%$$

答：测定结果的相对平均偏差为0.3%。

(3) 标准偏差

标准偏差又称均方根偏差（S），其数学表达式为

$$S = \sqrt{\frac{\sum (x_i - \bar{x})^2}{n-1}} \tag{5-8}$$

标准偏差在平均值中所占的比例叫作相对标准偏差，也叫变异系数或变动系数（CV）。其计算式为

$$\text{CV} = \frac{S}{\bar{x}} \tag{5-9}$$

用标准偏差表示精密度比用平均偏差表示更合理。因为单次测定值的偏差经平方以后，较大的偏差就能显著地反映出来。所以在生产和科研的分析报告中常用标准偏差表示精密度。

例如，现有两组测量结果，各次测量的偏差如下。

第一组 －0.04，－0.02，＋0.04，＋0.02，－0.03，0，－0.02，＋0.03

第二组 －0.08，＋0.01，－0.01，＋0.01，＋0.07，0，＋0.01，－0.01

两组测量值的平均偏差（$\bar{d}$）如下。

第一组 $\bar{d} = \frac{\sum |d_i|}{n} = 0.025$

第二组 $\bar{d} = \frac{\sum |d_i|}{n} = 0.025$

从两组的平均偏差数据看，两组的平均偏差相同，都等于0.025，好像两组的精密度一样高。但第二组中有2个偏差即－0.08和＋0.07明显较大，用平均偏差表示时却显示不出这个差异，但若用标准偏差S来表示，情况就不一样了。两组测定值的标准偏

差如下。

第一组 $S=\sqrt{\dfrac{\sum(x_i-\bar{x})^2}{n-1}}=0.030$

第二组 $S=\sqrt{\dfrac{\sum(x_i-\bar{x})^2}{n-1}}=0.041$

由此可见第一组数据的精密度较好。

3. 准确度与精密度的关系

准确度和精密度是判断分析结果是否准确的依据，但两者又有区别。好的精密度是获得准确结果的前提和保证，精密度差，所得结果不可靠，也就谈不上准确度高。但是精密度高，准确度也不一定高，因为可能在一个实验的多次平行测定中存在相同的系统误差。只有在减免了系统误差的前提下，精密度高，其准确度才可能高。

如图 5-2 所示，甲所得结果的精密度和准确度均较好，结果可靠；乙所得分析结果的精密度虽然很高但准确度较低；丙所得结果的精密度和准确度都很差；丁所得结果的精密度很差，虽然平均值接近真实值，但这是由于正、负误差相互抵消的结果，而其精密度很差表明了该数据是不可靠的，因而也就失去了衡量准确度的意义。

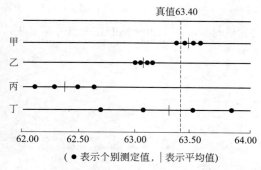

图 5-2 四人测定结果的比较

问题 5-4 实际工作中，通过哪些方法提高分析结果的准确度？

三、提高分析结果准确度的方法

1. 减小测量误差

在选定测定对象及其适宜的分析方法后，为了保证分析结果的准确度，必须尽量减小测量误差。如在分析工作中，试样或基准物质的称取质量应适量，以减小称量误差。一般分析天平的称量误差是 ±0.0001g，用减量法称取一个试样要称两次，可能引起的最大误差是 ±0.0002g，为了使称量的相对误差在 0.1% 以下，从相对误差的计算中就可得到

$$称取质量 \geqslant \dfrac{0.0002}{0.001}=0.2(g)$$

又如在滴定分析中，滴定管的估读数一般有 ±0.01mL 的误差，一次滴定通常读数两次，这样可能造成 ±0.02mL 的误差。为了控制测量时相对误差小于 0.1%，则每次滴定所消耗的标准滴定溶液用量至少是 20mL（国家标准规定体积为 30~35mL）。

另外，为了减小测量误差，在标准滴定溶液制备过程中，标定浓度较高的溶液时一般选用称量法，标定浓度较低的溶液时可选用移液管法。

2. 减小系统误差

系统误差的减免可通过对照试验、空白试验和校准仪器等方法来实现。

① 对照试验。把含量已知的标准试样或纯物质当作样品，按所选用的测定方法，与待测样品平行测定。由分析结果与已知含量的差值可得出分析误差，从而用这个误差值对未知试样的测定结果加以校正。

② 空白试验。在不加试样的情况下，按照与试样分析完全相同的操作步骤和条件进行的测定叫作空白试验。空白试验所得结果称为空白值。从试样的分析结果中扣除空白值，即可得到比较可靠的分析结果。由环境、实验器皿、试剂及蒸馏水等带入的杂质所引起的系统误差，可通过空白试验来校正。

③ 校准仪器。当分析结果准确度要求高时，应对测量所用仪器如天平、容量瓶、移液管和滴定管等进行校正。

为了减小系统误差，通常可采用简单而有效的方法：在同一分析项目的多次平行测定中，尽可能使用同一套仪器，以抵消仪器带来的误差。

3. 减小随机误差

由随机误差统计规律可见，在消除系统误差的前提下，如果严格、细心地操作，增加平行测定次数，则大小相等的正、负误差就可以相互抵消，使测定平均值接近真实值。因此，**增加平行测定次数是减小随机误差的有效方法**。但测定次数过多意义不大，在实际工作中，平行测定次数一般控制在 4～6 次，基本上就可以得到比较准确的分析结果。

应当指出，由于操作者工作粗心大意、不遵守操作规程所造成的一些差错，如器皿未洗净、加错试剂、看错砝码、读错刻度值、记录或计算错误等造成的错误结果，是不能通过上述方法减免的。因此操作者应加强工作责任心，严格遵守操作规程，认真仔细地进行实验，做好原始记录，反复核对，以避免类似错误发生。

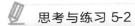
思考与练习 5-2

1. 填空题

由随机因素造成的误差叫 _____ 误差；由某种固定原因造成的误差属于 _____ 误差。

2. 计算题

三次测定 NaOH 溶液浓度的结果为 0.2085mol/L、0.2083mol/L、0.2086mol/L，计算测定结果的平均值、平均偏差、相对平均偏差。

问题 5-5   8.1060 是几位有效数字呢？ pH= 9.02 呢？

第三节   分析数据的处理

定量分析的测定结果需通过计算得出，这就要求计算的准确程度要与各分析步骤的准确程度相适应。因此在记录实验数据和计算分析结果时应当注意有效数字的保留问题。

一、有效数字及其修约

在分析工作中不仅要准确地进行测量，还应正确地进行记录和计算。当用数据表述测定结果时，除了要反映出测量值的大小以外，还要反映出测量时的准确程度。通常用有效数字来体现测量值的可信程度。

1. 有效数字

有效数字是指在分析工作中能够实际测量到的数字。在有效数字中，前面的数字都是准确数字，只有最后一位数字是可疑的，一般有上下 1~2 个单位的误差。例如，用分析天平称得某物体的质量为 0.4830g，在这一数值中，0.483 是准确的，最后一位数字"0"是可疑的，此时称量的绝对误差为 ±0.0001g，相对误差

$$E_r = \frac{\pm 0.0001}{0.4830} = \pm 0.02\%$$

若将上述称量结果记录为 0.483g，虽然两者的值是相同的，但其相对误差却变为 ±0.2%。可见，数据的位数不仅能表示数值的大小，更重要的是反映了测定的准确程度。因此，记录数据的位数不能随意增减。

关于有效数字，应注意以下几点。

① 记录测量所得数据时，只允许保留一位可疑数字。

② 记录测量数据时，绝不能够因为最后一位数字是零而随意舍去。

③ 有效数字与小数点的位置及量的单位无关。

④ 数字"0"在数据中具有双重意义。当用来表示与测量精度有关的数字时，是有效数字；当它只起定位作用，与测量精度无关时，则不是有效数字。即数字之间的"0"和小数末尾的"0"都是有效数字；而数字前面的"0"只起定位作用，因而不是有效数字，如 0.03040 中数字 3 与 4 之间的 0 及 4 后面的 0 都是有效数字，数字 3 前面的 0 都不是有效数字。

⑤ pH、pK、lgK 等有效数字位数仅取决于小数部分的数字位数，如 pH=4.05，为两位有效数字。

2. 有效数字修约规则

根据有效数字的要求，常常要弃去多余的数字，然后再进行计算。通常把弃去多余数字的处理过程称为数字的修约。

数字的修约通常采用"四舍六入五留双"法则。 即被修约的数字小于或等于 4 时，则舍；大于或等于 6 时，则入；当被修约的数字等于 5 时，若 5 后面的数字并非全部为零，则入；若 5 后面无数字或全部为零，则看 5 的前一位，5 的前一位是奇数则入，是偶数（零视为偶数）则舍。例如，将下列数据修约成两位有效数字：

21.44 → 21；9.76 → 9.8；8.3503 → 8.4；9.3500 → 9.4；9.4500 → 9.4

修约时，只能对原始数据进行一次修约到所需要的位数，不得连续进行多次修约。例如，将 9.5467 修约成两位有效数字，应一次修约为 9.5，而不得按下法连续修约为 9.6。

9.5467 → 9.547 → 9.55 → 9.6

另外，在涉及安全需要或已知极限的情况下，则应按一个方向修约，即只进不舍或只舍不进。例如，已知室内空气中 CO 的最高容许含量 $\rho(CO) \leqslant 30\,mg/m^3$，实测值为 $30.4\,mg/m^3$，修约值为 $31\,mg/m^3$（只进不舍），结果不合格；分析纯 KCl 试剂，其含量规定 $w(KCl) \geqslant 99.8\%$，实测值为 99.78%，修约值为 99.7%（只舍不进），结果不合格。

二、有效数字运算规则

应用运算规则的步骤一般是：先修约，后计算，结果再修约。 为了提高计算结果的可靠

性，修约时可以暂时多保留一位数字，得到最后结果后再舍去多余的数字。有效数字的具体运算规则如下。

1. 加减法

在加减法运算中，计算结果有效数字位数的保留，以小数点后位数最少的数据为准，即以绝对误差最大的数据为准。

【例题 3】 求 $0.1542 + 5.42 + 3.783$ 的值

解：$0.1542 + 5.42 + 3.783$

$= 0.154 + 5.42 + 3.783$ （修约）

$= 9.357$ （计算）

$= 9.36$ （再修约）

上例中相加的 3 个数据中，5.42 小数点后位数最少，其中数字"2"已是可疑数字，因此最后结果有效数字的保留应以此数据为准，即保留有效数字的位数到小数点后第二位（但计算前修约时可暂时多保留一位）。

2. 乘除法

在乘除法运算中，计算结果有效数字位数的保留，应以各数据中有效数字位数最少的数据为准，即以相对误差最大的数据为准。

【例题 4】 求 $\dfrac{0.14762 \times 24.38 \times 6.2}{18.3}$ 的值

解：

$$\frac{0.14762 \times 24.38 \times 6.2}{18.3} = \frac{0.148 \times 24.4 \times 6.2}{18.3} = 1.22 = 1.2$$

在这个算式中，四个数据的最后一位都是可疑数字，但各数据的相对误差不同，分别为

$$E_{r1} = \frac{\pm 0.00001}{0.14762} = \pm 0.007\%$$

$$E_{r2} = \frac{\pm 0.01}{24.38} = \pm 0.04\%$$

$$E_{r3} = \frac{\pm 0.1}{6.2} = \pm 2\%$$

$$E_{r4} = \frac{\pm 0.1}{18.3} = \pm 0.5\%$$

在上述计算中，6.2（有效数字为两位）的相对误差最大，因此最后结果有效数字的保留应以此数据为准，保留两位有效数字。

在计算和取舍有效数字位数时还应注意以下问题。

① 若某一数据中首位数字大于或等于 8，则其有效数字位数可多算一位。如 9.74，表面上虽然是三位有效数字，但在实际计算中，可视为四位有效数字。

② 在测定的有关计算中，经常会遇到一些倍数、分数和系数等情况，因其不是由测定所得，故可视为无穷多位有效数字，计算结果的有效数字位数应由其他测量数据来决定。

③ 在使用电子计算器进行计算时，特别要注意最后结果中有效数字位数的保留，应根据上述原则进行取舍，不可全部照抄计算器上显示的数字。

④ 乘方或开方时，有效数字位数不变。对数计算时，对数的小数点后的位数应与真数的有效数字位数相同。

思考与练习 5-3

1. 填空题

（1）将以下数字修约为 4 位有效数字。

0.0253541 修约为 _____，0.0253561 修约为 _____，

0.0253550 修约为 _____，0.0253650 修约为 _____，

0.0253651 修约为 _____，0.0253549 修约为 _____。

（2）以下计算结果中有_____位有效数字。

$$w_x = \frac{0.1000 \times (25.00 - 20.00) \times 15.68}{0.2980 \times \frac{10.00}{250.0}}$$

2. 单选题

（1）下列数据中有效数字不是三位的是（　　）。

A. 4.00×10^{-5}　　B. 0.400　　C. 0.004　　D. pH=4.008

（2）用 25mL 移液管移取溶液，其有效数字应为（　　）。

A. 二位　　　　B. 三位　　　　C. 四位　　　　D. 五位

问题 5-6 什么是滴定终点？滴定分析成功的关键在哪里？

第四节　滴定分析概述

滴定分析（也称容量分析）是分析检验工作中应用最广泛的一类化学分析方法。该方法操作简便、快速、所用仪器设备简单、测定结果准确度高，可以测定很多无机物和有机物。

一、滴定分析的基本概念

滴定分析是将一种已知准确浓度的试剂溶液，滴加到一定量待测溶液中，直到待测组分与所加试剂按照化学计量关系完全反应为止。然后根据标准滴定溶液的浓度和所消耗的体积，利用化学反应的计量关系计算出待测物质的含量。

① **标准滴定溶液**：已知准确浓度的试剂溶液。

② **滴定**：将标准滴定溶液通过滴定管滴加到待测组分溶液中的过程。

③ **滴定反应**：滴定时进行的化学反应。

④ **化学计量点**：滴定分析中，当待测组分与滴加的标准滴定溶液按照滴定反应方程式所示计量关系定量地反应完全的点，称为化学计量点，也称为理论终点。

⑤ **指示剂**：分析中用于指示滴定终点的试剂。它在滴定反应的化学计量点附近产生能

敏锐觉察到的颜色或沉淀等变化，从而指示滴定终点的到达。

⑥ **滴定终点**：在滴定分析中，实际操作时依据指示剂颜色发生突变而停止滴定的点，称为滴定终点，简称终点。

滴定分析成功的关键，就是要准确地找到滴定终点，并努力使滴定终点与化学计量点相一致。

⑦ **滴定误差**：由滴定终点与化学计量点不一致所产生的误差。

滴定误差是滴定分析误差的主要来源之一，其大小主要取决于化学反应的完全程度、指示剂的选择及其用量是否恰当以及滴定操作的准确程度等。

二、滴定方法和滴定分析对化学反应的要求

滴定分析法主要包括酸碱滴定法、配位滴定法、氧化还原滴定法和沉淀滴定法等。

滴定分析适用于组分含量在1%以上的物质的测定。用于滴定分析的化学反应，必须符合如下要求。

① **反应必须定量进行。**
② **反应速率要快。** 滴定反应最好能在瞬间定量完成。
③ **要有适当的方法来确定滴定终点。** 确定滴定终点最简便和常用的方法就是使用合适的指示剂。如果没有合适的指示剂可供选用，也可考虑采用其他的物理、化学方法（如仪器分析方法）确定滴定终点。
④ **滴定反应应不受其他共存组分的干扰。**

三、滴定方式

1. 直接滴定法

用标准滴定溶液直接滴定溶液中的待测组分，利用指示剂显示或仪器测试滴定终点到达的滴定方式，称为直接滴定法。直接滴定法是滴定分析中最常用和最基本的滴定方式。

2. 返滴定法

当待测物质难溶于水、易挥发、反应速率慢或没有合适的指示剂时，可采用返滴定法。返滴定法是在待测试液中准确加入适当过量的标准滴定溶液，待反应完全后，再用另一种标准滴定溶液返滴剩余的第一种标准滴定溶液，从而测定出待测组分的含量。

3. 置换滴定法

若被测物质与滴定剂不能完全按照化学反应方程式所示的计量关系定量反应，或伴有副反应时，则可以用置换滴定法来完成测定。

置换滴定法是向试液中加入一种适当的化学试剂，使其与待测组分反应，并定量地置换出另一种可被滴定的物质，再用标准滴定溶液滴定该生成物，然后根据滴定剂的消耗量以及反应生成的物质与待测组分的化学计量关系计算出待测物质的含量。

4. 间接滴定法

某些待测组分不能直接与滴定剂反应，但可通过其他的化学反应间接测定其含量。

由于可以采用返滴定法、置换滴定法和间接滴定法等多种滴定方式，因而极大地扩展了

滴定分析的应用范围。

思考与练习 5-4

1. 单选题

在滴定分析中,一般用指示剂颜色的突变来判断化学计量点的到达,在指示剂变色时停止滴定,这一点称为(　　)。

A. 化学计量点　　　B. 滴定误差　　　C. 滴定终点　　　D. 滴定分析

2. 名词解释

标准滴定溶液　　化学计量点　　滴定终点　　滴定误差　　指示剂

问题 5-7　NaOH 可不可以作为基准物质?为什么?

第五节　标准滴定溶液的制备

一、基准物质

在滴定分析中,无论采用何种滴定方法,都必须使用标准滴定溶液。因此,正确地配制标准滴定溶液以及准确地标定其浓度,对提高滴定分析结果的准确度有重要意义。

能用于直接配制或标定标准滴定溶液的物质,称为基准试剂(也称基准物质)。基准试剂必须符合下列要求。

① 必须具有足够纯度。其纯度要求达 99.98% 以上,而杂质含量应低于滴定分析所允许的误差限度。

② 其实际组成(包括结晶水含量)应恒定并与化学式相符。

③ 性质稳定。不易吸收空气中的水分、二氧化碳或发生其他化学反应。

④ 最好有较大的摩尔质量。

如无水碳酸钠、邻苯二甲酸氢钾(KHP)、草酸钠、重铬酸钾、乙二胺四乙酸二钠(EDTA)等物质就是常用的基准试剂。

相关资料

基准试剂

滴定分析用基准试剂可细分为工作基准试剂和第一基准试剂。工作基准试剂纯度(质量分数)为 (100±0.05)%,与国家二级标准物质 [GBW(E)] 对应,相当于 IUPAC 规定的 D 级;第一基准试剂纯度(质量分数)为 (100±0.02)%,与国家一级标准物质 (GBW) 对应,相当于 IUPAC 规定的 C 级。分析化学实验用标准滴定溶液的标定一般使用工作基准试剂即可,第一基准试剂通常用于对工作基准试剂进行赋值。

表 5-1 列出了工作基准试剂的干燥条件及其应用。

表 5-1　工作基准试剂的干燥条件及其应用

工作基准试剂			干 燥 条 件	标定对象
名　称	化学式	分子量		
无水碳酸钠	Na_2CO_3	105.99	300℃灼烧至恒重	盐酸
邻苯二甲酸氢钾	$KHC_8H_4O_4$	204.22	105～110℃干燥至恒重	氢氧化钠
三氧化二砷	As_2O_3	197.84	硫酸干燥器中干燥至恒重	碘
草酸钠	$Na_2C_2O_4$	134.00	(105±2)℃干燥至恒重	高锰酸钾
碘酸钾	KIO_3	214.00	(180±2)℃的电烘箱干燥至恒重	硫代硫酸钠
溴酸钾	$KBrO_3$	167.00	(120±2)℃干燥至恒重	硫代硫酸钠
重铬酸钾	$K_2Cr_2O_7$	294.18	(120±2)℃干燥至恒重	硫代硫酸钠
氧化锌	ZnO	81.38	于已在800℃恒重的铂坩埚中逐渐升温于800℃灼烧至恒重	乙二胺四乙酸二钠
碳酸钙	$CaCO_3$	100.09	(110±2)℃干燥至恒重	乙二胺四乙酸二钠
氯化钠	$NaCl$	58.44	500～600℃灼烧至恒重	$AgNO_3$
氯化钾	KCl	74.55	500～600℃灼烧至恒重	$AgNO_3$
乙二胺四乙酸二钠	$C_{10}H_{14}N_2O_8Na_2 \cdot 2H_2O$	372.24	硝酸镁饱和溶液(有过剩的硝酸镁晶体)恒湿器中放置7天,硫酸干燥器中干燥至恒重	氯化锌
硝酸银	$AgNO_3$	169.87	五氧化二磷干燥器中干燥至恒重	氯化钠
苯甲酸	C_6H_5COOH	122.12		氢氧化钠

问题 5-8　标准滴定溶液的制备方法有哪几种?

二、标准滴定溶液的制备方法

在滴定分析中,制备标准滴定溶液的方法一般有两种,即直接法和间接法。

1. 直接法

准确称取一定量的基准试剂,溶解后定量转移至容量瓶中,加蒸馏水稀释至刻度,充分摇匀。根据所称取基准试剂的质量以及容量瓶的容积即可直接计算出该标准滴定溶液的准确浓度。

对于如盐酸、氢氧化钠、高锰酸钾、硫代硫酸钠等不符合基准试剂条件的试剂,就不能用直接法配制标准滴定溶液,可采用间接法。

2. 间接法

先配制成接近所需浓度的溶液,然后用基准试剂或另一种已知浓度的标准滴定溶液来确定它的准确浓度,这个过程称为标定,因此,这种制备标准滴定溶液的方法又叫标定法。 标定方法有如下两种。

（1）用基准试剂标定

用基准试剂进行标定时,可采用下列两种方式。

① 称量法。准确称取 n 份基准试剂,分别溶于适量水中,用待标定溶液滴定。

② 移液管法。准确称取一份较大质量的基准试剂,在容量瓶中配成一定体积的溶液。先用移液管移取 n 份该基准溶液于锥形瓶中,分别用待标定的溶液滴定。

称量法和移液管法不仅适用于标定标准滴定溶液,同样适用于试样中待测组分的测定。

（2）用另一种已知准确浓度的标准滴定溶液标定

准确移取一定量的待标定溶液,用已知准确浓度的标准滴定溶液滴定;或准确移取一定量的标准滴定溶液,用待标定溶液滴定。根据达到滴定终点时,两种溶液所消耗的体积和标准滴定溶液的浓度，即可计算出待标定溶液的浓度。

这种标定标准滴定溶液浓度的方法叫浓度比较法，在标定过程中引入了两次滴定误差，分析结果准确度不如称量法高。此法标定出的标准滴定溶液称为"二级标准"。

思考与练习 5-5

1. 单选题

直接法配制标准滴定溶液必须使用（　　）
A. 基准试剂　　　B. 化学纯试剂　　　C. 分析纯试剂　　　D. 优级纯试剂

2. 填空题

在滴定分析中，制备标准滴定溶液的方法一般有两种，即_____法和_____法。

第六节　滴定分析的计算

滴定分析中计算的基础是等物质的量规则，即根据滴定反应选取适当的基本单元，滴定到达化学计量点时，待测组分的物质的量（n_A）与所消耗标准滴定溶液的物质的量（n_B）相等，即

$$n_A = n_B \tag{5-10}$$

一、基本单元的概念

按照 SI 和国家标准的规定，基本单元可以是分子、原子、离子、电子等基本粒子，也可以是这些基本粒子的特定组合。在滴定分析中，通常以实际反应的最小单元为基本单元。对于质子转移的酸碱反应，通常以转移一个质子的特定组合作为反应的基本单元。

例如，盐酸和碳酸钠的反应：

$$2HCl + Na_2CO_3 = 2NaCl + H_2O + CO_2\uparrow$$

反应中盐酸给出一个质子，碳酸钠接受两个质子，因此分别选取 HCl 和 (1/2)Na_2CO_3 作为基本单元。由于反应中盐酸给出的质子数必定等于碳酸钠接受的质子数，因此根据质子转移数选取基本单元后，反应到达化学计量点时，

$$n(HCl) = n\left(\frac{1}{2}Na_2CO_3\right) \text{ 或 } c(HCl)V(HCl) = c\left(\frac{1}{2}Na_2CO_3\right)V(Na_2CO_3)$$

氧化还原反应是电子转移的反应，通常以转移一个电子（e^-）的特定组合作为反应的基本单元。例如，高锰酸钾标准滴定溶液滴定 Fe^{2+} 的反应：

$$MnO_4^- + 5Fe^{2+} + 8H^+ = Mn^{2+} + 5Fe^{3+} + 4H_2O$$

$$MnO_4^- + 5e^- + 8H^+ = Mn^{2+} + 4H_2O$$

$$Fe^{2+} - e^- = Fe^{3+}$$

高锰酸钾在反应中得到 5 个电子，Fe^{2+} 离子在反应中失去 1 个电子，因此应分别选取 (1/5)$KMnO_4$ 和 Fe^{2+} 作为反应的基本单元，反应到达化学计量点时，

$$c\left(\frac{1}{5}KMnO_4\right)V(KMnO_4) = c(Fe^{2+})V(Fe^{2+})$$

关于基本单元，存在关系式：

(1) 摩尔质量 $M\left(\frac{1}{Z}B\right) = \frac{1}{Z}M(B)$

(2) 物质的量 $n\left(\frac{1}{Z}B\right) = Zn(B)$

(3) 物质的量浓度 $c\left(\frac{1}{Z}B\right) = Zc(B)$

如 $M(H_2SO_4) = 98g/mol$，则 $M\left(\frac{1}{2}H_2SO_4\right) = \frac{1}{2}M(H_2SO_4) = 49g/mol$；

$c(KMnO_4) = 0.1mol/L$，则 $c\left(\frac{1}{5}KMnO_4\right) = 5c(KMnO_4) = 0.5mol/L$。

二、计算示例

1. 两种溶液之间的计算

在滴定分析中，若以 c_A 表示待测组分 A 的物质的量浓度，c_B 表示滴定剂 B 的物质的量浓度，V_A、V_B 分别代表 A、B 两种溶液的体积，则达到化学计量点时，应存在下列等式：

$$c_A V_A = c_B V_B \tag{5-11}$$

【例题 5】 滴定 25.00mL NaOH 溶液消耗 $c\left(\frac{1}{2}H_2SO_4\right) = 0.1000mol/L$ 的 H_2SO_4 溶液 28.20mL，求该 NaOH 溶液的物质的量浓度。

解：
$$2NaOH + H_2SO_4 \Longrightarrow Na_2SO_4 + 2H_2O$$

$$c(NaOH)V(NaOH) = c\left(\frac{1}{2}H_2SO_4\right)V(H_2SO_4)$$

$$c(NaOH) = \frac{c\left(\frac{1}{2}H_2SO_4\right)V(H_2SO_4)}{V(NaOH)}$$

$$= \frac{0.1000 \times 28.20 \times 10^{-3}}{25.00 \times 10^{-3}}$$

$$= 0.1128(mol/L)$$

答： 该 NaOH 溶液的物质的量浓度为 0.1128mol/L。

2. 固体物质 A 与溶液 B 之间反应的计算

对于固体物质 A，当其质量为 m_A 时，有 $n_A = m_A/M_A$，对于溶液 B，其物质的量 $n_B = c_B V_B$，若固体物质 A 与溶液 B 完全反应达到化学计量点时，应存在如下等式：

$$\frac{m_A}{M_A} = c_B V_B \tag{5-12}$$

【例题 6】 欲标定某盐酸，准确称取基准物质无水 Na_2CO_3 1.4238g，溶解后配制成 250.00mL 溶液，移取 25.00mL 此 Na_2CO_3 溶液，用欲标定的盐酸滴定至终点时，消耗盐酸 24.46mL，计算该盐酸的物质的量浓度。

解：
$$2HCl + Na_2CO_3 \Longrightarrow 2NaCl + H_2O + CO_2\uparrow$$

$$n\left(\frac{1}{2}Na_2CO_3\right) = n(HCl)$$

$$\frac{m(\mathrm{Na_2CO_3})}{M\left(\frac{1}{2}\mathrm{Na_2CO_3}\right)} \times \frac{25.00 \times 10^{-3}}{250.00 \times 10^{-3}} = c(\mathrm{HCl})V(\mathrm{HCl})$$

$$c(\mathrm{HCl}) = \frac{\dfrac{m(\mathrm{Na_2CO_3})}{M\left(\frac{1}{2}\mathrm{Na_2CO_3}\right)} \times \dfrac{25.00 \times 10^{-3}}{250.00 \times 10^{-3}}}{V(\mathrm{HCl})}$$

$$= \frac{\dfrac{1.4238}{\frac{1}{2} \times 105.99} \times \dfrac{25.00 \times 10^{-3}}{250.00 \times 10^{-3}}}{24.46 \times 10^{-3}}$$

$$= 0.1098\,(\mathrm{mol/L})$$

3. 求待测组分的质量分数

在滴定过程中，设试样质量为 m_S，试样中待测组分 A 的质量为 m_A，c_B 表示标准滴定溶液 B 的物质的量浓度，V_B 代表标准滴定溶液 B 的体积，w_A 表示待测组分 A 的质量分数，则

$$w_A = \frac{m_A}{m_S} = \frac{c_B V_B M_A}{m_S} \tag{5-13}$$

思考与练习 5-6

计算题

移取 25.00mL 浓度约为 0.2mol/L 的盐酸，若用无水碳酸钠作为基准试剂标定该盐酸，则应称取无水碳酸钠多少克？

本章小结

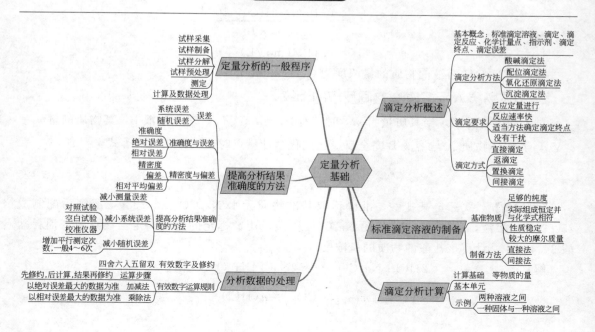

习 题

1. 填空题

(1) 准确度高低用_____衡量，精密度高低用_____衡量。

(2) 标定是指_____。

(3) 通过_____方法可以有效地减小偶然误差。

(4) 对 NaOH 溶液的浓度进行了三次平行测定，结果分别为 0.1002mol/L、0.09998mol/L、0.1006mol/L，则其测定的平均值为_____；相对平均偏差为_____。

(5) 指出以下数字中有效数字的位数。

0.0802：_____；0.08：_____；40.20：_____；1.505：_____；pH=11.24：_____；

0.1000：_____；25.98：_____；25.0：_____；0.002030：_____；pH=4.25：_____。

2. 单选题

(1) 下列数据中有效数字为四位的是（　　）。
A. 0.060　　　B. 0.0600　　　C. 6.009　　　D. 0.6000

(2) 用分析天平准确称取碳酸钠的质量，数据记录正确的是（　　）。
A. 0.2g　　　B. 0.20g　　　C. 0.200g　　　D. 0.2000g

(3) 滴定分析中，对化学反应的主要要求是（　　）。
A. 反应必须定量完成
B. 反应必须有颜色变化
C. 消耗的标准滴定溶液与被测物必须是1∶1计量关系
D. 标准滴定溶液必须是基准物质配制的

(4) 向容量瓶转移溶液时不慎从小烧杯中溅出一滴溶液，这会引起（　　）误差。
A. 系统误差　　　B. 偶然误差

(5) 以下算式的计算结果 x 应是（　　）。

$$x = \frac{0.1018 \times (25.00 - 23.60)}{1.0000}$$

A. 0.14252　　　B. 0.1425　　　C. 0.143　　　D. 0.142

3. 计算题

(1) 称取 0.4235g 含水溶性氯化物的样品，用 0.1000mol/L AgNO$_3$ 标准滴定溶液滴定，达到滴定终点时消耗了 25.26mL AgNO$_3$ 溶液，求该样品中氯的质量分数。

(2) 用邻苯二甲酸氢钾（KHP）作为基准试剂标定某 NaOH 溶液，第一次称取 KHP 0.5325g，消耗 NaOH 溶液 26.00mL，第二次称取 KHP 0.5442g，消耗 NaOH 溶液 26.49mL，第三次称取 KHP 0.5206g，消耗 NaOH 溶液 25.24mL，计算三次测定 NaOH 溶液浓度的平均值、平均偏差、相对平均偏差。

第六章
酸、碱解离平衡与酸碱滴定法

  学习目标

- 知识目标
  1. 理解酸碱反应、平衡常数、强弱酸碱等概念，掌握酸碱质子理论。
  2. 掌握常见一元酸、碱及缓冲溶液 pH 计算。
  3. 理解酸碱指示剂的变色原理、变色范围。
  4. 掌握酸碱滴定原理及酸碱指示剂的选择。
  5. 掌握酸、碱标准滴定溶液的制备方法以及具体应用和有关计算。

- 能力目标
  1. 能认识酸、碱，并能区分酸碱性的强弱。
  2. 能正确计算一元酸、碱及缓冲溶液 pH，能合理选择并配制不同 pH 的缓冲溶液。
  3. 能选择合适的指示剂指示滴定终点。
  4. 能熟练制备常用的酸、碱标准滴定溶液。
  5. 能应用酸碱滴定法进行相关领域实际分析项目的含量测定。
  6. 会查阅文献获取相关国标资料，并能依据它进行相应项目的分析检验。

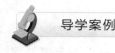 导学案例

波义耳与酸碱指示剂

酸碱指示剂是检验溶液酸碱性的常用化学试剂，像科学上的许多其他发现一样，酸碱指示剂的发现是化学家善于观察、勤于思考、勇于探索的结果。

三百多年前，英国年轻的科学家罗伯特·波义耳（图 6-1）在化学实验中偶然捕捉到一种奇特的实验现象。有一天清晨，波义耳正准备到实验室去做实验，一位花木工为他送来一篮非常鲜美的紫罗兰，喜爱鲜花的波义耳随手取下一束带进了实验室，把鲜花放在实验桌上开始了实验。

当他从大瓶里倾倒出盐酸时，一股刺鼻的气味从瓶口涌出，倒出的淡黄色液体冒着白雾，

还有少许酸沫飞溅到鲜花上。为洗掉花上的酸沫，他把花用水冲了一下，一会儿发现紫罗兰颜色变红了，当时波义耳感到既新奇又兴奋，他认为，可能是盐酸使紫罗兰颜色变红色。为进一步验证这一现象，他立即返回住所，把那篮鲜花全部拿到实验室，取了当时已知的几种酸的稀溶液，把紫罗兰花瓣分别放入这些稀酸中，结果现象完全相同，紫罗兰都变为红色。由此他推断，不仅盐酸而且其他各种酸都能使紫罗兰变为红色。他想，这太重要了，以后只要把紫罗兰花瓣放进溶液，看它是不是变红色，就可判别这种溶液是不是酸。偶然的发现，激发了科学家的探求欲望。后来，他又弄来其他花瓣做试验，并制成花瓣的水或酒精的浸液，用它来检验某溶液是不是酸，同时用它来检验一些碱溶液，也产生了一些变色现象。

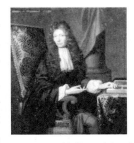

图 6-1　罗伯特·波义耳

他还采集了草药、牵牛花、苔藓、月季花、树皮和各种植物的根……泡出了多种颜色的不同浸液，有些浸液遇酸变色，有些浸液遇碱变色，不过有趣的是，他从石蕊苔藓中提取的紫色浸液，酸能使它变红色，碱能使它变蓝色，这就是最早的石蕊试液，波义耳把它称作指示剂（图 6-2）。为使用方便，波义耳用一些浸液把纸浸透、烘干制成纸片，使用时只要将小纸片放入被检测的溶液，纸片就会发生颜色变化，从而显示出溶液是酸性还是碱性。今天，我们使用的石蕊试纸（图 6-3）、酚酞试纸、pH 试纸（图 6-4），就是根据波义耳发现的原理研制而成的。

后来，随着科学技术的进步和发展，许多其他的指示剂也相继被另一些科学家所发现。

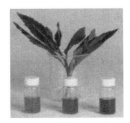

图 6-2　酸碱指示剂

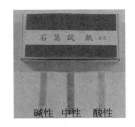

图 6-3　石蕊试纸

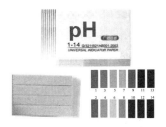

图 6-4　pH 试纸

日常生活中，人们接触过很多呈现酸、碱性的物质，如食醋是一种酸，常用的熟石灰是一种碱。大多数农作物适宜在中性的土壤中生长，酸性太强可以用熟石灰等碱性物质中和，或碱性太强可以用磷酸钙、硫酸亚铁等酸性物质中和。我们还知道，人体的胃液是酸性的，有利于食物的消化。许多草药中也含有酸或碱的成分，如我们熟悉的山楂（图 6-5）具有开胃健脾（如健胃消食片，图 6-6）、行瘀化滞、消炎止咳的功效，其中就含有酸性成分山楂酸。从黄连或黄柏中提取得到的小檗碱（图 6-7）具有杀菌消炎的作用，它就是一种碱性物质。其实酸和碱是生活、生产和科学实验中最重要的两类物质。

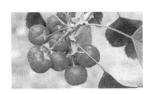

图 6-5　山楂

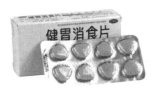

图 6-6　健胃消食片

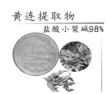

图 6-7　黄连提取物小檗碱

黄柏

酸碱反应是一类极为重要的化学反应，许多化学反应和生物化学反应都属于酸碱反应。

另外，许多其他类型的化学反应（如沉淀反应、配位反应、氧化还原反应等）也需在一定的酸度条件下才能顺利进行。以酸碱反应为基础建立起来的酸碱滴定法则是一种最基本、最重要的滴定分析法，它不仅能用于水溶液体系，也能用于非水溶液体系，因此在化学、化工、生物、医药、食品、环境、冶金、材料、土壤等领域有极其重要的应用价值。

第一节 酸碱电离理论与酸碱质子理论

一、酸碱电离理论

瑞典科学家阿伦尼乌斯（Arrhenius）总结大量事实，于1887年提出了关于酸碱本质的观点——酸碱电离理论。该理论认为大多数化学反应都是在水溶液中进行的，其反应物主要是酸、碱、盐。酸、碱、盐之间的反应，实质上是离子间的反应。

1. 酸

酸碱电离理论指出，凡在水溶液中电离出的阳离子全部是 H^+ 的化合物叫酸。 例如，

$$HCl = H^+ + Cl^-$$
$$HNO_3 = H^+ + NO_3^-$$

在酸分子中，除去在水溶液中电离出的 H^+，余下的部分是酸根离子，如 Cl^-、NO_3^- 都是酸根离子。

根据在水溶液中能否完全电离分为强酸和弱酸。如盐酸、硫酸、硝酸是常用的三大强酸。而碳酸就属于弱酸，弱酸的电离方程式用可逆符号表示。

$$H_2CO_3 \rightleftharpoons H^+ + HCO_3^-$$

2. 碱

酸碱电离理论指出，在水溶液中电离出的阴离子全部是 OH^- 的化合物叫碱。 例如，

$$NaOH = Na^+ + OH^-$$
$$Ba(OH)_2 = Ba^{2+} + 2OH^-$$

碱也有强弱之分。氢氧化钾（KOH）、氢氧化钡［$Ba(OH)_2$］、氢氧化钙［$Ca(OH)_2$］、氢氧化钠（NaOH，俗称烧碱、火碱、苛性钠）为常见四大强碱。弱碱有 $NH_3 \cdot H_2O$ 等。

$$NH_3 \cdot H_2O \rightleftharpoons NH_4^+ + OH^-$$

酸碱反应的本质是酸电离出的 H^+ 与碱电离出的 OH^- 结合生成水。

例如，
$$H_2SO_4 + 2NaOH = Na_2SO_4 + 2H_2O$$
$$HCl + NH_3 \cdot H_2O = NH_4Cl + H_2O$$

该理论对化学科学的发展起了积极作用，至今仍在应用。但它存在一定的局限性，如它无法说明物质在非水溶液中的酸碱问题，也无法合理说明氨水表现为碱性这一事实。

> **问题6-1** Na_2CO_3 是工业上应用广泛的"三酸两碱"之一，也可用于制作糕点和面食。应用酸碱质子理论判断 CO_3^{2-} 是酸还是碱。

二、酸碱质子理论

酸碱质子理论是布朗斯特（Brønsted）和劳莱（Lowry）于1923年提出的。该理论认

为凡能给出质子（H^+）的物质称为酸，凡能接受质子（H^+）的物质称为碱。如 H_3O^+、HAc、HCl、HCO_3^-、NH_4^+、H_2O 等都是酸，因为它们都能给出质子。OH^-、Ac^-、NH_3、HCO_3^-、H_2O、Cl^- 等都是碱，因为它们都能接受质子。**既能给出质子又能结合质子的物质，如 HCO_3^-、H_2O 等为两性物质。**

根据质子理论，酸和碱不是孤立的。当酸给出质子后生成碱，碱接受质子后变为酸。

$$酸 \rightleftharpoons 碱 + 质子$$
$$HAc \rightleftharpoons Ac^- + H^+$$
$$NH_4^+ \rightleftharpoons NH_3 + H^+$$
$$H_3PO_4 \rightleftharpoons H_2PO_4^- + H^+$$
$$H_2PO_4^- \rightleftharpoons HPO_4^{2-} + H^+$$

酸碱之间这种相互联系、相互依存的关系称为共轭关系。当酸失去一个质子而形成的碱称为该酸的共轭碱，而碱获得一个质子后就成为该碱的共轭酸。这种由得、失一个质子而发生共轭关系的一对质子酸、碱，称为共轭酸碱对。酸越强，它的共轭碱越弱；酸越弱，它的共轭碱越强。

由上可见，在酸碱质子理论中，酸和碱可以是中性分子，也可以是阳离子或阴离子，酸比碱要多出一个或几个质子。质子论中没有"盐"的概念，如 $(NH_4)_2SO_4$ 中，NH_4^+ 是酸、SO_4^{2-} 是碱；K_2CO_3 中，CO_3^{2-} 是碱，K^+ 是非酸非碱物质，它既不给出质子又不结合质子。

酸和碱不是绝对对立的两类物质，它们互相依存，又可以互相转化。酸碱的关系可以归纳为：**有酸必有碱，有碱必有酸，酸可变碱，碱可变酸。**

三、酸碱反应

由于质子半径很小，电荷密度高，溶液中不可能存在质子。实际上的酸碱反应是两个共轭酸碱对共同作用的结果，也就是说共轭酸碱对中质子的得、失，只有在另一种能接受质子的碱性物质或能给出质子的酸性物质同时存在时才能实现，因而**酸碱反应的实质就是两个共轭酸碱对之间的质子传递反应**，其通式可表示如下。

$$酸_1 + 碱_2 \rightleftharpoons 酸_2 + 碱_1$$
（共轭）

电离理论中的酸、碱、盐反应，在质子理论中均可归结为酸碱反应，其反应实质均为质子的转移，如

HAc 的电离反应　　　　　$HAc + H_2O \rightleftharpoons H_3O^+ + Ac^-$
　　　　　　　　　　　　　酸$_1$　　碱$_2$　　　　酸$_2$　　　碱$_1$

NH_3 的电离反应　　　　$NH_3 + H_2O \rightleftharpoons NH_4^+ + OH^-$
　　　　　　　　　　　　　碱$_2$　　酸$_1$　　　　酸$_2$　　　碱$_1$

NaAc 的水解反应　　　　$Ac^- + H_2O \rightleftharpoons OH^- + HAc$
　　　　　　　　　　　　　碱$_2$　　酸$_1$　　　　碱$_1$　　　酸$_2$

HAc 与 NaOH 的中和反应　$HAc + OH^- \rightleftharpoons Ac^- + H_2O$
　　　　　　　　　　　　　酸$_1$　　碱$_2$　　　　碱$_1$　　　酸$_2$

值得注意的是，并不是任何酸碱反应都必须发生在水溶液中，酸碱反应还可以在非水溶

剂、无溶剂等条件下进行，只要质子能够从一种物质转移到另一种物质即可。如 HCl 和 NH_3 的反应，无论是在水溶液或苯溶液还是在气相中，都能发生 H^+ 的转移。

综上可见，酸碱质子理论扩大了酸碱的概念和应用范围，并把水溶液和非水溶液中各种情况下的酸碱反应统一起来了。但酸碱质子理论不能讨论不含质子的物质，对无质子转移的酸碱反应也不能进行研究，这是它的不足之处。

科学史话

1923 年美国化学家路易斯（G. N. Lewies）(图 6-8) 不受电力学说的束缚，结合酸、碱的电子结构，从电子对的配给和接受出发，提出了酸碱电子理论。他是共价键理论的创建者，所以他更愿意用结构上的性质来区别酸、碱。电子理论的焦点是电子对的配给和接受，他认为碱是具有孤对电子的物质，这对电子可以用来使别的原子形成稳定的电子层结构。酸则是能接受电子对的物质，它利用碱所具有的孤对电子使本身的原子达到稳定的电子层结构。酸碱反应的实质是碱的未共用电子对通过配位键跃迁到酸的空轨道中，生成酸碱配合物的反应。这一理论很好地解释了一些不能释放 H^+ 的物质本质上也是酸，一些不能接受质子的物质本质上也是碱。同时也使酸碱理论脱离了氢元素的束缚，将酸碱理论的范围扩大。

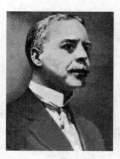

图 6-8　路易斯

1963 年美国化学家皮尔逊（R. G. Pearson）以 Lewis 酸碱为基础，提出了把路易斯酸碱分为软、硬和交界（即介于软硬之间的）三类的皮尔逊（Pearson）软硬酸碱概念。

思考与练习 6-1

1. 单选题

（1）下列物质中属于酸的是（　　）。

A. H_2CO_3　　　B. Na_2CO_3　　　C. P_2O_5　　　D. $Ba(OH)_2$

（2）下列物质的水溶液显碱性的是（　　）。

A. HAc　　　B. NH_4Cl　　　C. H_2CO_3　　　D. Na_2CO_3

2. 填空题

根据酸碱质子理论，OH^- 的共轭酸是_____，HAC 的共轭碱是_____。

问题 6-2　$NaHCO_3$ 注射液（图 6-9）是治疗胃酸过多的一种药物，也用于治疗代谢性酸中毒，新冠疫情期间，5% 碳酸氢钠注射液被列入急救药物清单。应用酸碱质子理论判断 $NaHCO_3$ 注射液呈酸性还是碱性。

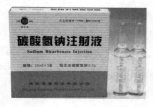

图 6-9　$NaHCO_3$ 注射液

第二节 水溶液中的酸碱反应及其平衡

一、水的质子自递作用

作为溶剂的纯水,由于具有"酸、碱"两性的特点,因此一个水分子可从另一个水分子中夺取 1 个质子而形成 H_3O^+ 和 OH^-。

$$H_2O(酸_1) + H_2O(碱_2) \rightleftharpoons H_3O^+(酸_2) + OH^-(碱_1)$$

也可简化为

$$H_2O \rightleftharpoons H^+ + OH^-$$

水分子之间发生的质子转移反应,称为水的质子自递反应。相应的反应平衡常数,称为水的质子自递常数,用 K_W 表示。

$$K_W = [H_3O^+][OH^-]$$

常简写为

$$K_W = [H^+][OH^-] \tag{6-1}$$

K_W 也称为水的离子积常数,简称水的离子积。

K_W 的意义:一定温度下,水溶液中 $[H^+]$ 和 $[OH^-]$ 之积为一常数。

K_W 与浓度、压力无关,而与温度有关。当温度一定时为常数,如 25℃ 时,$K_W = 1.0 \times 10^{-14}$。

问题 6-3 常温下,比较浓度相同的 HAc 溶液和 HCN 溶液的酸性强弱。

二、酸、碱在水中的解离平衡和平衡常数

酸(碱)的电离是指酸(碱)与水分子之间的质子转移。

一元弱酸的电离,例如,

$$HAc + H_2O \rightleftharpoons Ac^- + H_3O^+$$

常可简化为

$$HAc \rightleftharpoons Ac^- + H^+$$

平衡时

$$K_a = \frac{[H^+][Ac^-]}{[HAc]}$$

一元弱碱的电离,例如,

$$Ac^- + H_2O \rightleftharpoons HAc + OH^-$$

平衡时

$$K_b = \frac{[OH^-][HAc]}{[Ac^-]}$$

K_a 和 K_b 分别称为弱酸、弱碱的解离平衡常数,简称解离常数。附录 1 列出了 25 ℃ 时一些弱酸、弱碱在水中的解离常数 K_a 和 K_b。

解离常数的特点:同所有的平衡常数一样,解离常数是酸、碱的特征常数,与温度有关,与浓度无关,不随浓度的改变而改变。

解离常数的物理意义:解离常数表示弱酸(碱)在电离平衡时电离为离子的趋势。K_a(K_b)可作为弱酸(碱)酸(碱)性相对强弱的标志,K_a(K_b)愈大,表示该弱酸(碱)的酸(碱)性愈强。例如,

HAc $K_a = 1.76 \times 10^{-5}$

HCN $K_a = 6.17 \times 10^{-10}$

HAc 的解离常数比 HCN 大，则 HAc 的酸性比 HCN 强。

对一元弱酸 HAc 的 K_a 与其共轭碱 Ac^- 的 K_b 间关系可推导如下：

$$K_a K_b = \frac{[H^+][Ac^-]}{[HAc]} \times \frac{[OH^-][HAc]}{[Ac^-]} = [H^+][OH^-] = K_w$$

推广可得一元共轭酸碱对的 K_a 和 K_b 间具有定量关系：

$$K_a K_b = K_w \tag{6-2}$$

由此式可知：

① 酸的酸性越强（K_a 越大），则其对应共轭碱的碱性就越弱（K_b 越小）；碱的碱性越强（K_b 越大），则其对应共轭酸的酸性就越弱（K_a 越小）。

② 通过酸或碱的解离常数，可计算它的共轭碱或共轭酸的解离常数。

如 HCl、$HClO_4$ 等在水溶液中能把质子强烈地转移给水分子，其 K_a 远远大于 1（HCl 的 $K_a \approx 10^8$），所以其是极强的酸。而它们的共轭碱 Cl^-、ClO_4^- 几乎没有能力从 H_2O 中夺取质子，其 K_b 小到难以用普通实验方法测定，Cl^-、ClO_4^- 则是极弱的碱。

对于多元酸或多元碱溶液，其解离是分级进行的，每一级解离都有其解离常数，分别用 K_{a_1}，K_{a_2}，…，K_{a_n} 或 K_{b_1}，K_{b_2}，…，K_{b_n} 表示。通常，$K_{a_1} > K_{a_2} > \cdots > K_{a_n}$，$K_{b_1} > K_{b_2} > \cdots > K_{b_n}$。

同理，对于多元共轭酸碱对来说，依据共轭酸碱的各级解离平衡，经推导可得其各级 K_a 和 K_b 间的关系。

二元共轭酸碱对 H_2A-A^{2-}：$K_{a_1} K_{b_2} = K_{a_2} K_{b_1} = K_w$ \qquad (6-3)

三元共轭酸碱对 H_3A-A^{3-}：$K_{a_1} K_{b_3} = K_{a_2} K_{b_2} = K_{a_3} K_{b_1} = K_w$ \qquad (6-4)

对于多元酸碱来说，在计算其解离常数时，应注意各级 K_a、K_b 的对应关系。

【例题 1】已知水溶液中，H_2CO_3 的 $K_{a_1} = 4.30 \times 10^{-7}$、$K_{a_2} = 5.61 \times 10^{-11}$，计算 Na_2CO_3 的 K_{b_1}、K_{b_2}。

解：水溶液中，H_2CO_3 与 CO_3^{2-} 为二元共轭酸碱对。

$$K_{b_1} = \frac{K_w}{K_{a_2}} = \frac{1.0 \times 10^{-14}}{5.61 \times 10^{-11}} = 1.78 \times 10^{-4}$$

$$K_{b_2} = \frac{K_w}{K_{a_1}} = \frac{1.0 \times 10^{-14}}{4.30 \times 10^{-7}} = 2.33 \times 10^{-8}$$

答：Na_2CO_3 的 K_{b_1}、K_{b_2} 分别为 1.78×10^{-4}、2.33×10^{-8}。

同理，磷酸 H_3PO_4 的三元共轭碱 PO_4^{3-} 的各级 K_b 值依据式(6-4)计算可得：$K_{b_1} = 2.3 \times 10^{-2}$、$K_{b_2} = 1.6 \times 10^{-7}$、$K_{b_3} = 1.3 \times 10^{-12}$。

三、同离子效应

在乙酸（HAc）溶液中，加入少量 NaAc 固体，因为 NaAc 是强电解质，在水中完全电离为 Na^+ 和 Ac^-，使溶液中 Ac^- 的浓度增大，可使下列反应的电离平衡向左移动。

$$HAc \rightleftharpoons H^+ + Ac^-$$

Ac^- 浓度增大，致使 H^+ 的浓度减小，HAc 的电离度也随之降低。

同理，在氨水中加入少量 NH_4Cl 或 NaOH 固体，由于 NH_4^+ 或 OH^- 的存在，可使下列反应的电离平衡向左移动，使 $NH_3 \cdot H_2O$ 的电离度降低。

$$NH_3 \cdot H_2O \rightleftharpoons NH_4^+ + OH^-$$

这种在已建立了酸碱平衡的弱酸或弱碱溶液中，加入含有同种离子的易溶强电解质，使酸碱平衡向着生成弱酸或弱碱的方向移动的现象，称为同离子效应。

 思考与练习 6-2

填空题

(1) 已知 HAc 的 $K_a = 1.76 \times 10^{-5}$，HF 的 $K_a = 6.61 \times 10^{-4}$，则_____的酸性强。

(2) 已知草酸（$H_2C_2O_4$）的 $K_{a_1} = 5.90 \times 10^{-2}$、$K_{a_2} = 6.40 \times 10^{-5}$，则 $Na_2C_2O_4$ 的 $K_{b_1} = $_____，$K_{b_2} = $_____。

第三节　酸碱水溶液 pH 的计算

 问题 6-4　0.02mol/L HAc 溶液的 pH 是多少呢？

一、溶液的酸度

酸的浓度和酸度在概念上是不同的。

酸的浓度通常是指溶液中某酸的总浓度，也称酸的分析浓度（简称浓度），常用物质的量浓度表示，符号为 c，单位为 mol/L。

酸度通常是指溶液中 H^+ 的浓度。浓度较高（一般 $[H^+]$ 大于 1mol/L）时多用物质的量浓度表示。对于 $[H^+]$ 较低的溶液，常用 pH 来表示溶液的酸度；碱度则用 pOH 表示。

$$pH = -\lg[H^+] \tag{6-5}$$

$$pOH = -\lg[OH^-] \tag{6-6}$$

因为　　　　　　　　　$[H^+][OH^-] = K_W = 1.0 \times 10^{-14}$

所以　　　　　　　　　$pH + pOH = pK_W = 14$

pH 适用范围在 0～14 之间，即溶液中的 H^+ 浓度介于 $1 \sim 10^{-14}$ mol/L。

溶液的酸碱性与 pH 的关系如下：

酸性溶液　　　　$[H^+] > [OH^-]$　　　　pH < 7.00 < pOH
中性溶液　　　　$[H^+] = [OH^-]$　　　　pH = 7.00 = pOH
碱性溶液　　　　$[H^+] < [OH^-]$　　　　pH > 7.00 > pOH

【例题 2】　柠檬水溶液中 H^+ 的浓度为 0.001mol/L，计算该溶液的 pH，并判断溶液的酸碱性。

解：　　　　　$pH = -\lg[H^+] = -\lg 0.001 = -\lg 1.0 \times 10^{-3} = 3.00$
　　　　　　　　　$pH = 3.00 < 7.00$

答：溶液呈酸性。

【例题 3】　计算 1.0×10^{-5} mol/L 的 NaOH 溶液的 pH，并判断溶液的酸碱性。

解：方法一　　　　　　　$[OH^-] = 1.0 \times 10^{-5}$ mol/L

$$[H^+] = \frac{K_w}{[OH^-]} = \frac{10^{-14}}{1.0 \times 10^{-5}} = 1.0 \times 10^{-9} (\text{mol/L})$$

$$pH = -\lg[H^+] = -\lg 1.0 \times 10^{-9} = 9.00$$

方法二
$$pOH = -\lg[OH^-] = -\lg 1.0 \times 10^{-5} = 5.00$$

$$pH = 14 - pOH = 14 - 5.00 = 9.00$$

$$pH = 9.00 > 7.00$$

答：溶液呈碱性。

【例题 4】 pH=3 和 pH=5 的盐酸等体积混合，计算混合溶液的 pH。

解：等体积混合后溶液中：

$$[H^+] = \frac{10^{-3} \times V + 10^{-5} \times V}{2V} = 5.05 \times 10^{-4} (\text{mol/L})$$

$$pH = -\lg[H^+] = -\lg 5.05 \times 10^{-4} = 3.30$$

答：混合溶液的 pH 为 3.30。

一元弱酸、弱碱
水溶液 pH 的计算

二、一元弱酸、弱碱水溶液 pH 的计算

应用解离平衡关系，就可以求得弱酸的 H^+ 浓度或弱碱的 OH^- 浓度。以起始浓度为 c_a 的一元弱酸 HA 为例，溶液中的 H^+ 有两个来源：

$$HA \rightleftharpoons H^+ + A^-$$
$$H_2O \rightleftharpoons H^+ + OH^-$$

当酸解离出的 H^+ 浓度远大于 H_2O 解离出的 H^+ 浓度时，水的解离可以忽略。通常以 $c_a K_a \geq 20 K_w$ 作为忽略水解离的判别式。本书所涉及的问题均可忽略水的解离。

设平衡时 H^+ 浓度为 x mol/L

	HA ⇌	H^+ +	A^-
起始浓度/mol/L	c_a	0	0
平衡浓度/mol/L	$c_a - x$	x	x

$$K_a = \frac{[H^+][A^-]}{[HA]} = \frac{x^2}{c_a - x} \tag{6-7}$$

当 $c_a K_a \geq 20 K_w$、$c_a/K_a \geq 500$，即弱酸解离出的 H^+ 浓度很小时，$c_a - x \approx c_a$，则式 (6-7) 进一步简化为

$$[H^+] = \sqrt{c_a K_a} \tag{6-8}$$

这是计算一元弱酸水溶液中 H^+ 浓度的最简公式，也是最常用公式❶。

【例题 5】 计算 0.083mol/L HAc 溶液的 pH。

解：查附录 1 得 $K_a(HAc) = 1.76 \times 10^{-5}$

$\frac{c_a}{K_a} = \frac{0.083}{1.76 \times 10^{-5}} = 4.7 \times 10^3 > 500$，因此可以使用最简式计算。

即 $[H^+] = \sqrt{c_a K_a} = \sqrt{0.083 \times 1.76 \times 10^{-5}} = 1.2 \times 10^{-3} (\text{mol/L})$

---

❶ 如果 $c_a K_a \geq 20 K_w$、$c_a/K_a < 500$ 时，可用近似公式计算：$[H^+] = \frac{-K_a + \sqrt{K_a^2 + 4 c_a K_a}}{2}$。

$$pH=-\lg 1.2\times 10^{-3}=2.92$$

答：0.083mol/L HAc 溶液的 pH 为 2.92。

一元弱碱水溶液中 OH^- 浓度的计算，也可采用与上述一元弱酸类似的方法处理，只是将式(6-8)及其使用条件中的 $[H^+]$、c_a、K_a 相应地用 $[OH^-]$、c_b、K_b 代替即可。

计算一元弱碱水溶液中 OH^- 浓度的最简公式为

$$[OH^-]=\sqrt{c_b K_b} \tag{6-9}$$

【例题 6】 计算 0.10mol/L 氨水的 pH。

解：已知 $c(NH_3\cdot H_2O)=0.10$mol/L；$K_b=1.8\times 10^{-5}$，$c_b K_b>20K_W$，且 $c_b/K_b>500$。

所以，$[OH^-]=\sqrt{c_b K_b}=\sqrt{0.10\times 1.8\times 10^{-5}}=1.3\times 10^{-3}$(mol/L)

$$pOH=2.89 \qquad pH=14-2.89=11.11$$

答：0.10mol/L 氨水的 pH 为 11.11。

思考与练习 6-3

1. 填空题

(1) 经测定，草莓汁的 pH=3.0，说明草莓呈_____（酸性还是碱性）。

(2) 浓度为 0.15mol/L 的氨水的 pH 是_____。

2. 计算题

(1) 计算 0.10mol/L NH_4Cl 溶液的 pH，并指出溶液的酸碱性。

(2) 计算 0.20mol/L HAc 和 HCl 溶液的 pH，并比较它们的酸性强弱。

问题 6-5 人体每天都要摄入酸性或者碱性食物，每天还要补充大量水分，那么人体体液 pH 是否会发生明显变化而出现新陈代谢紊乱或者生病呢？当然不会，这要感谢我们人体内的缓冲溶液。那么缓冲溶液怎么能起到这样的作用呢？

第四节 酸碱缓冲溶液

1900 年生物化学家弗鲁巴哈（Fernbach）和休伯特（Hubert）发现，在 1L 纯水中加入 1mL 0.01mol/L HCl 后，其 pH 由 7.0 变为 5.0；而在 pH 为 7.0 的肉汁培养液中，加入 1mL 0.01mol/L HCl 后，肉汁的 pH 几乎没发生变化。这说明某些溶液对酸碱具有缓冲作用，因此便把**凡能抵御因加入酸或碱及因受到稀释而造成 pH 显著改变的溶液**，称为缓冲溶液。

缓冲溶液是一种能对溶液的酸度起稳定（缓冲）作用的溶液。这种溶液能调节和控制溶液的酸度，当溶液中加入少量酸、碱或稍加稀释时，其 **pH 不发生明显变化**。

缓冲溶液在工农业生产、科研工作和许多天然体系中有着广泛的应用。正常人血浆的 pH 为 7.35～7.45，大于 7.8 或小于 7.0 就会导致死亡；土壤的 pH 需保持在 4～7.5 之间，才有利于植物生长；金属器件电镀时也需要把电镀液维持在一定的 pH 范围内进行；在制药工业中，大多数液体药物都有自己稳定的 pH 范围，配制时需加入缓冲溶液，如配制氯霉素眼药水时要加入硼砂缓冲溶液，使眼药水 pH 保持在 7.0 左右；在化学化工的实验和生产中许多离子的分离、提纯以及分析检验也大量用到缓冲溶液。因此，我们不仅要学会计算溶液

缓冲溶液

的 pH，还要控制溶液的 pH，这就需要依靠缓冲溶液。

一、缓冲溶液的缓冲原理

缓冲作用是指能够抵抗外来少量酸、碱或溶液中化学反应产生的少量酸、碱，或将溶液稍加稀释而溶液自身的 pH 基本维持不变的性质。

缓冲溶液通常有如下三类：弱的共轭酸碱对组成的体系；弱酸弱碱盐体系；强酸或强碱溶液。 下面重点讨论最常使用的第一类缓冲溶液。

共轭酸碱对组成的缓冲溶液，就是由一组浓度都较高的弱酸及其共轭碱或弱碱及其共轭酸构成的缓冲体系。下面以弱酸 HAc 与其共轭碱 NaAc 组成的 HAc-NaAc 缓冲体系为例，说明其"抗酸抗碱"作用。

在 HAc 和 NaAc 的溶液中存在下列解离过程：

$$HAc \rightleftharpoons H^+ + Ac^-$$
$$NaAc \rightleftharpoons Na^+ + Ac^-$$

由于 NaAc 完全解离，所以溶液中存在大量的 Ac^-。在此体系中产生的同离子效应，使 HAc 的解离度变小，因此，溶液中也存在着大量的 HAc 分子。同时还存在 HAc 的解离平衡。

根据平衡移动原理，可解释为什么外加少量强酸、强碱或稀释时，缓冲溶液的 pH 能基本保持稳定。

如果向该缓冲溶液中加入少量强酸，强酸解离出的 H^+ 与大量存在的 Ac^- 结合生成 HAc，使 HAc 的解离平衡向左移动。因此，达到新平衡时，H^+ 的浓度不会显著增大，保持了 pH 相对稳定。Ac^- 是缓冲溶液的抗酸成分。

如果向该缓冲溶液中加入少量强碱，溶液中的 H^+ 和强碱解离出来的 OH^- 结合生成弱电解质 H_2O，这时 HAc 的解离平衡向右移动，以补充 H^+ 的减少，建立新平衡时，溶液中 H^+ 的浓度也几乎保持不变。HAc 是缓冲溶液的抗碱成分。

如果向该缓冲溶液中加入少量水稀释，由于 HAc 和 Ac^- 浓度同时以相同倍数稀释，HAc 和 Ac^- 浓度均减小，同离子效应减弱，促使 HAc 电离度增加，产生的 H^+ 可维持溶液的 pH 几乎不变。

以上是弱酸和它的共轭碱组成的缓冲溶液具有缓冲作用的原理。用同样方法可说明弱碱及其共轭酸（如 NH_3-NH_4^+）、多元酸及其共轭碱（如 HCO_3^--CO_3^{2-}）组成的缓冲溶液的缓冲作用。

二、缓冲溶液 pH 的计算

以 HAc-NaAc 缓冲体系为例。设缓冲体系中酸 HAc 及其共轭碱 Ac^- 的浓度分别为 c_a、c_b，达到平衡后，设体系中的 $[H^+] = x\,mol/L$，则

$$HAc \rightleftharpoons H^+ + Ac^-$$

起始浓度/mol/L　　　　　　　　c_a　　　0　　　c_b
平衡浓度/mol/L　　　　　　　　c_a-x　　x　　　c_b+x

$$K_a = \frac{[H^+][Ac^-]}{[HAc]} = \frac{x(c_b+x)}{c_a-x}$$

由于 x 很小，所以 $c_a - x \approx c_a$，$c_b + x \approx c_b$

$$K_a = \frac{[H^+][Ac^-]}{[HAc]} = \frac{xc_b}{c_a}$$

$$[H^+] = K_a \frac{c_a}{c_b} \tag{6-10}$$

这是计算弱酸及其共轭碱水溶液缓冲体系中 H^+ 浓度的近似公式。

或用 pH 表示：
$$pH = pK_a - \lg \frac{c_a}{c_b} \tag{6-11}$$

同理，由弱碱及其共轭酸组成的缓冲体系，其 $[OH^-]$ 或 pOH 按下式计算。

$$[OH^-] = K_b \frac{c_b}{c_a} \quad \text{或} \quad pOH = pK_b - \lg \frac{c_b}{c_a} \tag{6-12}$$

【例题 7】 求 298K 下，0.1mol/L 氨水和 0.1mol/L NH_4Cl 溶液等体积混合后，溶液的 pH。

解： 氨水与 NH_4Cl 溶液混合后构成 NH_3-NH_4^+ 缓冲溶液，且等体积混合后，各物质浓度减半。

$$K_b(NH_3) = 1.79 \times 10^{-5}$$

$$c(NH_3) = \frac{1}{2} \times 0.1 = 0.05(mol/L) \quad c(NH_4^+) = \frac{1}{2} \times 0.1 = 0.05(mol/L)$$

$$pOH = pK_b - \lg \frac{c_b}{c_a} = -\lg(1.79 \times 10^{-5}) - \lg \frac{0.05}{0.05} = 4.75$$

$$pH = 14 - 4.75 = 9.25$$

答： 两溶液混合后溶液 pH 为 9.25。

【例题 8】 将 10mL 0.2mol/L HCl 溶液与 10mL 0.4mol/L NaAc 溶液混合，计算该溶液的 pH。若向此溶液中加入 5mL 0.01mol/L NaOH 溶液，则溶液的 pH 又为多少？

解：（1）混合后，溶液中的 H^+ 与 Ac^- 发生反应生成 HAc，HAc 与溶液中剩余的 Ac^- 构成缓冲溶液。缓冲溶液中：

$$c(HAc) \approx c(HCl) = \frac{10 \times 0.2}{10 + 10} = 0.1(mol/L)$$

$$c(Ac^-) = \frac{10 \times 0.4 - 10 \times 0.2}{10 + 10} = 0.1(mol/L)$$

已知 HAc 的 $K_a = 1.76 \times 10^{-5}$

$$pH = pK_a - \lg \frac{c_a}{c_b} = -\lg(1.76 \times 10^{-5}) - \lg \frac{0.1}{0.1} = 4.75$$

（2）加入 NaOH 溶液之后，OH^- 将与 HAc 反应生成 Ac^-，反应完成后溶液中：

$$c(HAc) = \frac{20 \times 0.1 - 5 \times 0.01}{20 + 5} = 0.078(mol/L)$$

$$c(Ac^-) = \frac{20 \times 0.1 + 5 \times 0.01}{20 + 5} = 0.082(mol/L)$$

$$pH = pK_a - \lg \frac{c_a}{c_b} = 4.75 - \lg \frac{0.078}{0.082} = 4.77$$

答：（1）两溶液混合后溶液的 pH 为 4.75。

(2) 加入 NaOH 溶液后,溶液 pH 为 4.77。

【例题 9】 欲配制 pH = 5.0 的缓冲溶液 500mL,已用去 6.0mol/L 的 HAc 溶液 34.00mL,需称取 NaAc·3H_2O 晶体多少克?

解:将 6.0mol/L 的 HAc 溶液 34.00mL 配制成 500mL 时,

$$c(HAc) = \frac{6.0 \times 34.00 \times 10^{-3}}{500 \times 10^{-3}} = 0.41 (mol/L)$$

$$c_b = K_a \times \frac{c_a}{[H^+]} = 1.76 \times 10^{-5} \times \frac{0.41}{1.0 \times 10^{-5}} = 0.74 (mol/L)$$

即 $c(NaAc) = 0.74 mol/L$

答:所需 NaAc·3H_2O 的质量

$$m = nM = cVM = 0.74 \times 500 \times 10^{-3} \times 136.1 = 50(g)$$

 问题 6-6 当我们胃酸多时,是不是可以放心大胆地长期服用大量的碳酸氢钠注射液或胃舒平(含氢氧化铝)呢?缓冲溶液的缓冲能力是有限的还是无限的呢?

三、缓冲溶液的缓冲能力和缓冲范围

1. 缓冲能力

缓冲溶液抵御少量酸、碱的能力称为缓冲能力(或称缓冲容量)。

① 缓冲溶液的缓冲能力是有限度的。加入少量的强酸或强碱时,溶液的 pH 基本保持不变;如果加入的强酸或强碱浓度较大时,溶液的缓冲能力明显减弱;当抗酸成分或抗碱成分消耗完时,溶液就不再表现出缓冲作用。

② 缓冲溶液的缓冲能力大小与缓冲溶液中共轭酸碱的浓度有关,共轭酸碱的浓度大,缓冲能力也大。当组成缓冲溶液的共轭酸碱浓度一定时,共轭酸碱浓度的比值接近于 1,其缓冲能力最强。实验表明,通常此比值在 0.1~10 之间,其缓冲能力即可满足一般的实验要求。

2. 缓冲范围

由缓冲溶液 pH 计算公式可知,缓冲溶液的 pH 主要取决于 pK_a,还与共轭酸碱浓度的比值有关。当共轭酸碱浓度的比值接近于 1 时,缓冲溶液的 pH = pK_a;当共轭酸碱浓度的比值在 0.1~10 之间改变时,则缓冲溶液的 pH 在 (pK_a-1)~(pK_a+1) 之间改变。由此可见,弱酸及其共轭碱缓冲体系的有效缓冲范围约为 (pK_a-1)~(pK_a+1),即约有两个 pH 单位。**pH = pK_a±1 为缓冲溶液的有效缓冲范围,超出此范围体系就不再具有缓冲作用。** 显然,由不同共轭酸碱对组成的缓冲体系,其缓冲范围取决于弱酸的 K_a。例如,HAc-NaAc 缓冲体系,pK_a = 4.76,其缓冲范围是 pH = 4.76±1。一些常见的缓冲溶液如表 6-1 所示。

 问题 6-7 研制某种含有三七皂苷的中药制剂过程中,发现需要在其中加入缓冲溶液以保持溶液 pH 在 7.4 时相对稳定,有效减缓了此中药制剂因高温加热或长期放置发生水解的速度,增加了药物的稳定性。那么在常见的 HAc-NaAc、NH_3·H_2O-NH_4Cl、NaH_2PO_4-Na_2HPO_4 缓冲溶液中,选用哪一种合适呢?

表 6-1 常用的缓冲溶液及其配制方法

缓冲体系及其 pK_a		pH	配制方法
共轭酸	共轭碱		
$NH_2CH_2COOH-HCl(2.35, pK_{a_1})$		2.3	取氨基乙酸 150.0g 溶于 500.0mL 水中,加浓 HCl 80.0mL,用水稀释至 1L
$^+NH_3CH_2COOH$	$^+NH_3CH_2COO^-$		
$KHC_8H_4O_4-HCl(2.95, pK_{a_1})$		2.9	取 $KHC_8H_4O_4$ 500.0g 溶于 500.0mL 水中,加浓 HCl 80.0mL,用水稀释至 1L
$H_2C_8H_4O_4$	$HC_8H_4O_4^-$		
HAc-NaAc(4.74)		4.7	取无水 NaAc 83.0g 溶于水中,加 HAc 60.0mL,用水稀释至 1L
HAc	Ac^-		
$(CH_2)_6N_4-HCl(5.15)$		5.4	取六亚甲基四胺 40.0g 溶于 200.0mL 水中,加浓 HCl 10.0mL,稀释至 1L
$(CH_2)_6N_4H^+$	$(CH_2)_6N_4$		
$NH_3-NH_4Cl(9.25)$		9.5	取 NH_4Cl 54.0g 溶于水中,加浓氨水 126.0mL,用水稀释至 1L
NH_4^+	NH_3		

注:1. 配制的缓冲溶液可用 pH 试纸检查,若不在所需范围可用其共轭酸(碱)来调节。
2. 共轭酸碱的相对浓度不同其缓冲溶液的 pH 也有微小变化,如取 NH_4Cl 54.0g 溶于水,加浓氨水 350.0mL,用水稀释至 1L,则 pH 为 10.0。

四、缓冲溶液的选择

分析化学中用于控制溶液酸度的缓冲溶液很多,通常根据实际情况选用不同的缓冲溶液。缓冲溶液的选择原则:

① 缓冲溶液对测量过程应没有干扰。

② 所需控制的 pH 应在缓冲溶液的缓冲范围之内。如果缓冲溶液是由弱酸及其共轭碱组成的,则所选弱酸的 pK_a 应尽可能接近所需的 pH。

③ 缓冲溶液应有足够的缓冲容量以满足实际工作需要。为此,在配制缓冲溶液时,应尽量控制弱酸与共轭碱的浓度比接近于 1∶1,所用缓冲溶液的总浓度尽量大一些(一般可控制在 0.01~1mol/L 之间)。

④ 应使所选缓冲溶液的共轭酸碱对中酸的 pK_a 等于或接近所需控制的 pH。例如,某项分析检验的反应需在 pH=5.0 左右的缓冲体系中进行,则可选择 HAc-NaAc 缓冲溶液控制,因为 HAc 的 $pK_a=4.74$。如果需要 pH=9.0 左右的缓冲体系,则可选择 $NH_3 \cdot H_2O-NH_4Cl$ 缓冲溶液,因为 NH_4^+ 的 $pK_a=9.26$。

缓冲溶液的配制,可查阅有关手册或相关国家标准。

知识应用

缓冲溶液在药物保存方面的应用

众所周知,药物都有一定的保质期,即使在保质期内,一旦保存不当,药品就会变质,吃了变质的药品,对人体的伤害也非常大。在药厂中,药品一般保存在专用的药品保存箱中。但是,在家庭环境中,药物的保存却无法做到如此专业、苛刻的程度,对于某些对环境要求比较高、自身成分性质不太稳定，例如易分解、易潮解、易氧化、易聚沉、易与空气中某些成分发生瞬间变化等对一系列不稳定因素的依附性比较大的药品来说，密闭、低温、避光是远远不够的。在对抗环境中酸、碱、水蒸气等因素对药品的影响时，缓冲溶液就起到了不容小觑的作用。在药物的生产和保存过程中依据人的生理特征结合药物的性质来选择适当的缓冲溶液是非常重要的。如某些注射剂经灭菌后 pH 可能发生改变，常用盐酸、枸橼酸、酒石酸枸橼酸钠、磷酸二氢钠、磷酸氢二钠等物质的稀溶液调节 pH，使注射剂 pH 在加热灭菌过程中保持相对稳定。在不同的注射液中常用不同的缓冲溶液，例如，硫乙胺注射液用乙酸的缓冲溶液、葡萄糖酸钙注射液用乳酸的缓冲溶液、精蛋白胰岛素锌注射液用磷酸的缓冲溶液。

思考与练习 6-4

1. **单选题**

   欲配制 pH=9 的缓冲溶液，下列弱酸或弱碱和它们的盐可选用的是（　　）。
   A. HNO_2（$K_a = 5.13 \times 10^{-4}$）　　B. NH_3（$K_b = 1.79 \times 10^{-5}$）
   C. HAc（$K_a = 1.76 \times 10^{-5}$）　　D. $HCOOH$（$K_a = 1.77 \times 10^{-4}$）

2. **计算题**

   计算 10.00mL 0.4250mol/L 氨水与 10.00mL 0.2250mol/L 盐酸混合后溶液的 pH。

3. **简答题**

   什么是缓冲溶液？

第五节　酸碱指示剂

问题 6-8　为什么酸碱指示剂在特定 pH 范围内会随 pH 的改变而变色呢？我们经常使用的酸碱指示剂有哪些呢？

酸碱滴定分析中，确定滴定终点的方法通常有仪器法和指示剂法两类。仪器法确定滴定终点主要是利用滴定体系或滴定产物的电化学性质的改变，用仪器（如 pH 计）检测终点的到达，常见的方法有电位滴定法、电导滴定法等。指示剂法是借助加入的酸碱指示剂在化学计量点附近的颜色变化来指示滴定终点，这种方法简单、方便，是确定滴定终点的基本方法，本节主要讨论这种方法。

一、酸碱指示剂的变色原理

酸碱指示剂是指在某一特定 pH 区间，随介质酸度条件的改变颜色发生明显变化的物质。常用的酸碱指示剂一般是有机弱酸、弱碱或两性物质，它们的酸式体及其碱式体在不同酸度的溶液中具有不同的结构，且呈现不同的颜色。当被滴定溶液的 pH 改变时，酸碱指示剂获得质子由碱式体变为酸式体或失去质子由酸式体变为碱式体，由于指示剂的酸式与碱式结构不同从而呈现不同的颜色。

例如，酚酞是一种有机弱酸，它在水溶液中的解离平衡如下：

无色（内酯式）　紫红色（醌式）　无色（羧酸盐式）

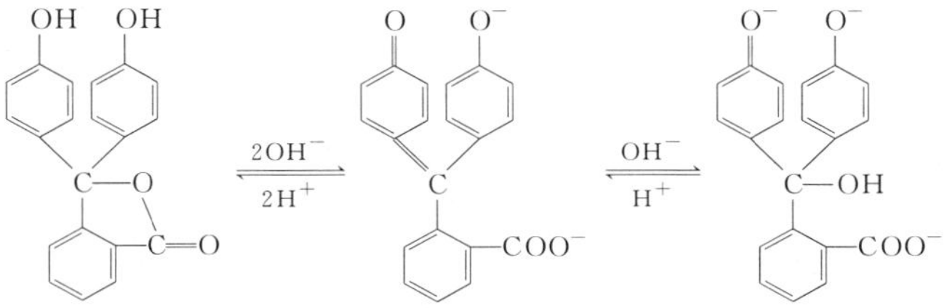

可见，酚酞在酸性溶液中为内酯式结构，呈无色；当溶液的 pH 升高到一定数值时，酚酞转变为醌式结构而显红色；浓碱溶液中，则转变为羧酸盐式结构，又呈无色。这种不同型体之间的转化过程是可逆的，所呈现的颜色变化也是可逆的。

又如，甲基橙在水溶液中的解离平衡：

红色（醌式）　黄色（偶氮式）

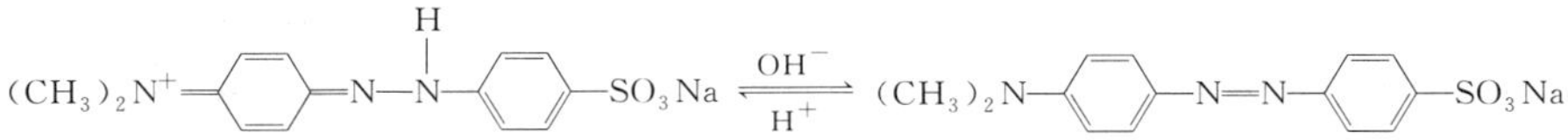

甲基橙的酸式色为红色，碱式色为黄色。两型体之间的过渡颜色为橙色。

可见，**酸碱指示剂的变色与溶液的酸度有关，且具有一定的 pH 范围。**

二、酸碱指示剂的变色范围

1. 酸碱指示剂的变色范围

指示剂发生颜色变化的 pH 范围称为指示剂的变色范围。下面以 HIn 为例说明指示剂的变色范围。

现以 HIn 表示指示剂的酸式体、以 In^- 表示指示剂的碱式体，它们在水溶液中存在如下酸碱平衡：

$$\underset{\text{酸式}}{HIn} \rightleftharpoons H^+ + \underset{\text{碱式}}{In^-}$$

$$K_{HIn}=\frac{[H^+][In^-]}{[HIn]}$$

即
$$\frac{[H^+]}{K_{HIn}}=\frac{[HIn]}{[In^-]}$$

或
$$pH=pK_{HIn}+\lg\frac{[In^-]}{[HIn]} \tag{6-13}$$

溶液的颜色取决于指示剂碱式与酸式的浓度比，即 $[In^-]/[HIn]$。对于一定的指示剂，在指定条件下 K_{HIn} 为一常数，因此 $[In^-]/[HIn]$ 只取决于溶液中 H^+ 的浓度，当 $[H^+]$ 发生改变时，$[In^-]/[HIn]$ 也随之改变，从而使溶液呈现不同的颜色。

人的眼睛对各种颜色的敏感程度不同且能力有限，一般来讲，只有当酸式体与碱式体两种型体的浓度相差 10 倍以上时，人的眼睛才能辨别出其中浓度大的型体的颜色，而浓度小的另一型体的颜色则辨别不出来。当两型体的浓度差别不是很大（一般在 10 倍以内）时，则人眼观察到的是这两种型体颜色的混合色。

即 $\frac{[In^-]}{[HIn]}\leqslant\frac{1}{10}$，看到的是 HIn 的颜色（即酸式色），此时

$$\mathrm{pH} \leqslant \mathrm{p}K_{\mathrm{HIn}} + \lg\frac{1}{10} = \mathrm{p}K_{\mathrm{HIn}} - 1$$

若 $\dfrac{[\mathrm{In}^-]}{[\mathrm{HIn}]} \geqslant 10$,看到的是 In^- 的颜色（即碱式色），此时

$$\mathrm{pH} \geqslant \mathrm{p}K_{\mathrm{HIn}} + \lg 10 = \mathrm{p}K_{\mathrm{HIn}} + 1$$

若 $\dfrac{[\mathrm{In}^-]}{[\mathrm{HIn}]}$ 在 $\dfrac{1}{10}\sim 10$ 时，看到的是酸式色和碱式色复合后的颜色。

当溶液的 pH 由 $\mathrm{p}K_{\mathrm{HIn}}-1$ 向 $\mathrm{p}K_{\mathrm{HIn}}+1$ 逐渐改变时，理论上人眼可以看到指示剂由酸式色逐渐过渡到碱式色。这种理论上可以看到的引起指示剂颜色变化的 pH 间隔，我们称为指示剂的理论变色范围。

当指示剂中酸式的浓度与碱式的浓度相等（即 $[\mathrm{HIn}] = [\mathrm{In}^-]$）时，溶液便显示酸式与碱式的混合色，此时 $\mathrm{pH} = \mathrm{p}K_{\mathrm{HIn}}$，溶液的酸度（或 pH）称为指示剂的理论变色点；指示剂的变色范围理论上应为 2 个 pH 单位，但实际上指示剂变色范围不是根据 $\mathrm{p}K_\mathrm{a}$ 计算出来的，而是依据人眼观察得来的。由于人眼对各种颜色的敏感程度不同，加上指示剂两种型体的颜色之间相互影响，因此实际观察得到的酸碱指示剂的变色范围（见表 6-2）并不都是 2 个 pH 单位，而是略有上下。例如，甲基橙的 $\mathrm{p}K_{\mathrm{HIn}}=3.4$，理论变色点的 pH=3.4，但变色范围为 3.1～4.4，这是由于人的肉眼辨别红色比黄色更敏感。

表 6-2 常见的酸碱指示剂

指示剂名称	变色范围 (pH)	变色点 ($\mathrm{p}K_{\mathrm{HIn}}$)	颜色 酸色	颜色 碱色	配制方法
甲基橙	3.1～4.4	3.4	红色	黄色	0.1g 溶于 100mL 水溶液中
溴酚蓝	3.1～4.6	4.1	黄色	紫色	0.1g 溶于含有 3mL 0.05mol/L NaOH 溶液的 100mL 水溶液中
溴甲酚绿	3.8～5.4	4.9	黄色	蓝色	0.1g 溶于含有 2.9mL 0.05mol/L NaOH 溶液的 100mL 水溶液中
甲基红	4.4～6.2	5.2	红色	黄色	0.1g 溶于 100mL 60％乙醇溶液中
中性红	6.8～8.0	7.4	红色	黄橙色	0.1g 溶于 100mL 60％乙醇溶液中
酚红	6.7～8.4	8.0	黄色	红色	0.1g 溶于 100mL 60％乙醇溶液中
百里酚蓝（二次变色）	8.0～9.6	8.9	黄色	蓝色	0.1g 溶于 100mL 20％乙醇溶液中
酚酞	8.0～10.0	9.1	无色	红色	0.1g 溶于 100mL 90％乙醇溶液中
百里酚酞	9.4～10.6	10.0	无色	蓝色	0.1g 溶于 100mL 90％乙醇溶液中

注：指示剂的浓度以前习惯用 g/100mL 的百分数表示。0.1％酚酞的 90％乙醇溶液意味着取 0.1g 酚酞溶解于 100.0mL $\varphi_\mathrm{B}(\mathrm{C_2H_5OH})=90\%$ 的乙醇溶液中，即现用的质量浓度：$\rho_\mathrm{B}=1.0\mathrm{g/L}$。

问题 6-9 酸碱滴定时，是不是加入的指示剂越多越好呢？

2. 影响酸碱指示剂变色的主要因素

(1) 温度

酸碱指示剂的变色点、变色范围的决定因素是指示剂的 K_{HIn}，而 K_{HIn} 是随温度变化而变化的。例如，18℃时甲基橙的变色范围是 3.1～4.4，而 100℃时则为 2.5～3.7。

(2) 溶剂

指示剂在不同溶剂中其 K_{HIn} 是不同的。因此，指示剂在不同溶剂中具有不同的变色范围。例如，甲基橙在水溶液中 $\mathrm{p}K_{\mathrm{HIn}}=3.4$，在甲醇溶液中 $\mathrm{p}K_{\mathrm{HIn}}=3.8$。

(3) 指示剂的用量

指示剂用量过多（或浓度过高），指示剂本身也会多消耗一些滴定剂，从而带来误差。而且指示剂的用量对单色指示剂的变色范围影响较大。如在 50mL 溶液中加入 2~3 滴 0.1% 酚酞，在 pH≈9.0 时出现微红色；若是加入 10~15 滴酚酞时，则在 pH≈8.0 时就会出现微红色。

因此，**在滴定中指示剂用量要适宜，应避免加入过多的指示剂**。

(4) 滴定顺序

滴定顺序对选择指示剂也很重要。例如，酚酞由无色（酸式色）变为红色（碱式色），颜色变化敏锐；甲基橙由黄色变为红色比由红色变为黄色易于辨别。因此，**用强酸滴定强碱时应选用甲基橙（或甲基红）作指示剂，而强碱滴定强酸时则常选用酚酞作指示剂**。

三、混合指示剂

单一指示剂的变色范围一般都较宽，但在某些酸碱滴定中，由于化学计量点附近 pH 突跃小，即需要将滴定终点限制在很窄的 pH 范围内，使用单一指示剂来确定滴定终点就无法达到所需要的准确度，这时可采用混合指示剂。

混合指示剂主要是利用颜色互补的作用原理，使得酸碱滴定的终点变色敏锐，变色范围变窄，变色明显。它的配制方法一般有两种：一种是由两种或两种以上酸碱指示剂混合而成，如溴甲酚绿（$pK_{HIn}=4.9$）和甲基红（$pK_{HIn}=5.2$）指示剂按一定比例混合后颜色变化如表 6-3 所示。

表 6-3 溴甲酚绿和甲基红指示剂的特性

指示剂	溶液酸度		
	pH<4.0(酸式)	pH=5.1(变色点)	pH≥6.2(碱式)
溴甲酚绿	黄色	绿色	蓝色
甲基红	红色	橙红色	浅黄色
溴甲酚绿+甲基红	橙色	浅灰色	绿色

另一种是在某种常用酸碱指示剂中加入一种惰性染料（其颜色不随溶液 pH 变化而变化），由于颜色互补使变色敏锐，但变色范围不变。如甲基橙在单独使用时，在 pH≤3.1 时为酸式体，呈红色，pH≥4.4 时为碱式体，呈黄色，其过渡色是橙色。当与靛蓝二磺酸钠（本身为蓝色）一起组成混合指示剂后，由于颜色互补，酸式体颜色变为紫色，碱式体颜色变为黄绿色，中间过渡色为灰色（变色点时 pH=4.1），颜色变化明显。

常用的混合指示剂如表 6-4 所示。

表 6-4 常用的混合指示剂

指示剂名称	变色点(pH)	颜色		备注
		酸式色	碱式色	
一份 1.0g/L 甲基橙水溶液 一份 2.5g/L 靛蓝二磺酸钠水溶液	4.1	紫色	黄绿色	pH=4.1 灰色
三份 1.0g/L 溴甲酚绿乙醇溶液 一份 2.0g/L 甲基红乙醇溶液	5.1	酒红色	绿色	pH=5.1 灰色
一份 1.0 g/L 中性红乙醇溶液 一份 1.0 g/L 亚甲基蓝乙醇溶液	7.0	蓝紫色	绿色	pH=7.0 蓝紫色

续表

指示剂名称	变色点(pH)	颜色 酸式色	颜色 碱式色	备注
一份 1.0g/L 甲酚红钠盐水溶液 三份 1.0g/L 百里酚蓝钠盐水溶液	8.3	黄色	紫色	pH=8.2 玫瑰色 pH=8.4 紫色
一份 1.0g/L 酚酞乙醇溶液 一份 1.0g/L 百里酚酞乙醇溶液	9.9	无色	紫色	pH=9.6 玫瑰色 pH=10.0 紫色

注：表中指示剂浓度均为质量浓度（g/L）。

实验室中使用的 pH 试纸，就是基于混合指示剂的原理而制成的。

需要指出，使用指示剂时应注意溶液温度、指示剂用量等问题。此外，一般多选用滴定终点时颜色由浅变深的指示剂，这样更易于观察，减小终点误差。

思考与练习 6-5

1. 填空题

用 HCl 标准滴定溶液滴定 NaOH 溶液时，应选用_____作指示剂，反之，用 NaOH 标准滴定溶液滴定 HCl 溶液时，应选用_____作指示剂。

2. 简答题

指示剂的用量是不是越多越好？说明理由。

第六节 酸碱滴定曲线和指示剂的选择

问题 6-10 酸碱滴定时，根据什么原则来选择合适的指示剂呢？

在酸碱滴定中，被滴溶液的 pH 随标准滴定溶液的逐滴加入而变化，这种变化可用酸碱滴定曲线来表示。所谓酸碱滴定曲线，就是表示酸碱滴定过程中溶液 pH 变化情况的曲线。不同类型的酸碱滴定，其滴定曲线的形状也不同。**为了减小酸碱滴定的终点误差，就必须设法使指示剂的变色点与酸碱反应的化学计量点尽量吻合。**下面分别介绍不同类型酸碱滴定的滴定曲线及指示剂的选择。

一、强酸、强碱的滴定

这类滴定包括强碱滴定强酸和强酸滴定强碱。强酸、强碱在水溶液中几乎完全解离，滴定反应为

$$H^+ + OH^- \rightleftharpoons H_2O$$

现以 0.1000mol/L NaOH 溶液滴定 20.00mL 0.1000mol/L HCl 溶液为例，讨论强碱滴定强酸过程中溶液 pH 的变化情况、滴定曲线形状及指示剂的选择。

1. 滴定前溶液的 pH

滴定前溶液的酸度由 HCl 的初始浓度决定。HCl 是强酸，$[H^+]=c(HCl)=0.1000mol/L$，所以 pH=1.00。

2. 滴定开始至化学计量点前

随 NaOH 溶液的不断滴入，H^+ 不断被中和生成 H_2O，H^+ 浓度逐渐减小，溶液的 pH

取决于剩余 HCl 的浓度：

$$[H^+]=\frac{c(HCl)V(HCl)-c(NaOH)V(NaOH)}{V(HCl)+V(NaOH)}$$

例如，当滴入 NaOH 溶液的体积为 18.00mL，剩余的 HCl 为 2.00mL 时，得

$$[H^+]=5.26\times 10^{-3}(mol/L)$$
$$pH=2.28$$

同理，当滴入 NaOH 溶液的体积为 19.98mL（即相对误差为 -0.1%）时，得

$$pH=4.30$$

3. 化学计量点时

HCl 与 NaOH 恰好完全反应，溶液呈中性：

$$[H^+]=[OH^-]=1.00\times 10^{-7}(mol/L)$$
$$pH=7.00$$

4. 化学计量点后

溶液的酸碱性取决于过量的 NaOH 浓度：

$$[OH^-]=\frac{c(NaOH)V(NaOH)-c(HCl)V(HCl)}{V(HCl)+V(NaOH)}$$

例如，当滴入 NaOH 溶液的体积为 20.02mL（即相对误差为 $+0.1\%$）时，得

$$[OH^-]=5.00\times 10^{-5}(mol/L)$$
$$[H^+]=2.00\times 10^{-10}(mol/L)$$

故　$pH=9.70$

如此多处取点计算，可得到表 6-5 的结果。

表 6-5　用 NaOH 溶液滴定 HCl 溶液（浓度皆为 0.1000mol/L）的有关参数及 pH

加入的 NaOH 溶液体积/mL	与 HCl 溶液的体积比/100%	溶液的 H^+ 浓度/mol/L	溶液的酸度(pH)	
0.00	0.00	1.00×10^{-1}	1.00	
18.00	90.00	5.26×10^{-3}	2.28	
19.00	95.00	2.56×10^{-3}	2.59	
19.80	99.00	5.03×10^{-4}	3.30	
19.96	99.80	1.00×10^{-4}	4.00	突跃范围
19.98	99.90	5.00×10^{-5}	4.30	
20.00	100.00	1.00×10^{-7}	7.00	
20.02	100.10	2.00×10^{-10}	9.70	
20.04	100.20	1.00×10^{-10}	10.00	
20.20	101.00	2.01×10^{-11}	10.70	
22.00	110.00	2.10×10^{-12}	11.68	
40.00	200.00	3.00×10^{-13}	12.52	

　　以滴加的 NaOH 溶液的体积（或滴定分数%）为横坐标，以溶液的 pH 为纵坐标绘制关系曲线，即可得到如图 6-10 所示的酸碱滴定曲线（图中虚线部分为 HCl 溶液滴定 NaOH 溶液曲线）。

　　从表 6-5 和图 6-10 中可以看出：从滴定开始到滴入 19.80mL NaOH 溶液（相当于 HCl 被中和 99.0%）时，溶液的 pH 仅改变 2.30 个单位，曲线变化比较缓慢；再滴入 0.18mL（累加体积为 19.98mL）NaOH 溶液（相当于 HCl 被中和 99.90%）时，溶液的 pH 又增加了 1 个单位，曲线变化加快并且攀升起来；当继续滴入 0.02mL（累加体积为 20.00mL）

NaOH 溶液（相当于 HCl 被中和 100.00%）时，恰好是酸碱滴定反应的化学计量点，此时溶液的 pH 迅速达到 7.00；再滴入 0.02mL（累加体积为 20.02mL）过量的 NaOH 溶液（相当于 HCl 的 100.10%）时，溶液的 pH 迅速升到 9.70；此后继续滴入过量的 NaOH 溶液，溶液 pH 增长幅度越来越小。

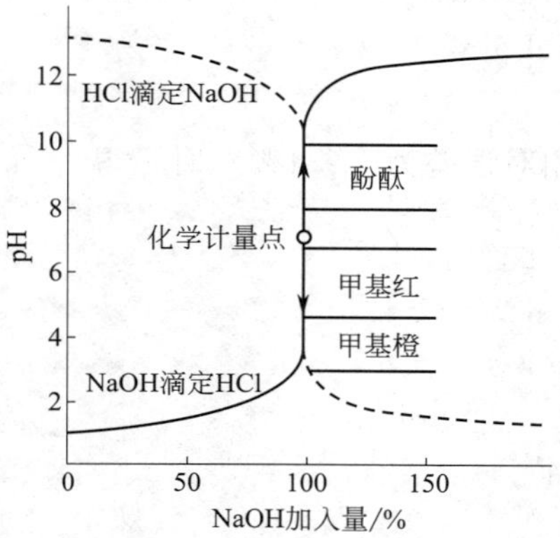

由此可见，当滴定处于化学计量点附近，前后总共不过滴加 0.04mL NaOH 溶液（约为 1 滴滴定剂），溶液的 pH 却从 4.30 突变为 9.70，改变了 5.40 个 pH 单位，在滴定曲线上所表现的几乎呈一条垂直线段。这种在化学计量点前后（一般为±0.1% 相对误差范围内），**因滴定剂的微小改变而使溶液的 pH 发生剧烈变化的现象，称为滴定突跃，突跃所在的 pH 变化范围，称为滴定突跃范围**，简称突跃范围。经过滴定突跃后，溶液由酸性转变成碱性，量的渐变最终孕育着质的改变。

滴定突跃范围为选择酸碱指示剂提供了重要依据，最理想的指示剂应恰好在化学计量点时变色。

图 6-10 NaOH 溶液滴定 20.00mL HCl 溶液（浓度皆为 0.1000mol/L）的滴定曲线

实际上，凡在滴定突跃范围内变色灵敏的指示剂，均可用来指示滴定的终点。**选择指示剂的原则：指示剂的变色范围应全部或部分地处在滴定的突跃范围之内**。在上例中，±0.10% 相对误差的滴定突跃范围为 4.30～9.70，可用酚酞、甲基红或甲基橙等作指示剂，但使用甲基橙时必须滴定至溶液由红色变为黄色，否则终点误差将大于 0.10%。

若用 0.1000mol/L HCl 溶液滴定 20.00mL 0.1000mol/L NaOH 溶液，得到的滴定曲线如图 6-10 中的虚线（pH 由大到小）所示，滴定突跃范围为 9.70～4.30。不宜使用甲基橙作指示剂，否则，即使是滴定至溶液由黄色变为橙色（过渡色），也有不小于 0.20% 的终点误差。也不宜选用酚酞指示剂，因为其变色方向是由红色变为无色，滴定终点不易观察。此时选用甲基红指示剂较为合适，滴定至溶液由黄色变为橙色（过渡色）即为终点。若选用中性红-亚甲基蓝（变色点 pH＝7.0）混合指示剂，终点颜色由蓝紫色转变为绿色，误差将会更小。

由滴定突跃的计算可以看出，强酸、强碱滴定突跃范围还与溶液中酸、碱浓度有关。如果强酸、强碱滴定溶液的浓度发生了改变，尽管滴定曲线的形状类似、化学计量点的 pH 仍然是 7.0，但滴定突跃范围却发生了变化。**酸、碱的浓度越小，突跃范围越窄；酸、碱的浓度越大，突跃范围越宽**，如图 6-11 所示。若以 0.1000mol/L 的 HCl 溶液和 NaOH 溶液相互滴定的突跃范围（5.40 个 pH 单位）为基准，使用 0.01000mol/L 的 HCl 溶液和 NaOH 溶液相互滴定，其突跃范围减小了 2 个 pH 单位；使用 1.000mol/L 的 HCl 溶液和 NaOH 溶液相互滴定，其突跃范围扩大了 2 个 pH 单位。

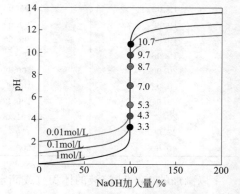

图 6-11 不同浓度 NaOH 溶液滴定不同浓度 HCl 溶液的滴定曲线

对于强酸、强碱相互滴定而言，尽管使用浓度较高的溶液，能使滴定突跃范围变宽，但这并不意味着指示剂的选择增多了，因为其化学计量点的 pH 还是 7.0。倘若滴定过程中所用的滴定剂浓度较高,在接近化学计量点时也容易过量滴入(即使是半滴),从而导致终点误差较大。因此,**酸碱滴定中的标准滴定溶液的浓度通常为 0.1～0.2mol/L**。

二、一元弱酸、弱碱的滴定

弱酸、弱碱可分别用强碱、强酸来滴定,与强碱滴定强酸的情况类似,用 0.1000mol/L NaOH 溶液滴定 20.00mL 0.1000mol/L HAc 溶液,溶液的 pH 变化也可通过如下四个阶段进行计算。

1. 滴定前

乙酸溶液的浓度为 0.1000mol/L,其 $[H^+]$ 可用式(6-8)进行计算:

$$[H^+] = \sqrt{c_a K_a} = \sqrt{0.10 \times 1.8 \times 10^{-5}} = 1.34 \times 10^{-3} (mol/L)$$
$$pH = 2.87$$

2. 滴定开始至化学计量点前

溶液中未反应的 HAc 与反应产物 Ac^- 同时存在,形成了 $HAc\text{-}Ac^-$ 缓冲体系。$[H^+]$ 可用式(6-10)进行计算:

$$[H^+] = K_a \frac{c_a}{c_b}$$

其中

$$c_a = \frac{c(HAc)V(HAc) - c(NaOH)V(NaOH)}{V(HAc) + V(NaOH)}$$

$$c_b = \frac{c(NaOH)V(NaOH)}{V(HAc) + V(NaOH)}$$

故

$$[H^+] = K_a \frac{c(HAc)V(HAc) - c(NaOH)V(NaOH)}{c(NaOH)V(NaOH)}$$

例如,当滴入 NaOH 溶液的体积为 10.00mL 时,得

$$[H^+] = 1.80 \times 10^{-5} (mol/L)$$
$$pH = 4.74$$

同理,当滴入 NaOH 溶液的体积为 19.98mL(即相对误差为 -0.1%)时,得

$$pH = 7.74$$

3. 化学计量点时

HAc 全部与 NaOH 反应生成 NaAc,此时 $c_b = c(Ac^-) = 0.05000$ mol/L,相应的 $[OH^-]$ 可用式(6-9)的最简式计算:

$$[OH^-] = \sqrt{c_b K_b} = \sqrt{0.05 \times 5.6 \times 10^{-10}} = 5.29 \times 10^{-6} (mol/L)$$
$$[H^+] = 1.89 \times 10^{-9} (mol/L)$$
$$pH = 8.72$$

可见,用 NaOH 溶液滴定 HAc 溶液时,达到化学计量点时溶液的 pH 大于 7.0,溶液呈碱性。

4. 滴定达到化学计量点后

由于过量 NaOH 的存在,使得 Ac^- 所产生的碱性显得微不足道,故溶液的 $[OH^-]$ 主要取决于过量 NaOH:

$$[OH^-] = \frac{c(NaOH)V(NaOH) - c(HAc)V(HAc)}{V(HAc) + V(NaOH)}$$

与强碱滴定强酸达到化学计量点后溶液的酸碱性计算情况类似:当滴入 NaOH 溶液的体积为 20.02mL(即相对误差为 +0.1%)时,得

$$[OH^-]=5.00\times10^{-5}(mol/L),\ [H^+]=2.00\times10^{-10}\ mol/L$$
$$pH=9.70$$

如此多处取点计算，可得到表 6-6 结果和图 6-12 曲线。

表 6-6　用 NaOH 滴定 HAc（浓度皆为 0.1000mol/L）有关参数及 pH

加入的 NaOH 溶液体积/mL	与 HAc 溶液的体积比/100%	溶液的 H^+ 浓度/(mol/L)	溶液的 pH	
0.00	0.00	1.34×10^{-3}	2.87	
10.00	50.00	1.80×10^{-5}	4.74	
18.00	90.00	2.00×10^{-6}	5.70	
19.80	99.00	1.82×10^{-7}	6.74	
19.96	99.80	3.61×10^{-8}	7.44	
19.98	99.90	1.80×10^{-8}	7.74	突跃范围
20.00	100.00	1.89×10^{-9}	8.72	
20.02	100.10	2.00×10^{-10}	9.70	
20.04	100.20	1.00×10^{-10}	10.00	
20.20	101.00	2.01×10^{-11}	10.70	
22.00	110.00	2.10×10^{-12}	11.68	
40.00	200.00	3.00×10^{-13}	12.52	

从表 6-6 和图 6-12 中可以看出，与强酸、强碱滴定类型相比，强碱滴定一元弱酸的滴定曲线具有以下特点：

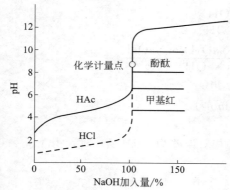

图 6-12　NaOH 滴定 20.00mL HAc（浓度皆为 0.1000mol/L）的滴定曲线

① 滴定突跃范围（7.74～9.70）明显变窄，化学计量点 pH=8.72，只能选择在碱性范围内变色的酚酞、百里酚酞等指示剂，不能使用甲基红等指示剂。

② 滴定以前，因乙酸的解离较弱，0.1000mol/L HAc 溶液的 pH=2.87，故曲线起点的 pH 较高。滴定开始后，由于反应生成了 Ac^-，使 HAc 的解离变得更弱，所以 $[H^+]$ 较快速地降低，pH 增加的幅度也较快，曲线变化相对较陡；随着滴定的进行，HAc 的浓度不断降低、NaAc 的浓度不断增加，两者构成了 HAc-Ac^- 缓冲体系，这时溶液的 pH 变化缓慢，曲线变化较为平坦；当接近化学计量点时，剩余 HAc 的浓度很小，体系的缓冲作用减弱，溶液的 pH 变化逐渐加快，滴定曲线逼近垂直线段，出现 pH 骤然攀升现象；达到化学计量点（pH=8.72）时，HAc 的浓度急剧减少，生成了大量的 NaAc，而 Ac^- 在水溶液中接受质子后会产生可观数量的 OH^-，使溶液的 pH 发生突跃；化学计量点后，溶液的 pH 变化规律与强碱滴定强酸时的情形基本相同。

③ 强碱滴定一元弱酸滴定突跃范围的大小，不仅与溶液的浓度有关，而且与弱酸的相对强弱有关。当被滴定酸的浓度一定时，K_a 越大，突跃范围越大，反之亦然。

图 6-13 是 0.1000mol/L NaOH 溶液滴定 0.1000mol/L 不同浓度酸溶液的滴定曲线，该图清楚地表明了 K_a 对滴定突跃的影响。

如果弱酸的 K_a 很小且浓度也很低，突跃范围必然很窄，就很难选择合适的指示剂。实践证明，只有一元弱酸的 $cK_a\geqslant10^{-8}$ 时，才能获得较为准确的滴定结果，终点误差不大于 ±0.20%，$cK_a\geqslant10^{-8}$ 就是判断弱酸能否被强碱滴定的依据。

强酸滴定一元弱碱的情况与上述强碱滴定一元弱酸的情况非常类似，用于判断强碱滴定一元弱酸的基本条件同样适用于强酸滴定一元弱碱。

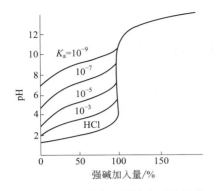

图 6-13　强碱滴定不同浓度酸溶液的滴定曲线（浓度皆为 0.1000mol/L）

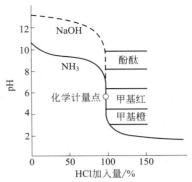

图 6-14　HCl 溶液滴定氨水（浓度皆为 0.1000mol/L）的滴定曲线

图 6-14 是用 0.1000mol/L HCl 溶液滴定 0.1000mol/L 氨水的滴定曲线，其突跃范围为 4.30～6.25，滴定完全后生成的产物为 0.05000mol/L NH_4Cl，化学计量点的 pH 为 5.28。只能选择在酸性范围内变色的甲基红等作指示剂，不能使用酚酞作指示剂。而用甲基橙作指示剂终点的出现略有滞后，终点误差会超过 +0.20%。

综上所述，**无论是强碱滴定一元弱酸还是强酸滴定一元弱碱，其实施直接准确滴定的基本条件为 cK_a 或 cK_b 应不小于 10^{-8}**。否则，由于滴定突跃范围太窄，难以选择合适的指示剂而无法确定滴定终点。

鉴于上述原因，H_3BO_3 和 $(CH_2)_6N_4$（K_a 和 K_b 分别为 5.8×10^{-10}、1.4×10^{-9}）等物质的水溶液，就不能用酸碱滴定法直接进行准确滴定。除非利用适当的化学反应使其酸、碱性得到强化，或在非水介质中进行滴定，或借助电位显示指示滴定终点。

科学史话

酸碱指示剂

酸碱滴定开始于氧化还原滴定和沉淀滴定之前，早在 1729 年，法国化学家日夫鲁瓦就首次采用了酸碱滴定分析方法。为了测定乙酸的浓度，他以碳酸钾为基准物，把待确定浓度的乙酸溶液逐滴加到碳酸钾中，根据停止产生气泡来判断滴定终点。但是酸碱滴定靠气泡的停止或选用自然指示剂，在准确度和适用性上一直存在缺点，在设计新方法上仍没有很大进展。直至 19 世纪 50 年代后，由于有机合成化学及其工业的迅速发展，特别是人工合成染料化学工业的兴起，不久就制造出了一系列具有与天然植物色素指示剂性质相似但更为理想、更为适用的人工合成染料类指示剂。这就突破了容量分析发展中的一大障碍。1877 年，第一个人工合成的变色指示剂诞生了，是勒克（E. Luck）合成的酚酞。此后几年中，许多人工合成的有机化合物被推荐出来作为酸碱指示剂，一些合成指示剂颜色的转变较植物色素更加敏锐。到了 20 世纪初，已经有大量的人工合成指示剂可供分析化学工作者选用了。

 思考与练习 6-6

填空题

（1）酸碱滴定中标准滴定溶液的浓度通常为_____mol/L。

（2）突跃范围是指＿＿＿＿＿＿＿＿＿＿＿＿＿＿＿＿＿＿＿＿＿＿＿＿＿＿＿＿＿。
（3）选择指示剂的原则是＿＿＿＿＿＿＿＿＿＿＿＿＿＿＿＿＿＿＿＿＿＿＿。

第七节 酸碱滴定法的应用

酸碱滴定法是应用比较广泛的分析方法，凡是能与酸、碱直接或间接发生质子传递的物质，几乎都可以用酸碱滴定法测定。在我国国家标准（GB）和有关部颁标准中，许多试样如化学试剂、化工产品、医药产品、食品添加剂、水样、石油产品等，凡涉及酸度、碱度等检测项目，大多采用酸碱滴定法。中药制剂中所含的生物碱、有机酸、内酯类等酸、碱组分含量也可以用酸碱滴定法进行测定。

 问题 6-11 标定 HCl 溶液时，选用哪种基准试剂和指示剂呢？

一、酸碱标准滴定溶液的制备

酸碱滴定中最常用的标准滴定溶液是 HCl 溶液和 NaOH 溶液，其准确浓度需配制后再标定。

1. HCl 标准滴定溶液的制备

HCl 标准滴定溶液不能用直接法配制，应先配成接近所需浓度的溶液，即用量筒量取浓 HCl 注入内盛适量水的洁净容器中，再将其转移到试剂瓶中用水稀释至一定体积，摇匀，然后用基准试剂标定。

标定 0.1mol/L HCl 溶液的常用基准试剂有无水碳酸钠和硼砂。

（1）无水碳酸钠（Na_2CO_3）

碳酸钠易制得纯品、价格便宜，但吸湿性强。因此使用前必须进行加热干燥以除去水分，加热温度不能超过 300℃，否则将有部分 Na_2CO_3 分解为 Na_2O，使酸标准滴定溶液的标定结果偏低。用无水碳酸钠基准试剂标定 HCl 标准滴定溶液的化学反应如下：

$$CO_3^{2-} + 2H^+ \Longrightarrow H_2O + CO_2\uparrow$$

可选用甲基橙作指示剂，也可用溴甲酚绿-甲基红混合指示剂。

（2）硼砂（$Na_2B_4O_7 \cdot 10H_2O$）

硼砂作为基准试剂的优点是分子量（381.4g/mol）比 Na_2CO_3 的大，称量时引入的相对误差小。用硼砂标定 HCl 标准滴定溶液的化学反应如下：

$$B_4O_7^{2-} + 2H^+ + 5H_2O \Longrightarrow 4H_3BO_3$$

用 0.1mol/L 左右的 HCl 溶液滴定 0.05000mol/L $Na_2B_4O_7 \cdot 10H_2O$ 溶液，当达到化学计量点时 H_3BO_3 的浓度为 0.1000mol/L，此时溶液的 pH 可通过如下计算得到：

$$[H^+] = \sqrt{c_a K_a} = \sqrt{0.10 \times 5.8 \times 10^{-10}} = 7.6 \times 10^{-6}(\text{mol/L})$$

$$pH = 5.12$$

可选用甲基红作指示剂，也可使用甲基红-溴甲酚绿混合指示剂。

 问题 6-12 标定 NaOH 溶液时，选用哪种基准试剂和指示剂呢？

2. NaOH 标准滴定溶液的制备

NaOH 具有很强的吸湿性,又易吸收空气中的 CO_2,因而市售 NaOH 试剂中常含有 Na_2CO_3,因此 NaOH 标准滴定溶液也不能用直接法配制,也要先配成接近所需浓度的溶液。由于 Na_2CO_3 的存在,对指示剂的影响较大,故应制备不含 Na_2CO_3 的 NaOH 标准滴定溶液,通常的方法:将 NaOH 先配制成饱和溶液(约 50%,取分析纯 NaOH 固体 110g,溶于 100mL 无 CO_2 的蒸馏水中,摇匀),在此浓碱中 Na_2CO_3 几乎不溶解而慢慢沉降下来,密闭静置至溶液澄清后,将上层清液注入聚乙烯材质的容器中作储备液备用。配制时根据所需浓度用塑料管量取一定体积的 NaOH 饱和溶液,再用无 CO_2 的蒸馏水稀释至所需体积,摇匀。配制好的 NaOH 标准滴定溶液应保存在装有虹吸管及碱石灰管的瓶中,以防吸收空气中的 CO_2。放置过久的 NaOH 溶液其浓度会发生变化,使用时应重新标定。

标定 0.1mol/L NaOH 溶液常用的基准试剂有邻苯二甲酸氢钾和草酸。

(1) 邻苯二甲酸氢钾($KHC_8H_4O_4$)

邻苯二甲酸氢钾不含结晶水,在空气中不吸水,易于保存且分子量(204.2g/mol)较大。用 $KHC_8H_4O_4$ 基准试剂标定 NaOH 标准滴定溶液的化学反应如下:

$$\text{邻}\text{-}C_6H_4(COOH)(COOK) + NaOH \rightleftharpoons \text{邻}\text{-}C_6H_4(COONa)(COOK) + H_2O$$

反应生成邻苯二甲酸钾钠,其 pH 可通过如下数据计算得到(假设浓度为 0.10mol/L)。由邻苯二甲酸的 $K_{a_1}=1.1\times 10^{-3}$、$K_{a_2}=3.9\times 10^{-6}$,可知邻苯二甲酸钾钠的 $K_{b_1}=2.6\times 10^{-9}$、$K_{b_2}=9.1\times 10^{-12}$,故

$$[OH^-]=\sqrt{c_b K_{b_1}}=\sqrt{0.10\times 2.6\times 10^{-9}}=1.6\times 10^{-5}(mol/L)$$
$$pOH=4.80, pH=9.20$$

可选用酚酞作指示剂。

(2) 草酸($H_2C_2O_4 \cdot 2H_2O$)

草酸相当稳定,但其分子量不是太大,为了减少称量的相对误差,可以多称取一些草酸先配成较高浓度的溶液,再移取部分该溶液稀释后标定 NaOH 标准滴定溶液。用 $H_2C_2O_4$ 标定 NaOH 标准滴定溶液的化学反应如下:

$$H_2C_2O_4 + 2OH^- \rightleftharpoons C_2O_4^{2-} + 2H_2O$$

因 $H_2C_2O_4$ 的 K_{a_1}、K_{a_2} 相差不大,用 NaOH 标准滴定溶液直接滴定至第二化学计量点,产物为 $Na_2C_2O_4$($K_{b_1}=1.6\times 10^{-10}$)。假设浓度为 0.10mol/L,则

$$[OH^-]=\sqrt{c_b K_{b_1}}=\sqrt{0.10\times 1.6\times 10^{-10}}=4.0\times 10^{-6}(mol/L)$$
$$pOH=5.40, pH=8.60$$

故可选用酚酞作指示剂。

3. 酸碱滴定中 CO_2 的影响

在酸碱滴定分析中,许多环节会引入 CO_2,进而对测定结果产生影响,如稀释水中溶解的 CO_2、碱溶液配制与标定或储存过程中吸收的 CO_2、滴定操作过程中自身生成或从空气中混入的 CO_2 等。由于 CO_2 在水溶液中的存在形式随溶液 pH 不同而变化,所以,CO_2 的存在对酸碱滴定产生影响的实际情况特别复杂。因此,在酸碱滴定中务必要对 CO_2 的影响给予充分重视,根据不同条件下其具体存在形式来准确判断,合理处理。为了消除酸碱滴

定中 CO_2 的影响，在蒸馏水（去离子水）使用、标准滴定溶液配制与标定（或相互标定）以及酸碱滴定过程中，应将溶入的 CO_2 煮沸除去，并防止试剂（或标准滴定溶液）在储存过程中吸收 CO_2，或采用标定与滴定都选用同一种指示剂的操作方法加以抵消等。

二、应用示例

1. 阿司匹林（乙酰水杨酸）的测定

乙酰水杨酸在过量的 NaOH 碱性溶液中加热回流，可分解为水杨酸盐和乙酸钠，其化学反应如下：

$$\text{乙酰水杨酸} + 2\text{NaOH} \xrightarrow{\Delta} \text{水杨酸钠} + CH_3COONa + H_2O$$

在反应过程中，1 个乙酰水杨酸分子相当于失去 2 个 H^+，即 1mol 乙酰水杨酸消耗 2mol NaOH，剩余的碱以酚酞或百里酚酞作指示剂，用酸标准滴定溶液返滴定。

酯类物质在过量的 NaOH 溶液作用下，也可用类似的预处理方法进行测定，只要分解出来的酸能与 NaOH 发生定量反应，即可用 HCl 标准滴定溶液返滴定剩余的碱，其化学反应为

$$RCOOR' + NaOH \longrightarrow RCOONa + R'OH$$

2. 醛、酮的测定

（1）盐酸羟胺法

醛、酮与过量的盐酸羟胺（$NH_2OH \cdot HCl$）反应能生成肟和酸，其化学反应如下：

$$R-\underset{H}{\overset{}{C}}=O + NH_2OH \cdot HCl \longrightarrow R-\underset{H}{\overset{}{C}}=N-OH + HCl + H_2O$$

$$\underset{R'}{\overset{R}{C}}=O + NH_2OH \cdot HCl \longrightarrow \underset{R'}{\overset{R}{C}}=N-OH + HCl + H_2O$$

生成的强酸（HCl）可用 NaOH 标准滴定溶液滴定，以溴酚蓝作指示剂。剩余 $NH_2OH \cdot HCl$ 虽具有弱酸性，但不影响滴定。

（2）亚硫酸钠法

醛、酮与过量亚硫酸钠（Na_2SO_3）的化学反应如下：

$$R-\underset{H}{\overset{}{C}}=O + Na_2SO_3 + H_2O \longrightarrow \underset{H}{\overset{R}{\underset{SO_3Na}{C}}}\text{—OH} + NaOH$$

$$\underset{R'}{\overset{R}{C}}=O + Na_2SO_3 + H_2O \longrightarrow \underset{R'}{\overset{R}{\underset{SO_3Na}{C}}}\text{—OH} + NaOH$$

生成的强碱（NaOH）可用 HCl 标准滴定溶液滴定，以百里酚酞作指示剂。剩余 Na_2SO_3 虽具有碱性，但不影响滴定。

思考与练习 6-7

填空题

（1）标定 HCl 溶液的常用基准试剂有 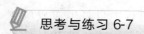 和 _____。

(2) 标定 NaOH 溶液常用的基准试剂有_____和_____。

本章小结

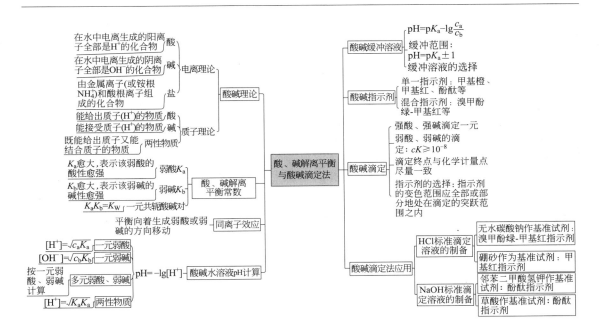

习题

1. 填空题

(1) 根据酸碱质子理论，CO_3^{2-}、$H_2PO_4^-$、H_2S、HCl、Ac^-、OH^-、H_2O 中属于酸的是_____，属于碱的是_____，既是酸又是碱的是_____。

(2) 在缓冲溶液中加入少量的_____、少量的_____或少量的_____稀释时，溶液能保持 pH 相对稳定。

(3) 强碱滴定一元弱酸，当被滴定酸的浓度一定时，_____越大，突跃范围越大。

(4) 酸碱指示剂的变色范围与溶液的_____有关。

2. 单选题

(1) 下列各组酸碱对中，不属于共轭酸碱对的是（　　）。
A. HAc-Ac^-　　　B. NH_3-NH_4^+　　　C. HNO_3-NO_3^-　　　D. H_2SO_4-SO_4^{2-}

(2) 酸、碱恰好完全中和时，一定相等的是（　　）。
A. 酸和碱的质量　　　　　　　　　　B. 酸和碱的物质的量
C. 酸和碱的物质的量浓度　　　　　　D. H^+ 和 OH^- 的物质的量

(3) 用盐酸作标准滴定溶液滴定待测浓度的碱溶液，若用甲基橙作指示剂，当滴定达终点时，溶液颜色（　　）。
A. 由红色变橙色　　　　　　　　　　B. 由黄色变红色

C. 由黄色变橙色　　　　　　　　　D. 由橙色变黄色

(4) 土壤的酸碱度会影响植物的生长，如下表。

植物	茶	油菜	西瓜	甜菜
最适宜 pH	4.5～5.5	5.8～6.7	6.0～7.0	7.0～7.5

某地区土壤呈酸性，从酸碱性考虑，这里最不适宜种（　　）。

A. 茶　　　　B. 油菜　　　　C. 西瓜　　　　D. 甜菜

(5) 按质子理论，在水溶液中既可作酸又可作碱的是（　　）。

A. HCO_3^-　　　B. Ac^-　　　C. HCl　　　D. OH^-

3. 计算题

(1) 现有 HAc 和 NaAc 溶液，浓度均为 0.1000 mol/L，培养某种微生物需要 pH＝4.90 的缓冲溶液 1000 mL，应取 HAc 和 NaAc 溶液各多少毫升？

(2) 称取某弱酸（HA）试样 1.2500 g，加 50 mL 水使其溶解，然后用 0.09000 mol/L NaOH 标准滴定溶液滴定至化学计量点时，消耗 NaOH 溶液 41.20 mL。另由滴定过程中记录的原始数据发现，当加入 8.24 mL NaOH 溶液时，溶液的 pH 为 4.30，计算：①HA 的分子量；②HA 的解离常数 K_a；③化学计量点时的 pH 并确定选择何种指示剂。

第七章
配位化合物与配位滴定法

学习目标

知识目标
1. 掌握配合物的组成、结构特点和命名方法,理解配合物稳定常数的含义。
2. 掌握 EDTA 的结构和性质以及与金属离子配合的特点。
3. 掌握条件稳定常数的概念及滴定所允许的最低 pH 计算。
4. 理解金属指示剂的作用原理。
5. 掌握配位滴定法的基本原理及应用。

能力目标
1. 能正确命名常见的配合物。
2. 能够正确判断配位平衡移动的方向。
3. 能够应用配位滴定进行滴定分析。

导学案例

配位化合物的发现和研究

早在 1704 年,德国涂料工人狄斯巴赫(Dissbach)在研制颜料时偶然得到一种黄色的晶体。狄斯巴赫将这种黄色晶体放进氯化铁溶液中,便产生了一种颜色很鲜艳的蓝色沉淀,并将其命名为普鲁士蓝。普鲁士蓝是历史上有记载的最早发现的配位化合物,配位化合物又称络合物。

而配位化合物的研究始于 1789 年法国化学家塔赦特(Tassert)关于 $CoCl_3 \cdot 6NH_3$ 的发现,但当时并无法解释这些化合物的成键及性质,直到 1893 年瑞士化学家维尔纳总结了前人的理论,首次提出了现代的配位键、配位数和配位化合物结构等一系列基本概念,成功解释了很多配合物的电导性质、异构现象及磁性。自此,配位化学才有了本质上的发展。维尔纳也被称为"配位化学之父",并因此获得了 1913 年的诺贝尔化学奖。

配位化合物是含有配位键的化合物,是一类有着复杂组成、多种特性、被广泛应用的化合物。它广泛应用于工业、医药、生物、环保、材料、信息等领域，特别是在生物和医学、药学及药物分析检验等方面更有其特殊的重要性。如治疗糖尿病的胰岛素（图 7-1）就是锌的配合物，被用作抗癌药物的顺铂 $[Pt(NH_3)_2Cl_2]$（图 7-2）也是一种配合物。

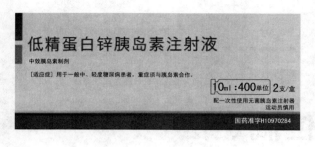

图 7-1 胰岛素注射液

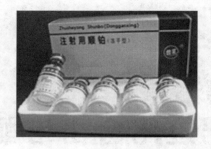

图 7-2 注射用顺铂

问题 7-1 1995 年 3 月，清华大学 92 级化学系学生朱令疑似被人投放了铊毒，病情严重。1995 年 4 月底，经北京市职业病卫生防治所的陈震阳教授化验确诊后，医用普鲁士蓝被用来救活了朱令的生命。但是朱令各个器官遭受了不同程度的损伤，现在的朱令是一个全身瘫痪、双目近乎失明、大脑迟钝、基本语言能力丧失的残疾人。请问：1. 普鲁士蓝是一种什么物质？它的化学成分是什么？为何普鲁士蓝可以用于治疗铊中毒呢？2. 朱令事件还引发哪些思考呢？

第一节 配位化合物及其命名

问题 7-2 将过量的氨水加到 $CuSO_4$ 溶液中，能不能生成配位化合物？请说明其中的原因。

一、配位化合物的组成

NaCN、KCN 有剧毒，但是亚铁氰化钾 $\{K_4[Fe(CN)_6]\}$ 和铁氰化钾 $\{K_3[Fe(CN)_6]\}$ 虽然都含有氰根，却没有毒性，这是因为亚铁离子或铁离子与氰根离子结合成牢固的复杂离子，失去了原有的性质。

$$Fe^{2+} + 6CN^- \rightleftharpoons [Fe(CN)_6]^{4-}$$

$$Fe^{3+} + 6CN^- \rightleftharpoons [Fe(CN)_6]^{3-}$$

这些复杂离子的形成不符合经典价键理论，这种由简单阳离子或中性原子和一定数目中性分子或阴离子以配位键结合而成的复杂离子称为**配离子**，它是物质的一种稳定结构单元。

凡含有配离子的化合物称为配位化合物，简称配合物。习惯上，配离子也称为配合物。配合物最本质的特点是配合物中存在着配位键。

配合物由内界和外界两部分组成，以配位键相结合且能稳定存在的配离子部分｛如 $[Cu(NH_3)_4]^{2+}$、$[Fe(CN)_6]^{3-}$｝称为内界，又叫配位个体；**配位个体由中心离子**（如 Cu^{2+}、Fe^{3+}）**和配位体**（如 NH_3、CN^-）**结合而成**。配离子是配合物的特征部分，写成化学式时，用方括号括起来。配位个体之外的其他离子称为外界，如 $[Cu(NH_3)_4]SO_4$ 中的 SO_4^{2-}，$K_3[Fe(CN)_6]$ 中的 K^+，它们构成配合物的外界，写在方括号的外面。配合物的组成如图 7-3 所示。

1. 中心离子

中心离子也称配合物的形成体，它是配合物的核心部分，位于配离子（或分子）的中心，一般都是带正电荷的具有空价电子轨道的阳离子。中心离子绝大多数都是金属离子，其中过渡金属离子是较强的配合物形成体，如 Fe^{3+}、Co^{2+}、Ni^{2+}、Cu^{2+}、Zn^{2+} 等。有些中性原子也可作形成体，但一般为过渡金属原子。如 $[Ni(CO)_4]$ 中的 Ni 原子，$[Fe(CO)_5]$ 中的 Fe 原子。

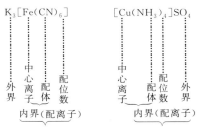

图 7-3 配合物的组成示意图

 问题 7-3 EDTA 是单齿配体还是多齿配体？ 1 个 EDTA 分子有几个配位原子？

2. 配位体

与中心离子（或原子）结合的阴离子或中性分子称为**配位体**，简称配体。配位体是含有孤对电子的分子或阴离子，如 F^-、SCN^-、CN^-、NH_3、乙二胺等。提供配体的物质称为**配位剂**，如 NaF、NH_4SCN 等。有时配位剂本身就是配体，如 NH_3、H_2O 等。在配体中，提供孤对电子并与价层空轨道的中心离子（或原子）以配位键结合的原子称为**配位原子**。如 NH_3 中 N 原子，CN^- 中的 C 原子。配位原子主要是位于周期表右上方的ⅣA、ⅤA、ⅥA、ⅦA 族电负性较强的非金属原子，如 C、N、P、O、S、F、Cl、Br、I 等。

根据配体中所含配位原子的数目不同，**将配体分为单齿（又叫单基）配体和多齿（又叫多基）配体**。单齿配体是指只含一个配位原子的配体，如 F^-、Cl^-、Br^-、I^-、CN^-、NO_2^-、NO_3^-、NH_3、H_2O 等。多齿配体含有两个或两个以上配位原子，与中心离子可以形成多个配位键，其组成常较复杂，多数是有机分子。如乙二胺（$H_2N-CH_2-CH_2-NH_2$），有两个氨基氮是配位原子。又如乙二胺四乙酸根（$^-OOC-CH_2$）$_2N-CH_2-CH_2-N(CH_2-COO^-)_2$ 中，除有两个氨基氮是配位原子外，还有四个羟基氧也是配位原子。所以，乙二胺（en）是二齿配体，乙二胺四乙酸（EDTA）是六齿配体。

 问题 7-4 $[Pt(NH_3)_2Cl_2]$ 配位数是多少？ $[Pt(en)_2]Cl_2$ 呢？

3. 配位数

直接同中心离子（或原子）配位的配位原子的数目为该中心离子（或原子）的**配位数**。一般中心离子（或原子）的配位数为偶数，最常见的配位数为 2、4、6。中心离子（或原子）配位数的多少与中心离子（或原子）和配体的性质（电荷、半径、核外电子排布等）以及配合物形成时的外界条件（如浓度、温度）有关。但对某一中心离子（或原子）来说，常有一特征配位数。

如果配位体是单齿的：配位数＝配体的总数。

如果配位体是多齿的：配位数＝配体数×齿数。

4. 配离子的电荷

配离子的电荷等于中心离子和配体电荷的代数和。

$[Cu(NH_3)_4]^{2+}$　　　　$+2+4\times 0=+2$

$[Fe(CN)_6]^{3-}$　　　　$+3+6\times(-1)=-3$

 问题 7-5 $K_4[Fe(CN)_6]$ 与过量 Fe^{3+} 反应生成普鲁士蓝颜料,请写出这个配合物的名称。

二、配合物的命名

由于配合物种类繁多,有些配合物的组成相对复杂,因此配合物的命名也较为复杂。这里仅简单介绍配合物命名的基本原则。

1. 配离子为阳离子的配合物

命名次序:外界阴离子→配体→中心离子。配体和中心离子之间加"合",配体个数用一、二、三、四等数字表示,中心离子的氧化数以加括号的罗马数字表示并置于中心离子之后。当配位体个数为一时,有时可将"一"省去。若中心离子仅有一种价态时也可不加注罗马数字。例如,

　　　　$[Co(NH_3)_6]Cl_3$　　　　三氯化六氨合钴(Ⅲ)

　　　　$[Ag(NH_3)_2]NO_3$　　　　硝酸二氨合银(Ⅰ)

　　　　$[Pt(NH_3)_4](OH)_2$　　　　二氢氧化四氨合铂(Ⅱ)

2. 配离子为阴离子的配合物

命名次序:配体→中心离子→外界阳离子。在中心离子与外界阳离子的名称之间加"酸"。例如,

　　　　$K_3[Fe(CN)_6]$　　　　六氰合铁(Ⅲ)酸钾

　　　　$H_2[PtCl_6]$　　　　六氯合铂(Ⅳ)酸

3. 含有多种配体的配合物

如果含有多种配体,不同的配体之间要用"·"分开。**配体的次序:阴离子→中性分子**。

配体若都是阴离子时,则按简单→复杂→有机酸根离子顺序排列。

配体若都是中性分子,则按配位原子元素符号的英文字母顺序排列。例如,

　　　　$[Co(NH_3)_4Cl_2]Cl$　　　　氯化二氯·四氨合钴(Ⅲ)

　　　　$[Co(NH_3)_5H_2O]Cl_3$　　　　三氯化五氨·一水合钴(Ⅲ)

4. 没有外界的配合物

命名方法与上面是相同的。例如,

　　　　$[Fe(CO)_5]$　　　　五羰基合铁

　　　　$[Pt(NH_3)_2Cl_2]$　　　　二氯·二氨合铂(Ⅱ)

5. 配离子

配离子的命名与上面相同,只是没有外界部分的名称。例如,

[Co(NH₃)₆]³⁺　　　　　　六氨合钴（Ⅲ）配离子

[Fe(CN)₆]³⁺　　　　　　六氰合铁（Ⅲ）配离子

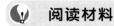 阅读材料

配合物在生化、医药中的应用

　　金属配合物在生物化学中具有广泛而重要的应用。生物体中对各种生化反应起特殊作用的各种各样的酶，很多都含有复杂的金属配合物。由于酶的催化作用，使得许多目前在实验室中尚无法实现的化学反应，在生物体内实现了。生命体内的各种代谢作用、能量的转换以及 O_2 的输送，也与金属配合物有密切的关系。使血液呈红色的血红素的结构是以 Fe^{2+} 为中心的复杂配合物，它与有机大分子球蛋白结合成一种蛋白质，称为血红蛋白，氧合血红蛋白具有鲜红的颜色。

　　另外，人体生长和代谢必需的维生素 B_{12} 是 Co 的配合物，起免疫等作用的血清蛋白是 Cu 和 Zn 的配合物；植物固氮菌中的固氮酶含 Fe、Mo 的配合物等。目前，科学界都致力于这些配合物组成、结构、性能和有关反应机理的研究，探索某些仿生新工艺，这显然是一个十分重要和备受关注的科学研究领域。

　　在医药领域中，配合物已成为药物治疗的一个重要方面。如 EDTA 已用作 Pb^{2+}、Hg^{2+} 等中毒的解毒剂；顺式 [Pt(NH₃)₂Cl₂]（又称顺铂）具有抗癌作用而用作治癌药物等。临床检验中，利用配合物反应生成具有某种特殊颜色的配离子，根据不同颜色及颜色的深浅可进行定性和定量分析。例如，在测定尿铅的含量时，常用双硫腙与 Pb^{2+} 反应生成红色螯合物，然后进行比色分析。

 思考与练习 7-1

1. 填写下表

配合物	中心离子	配位体	配位原子	配位数	名称
Cu(SiF₆)					
[Ag(NH₃)₂]OH					
[CoCl₂(NH₃)₃(H₂O)]Cl					
[PtCl₂(en)]					

2. 单选题

下列不能作为配位体的物质是（　　）。

A. H₂N—CH₂—CH₂—NH₂　　B. CH₃NH₂　　C. NH₄⁺　　D. NH₃

 问题 7-6　配位反应的稳定常数越大，得到的配合物就越稳定吗？

第二节　配位平衡及配位滴定要求

一、配合物的稳定常数

　　在配位反应中，配合物的形成和解离符合化学平衡的状态特征，其平衡常数可用稳定常

数（即生成常数）或不稳定常数（解离常数）表示，本书采用稳定常数表示。若中心离子为 M^{n+}（省去电荷时以 M 表示），配位体为 L^-（省去电荷以 L 表示），则生成配合物的反应为

$$M^{n+} + L^- \rightleftharpoons ML_x^{n-x}$$

达到平衡时
$$K = \frac{[ML_x^{n-x}]}{[M^{n+}][L^-]^x} \tag{7-1}$$

式(7-1)即稳定常数表达式。K 即配合物的稳定常数，K 越大，配合物越稳定。通常配合物的稳定常数用 $K_稳$ 或 $\lg K_稳$ 表示。

例如，
$$Cu^{2+} + 4NH_3 \rightleftharpoons [Cu(NH_3)_4]^{2+}$$

$$K_稳 = \frac{[Cu(NH_3)_4]^{2+}}{[Cu^{2+}][NH_3]^4}$$

不同的配合物，其稳定常数不同。附录 3 列出了一些金属配合物的稳定常数。

二、分步配位

同型配合物，根据其稳定常数 $K_稳$ 的大小，可以比较其稳定性。如 Ag^+ 能与 NH_3 和 CN^- 形成两种同型配合物，它们的稳定常数不同。

$$Ag^+ + 2CN^- \rightleftharpoons [Ag(CN)_2]^- \qquad \lg K_稳 = 21.1$$
$$Ag^+ + 2NH_3 \rightleftharpoons [Ag(NH_3)_2]^+ \qquad \lg K_稳 = 7.40$$

若在同时含有 NH_3 和 CN^- 的溶液中加入 Ag^+，则必定是先形成稳定性大的 $[Ag(CN)_2]^-$，当 CN^- 与 Ag^+ 配位完全后，才可形成 $[Ag(NH_3)_2]^+$。同样，当两种金属离子都能与同一配位体形成两种同型配合物时，其配位次序也是如此。像这种两种配位体都能与同一种金属离子形成两种同型配合物，或两种金属离子都能与同一种配位体形成两种同型配合物，总是稳定常数大的配合物先生成，而稳定常数小的后配位的现象，称为分步配位。

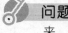 **问题 7-7** 向含有 EDTA-Mg^{2+} 配合物的溶液中加入 Fe^{3+} 时，Fe^{3+} 可以把 Mg^{2+} 置换出来，这是什么原因造成的?

三、置换配位

当同一金属离子与不同配位剂形成的配合物稳定性不同时，则可用形成稳定配合物的配位剂把较不稳定配合物中的配位剂置换出来，或同一配位剂与不同金属离子形成的配合物稳定性不同时，可用形成稳定配合物的金属离子把较不稳定配合物中的金属离子置换出来，由稳定常数较小的配合物转化为稳定常数较大的配合物，这种现象叫置换配位。置换配位的结果是生成更加稳定的配合物。

四、配位滴定对反应的要求

配位滴定法是以形成稳定配合物的配位反应为基础，以配位剂或金属离子标准滴定溶液

进行滴定的滴定分析方法。能用于配位滴定的反应必须符合以下要求。

① 生成的配合物必须足够稳定，以保证反应完全，一般应满足 $K_{稳} \geqslant 10^8$。

② 生成的配合物要有明确组成，即在一定条件下只形成一种配位数的配合物，这是定量分析的基础。

③ 配位反应速率要快。

④ 能选用比较简便的方法确定滴定终点。

由于大多数无机配合物的稳定性不高，并且存在逐级配位现象，无法确定其化学计量关系。因此，人们常用有机配位剂特别是氨羧配位剂，使之与大多数金属离子形成组成一定、稳定性好的配合物，从而弥补了无机配合物的某些不足，得到了广泛应用。利用氨羧配位剂进行定量分析，是配位滴定最常用的方法，可直接或间接测定许多种元素。

五、氨羧配位剂

氨羧配位剂是一类以氨基二乙酸基团 $[-N(CH_2COOH)_2]$ 为基体的有机化合物，其分子中含有配位能力很强的氨氮（ :N— ）和羧氧（ $-C\begin{matrix}O\\O-\end{matrix}$ ）两种配位原子，它们能与许多金属离子形成稳定的配合物。氨羧配位剂的种类很多，比较重要的有以下四种。

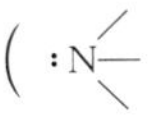

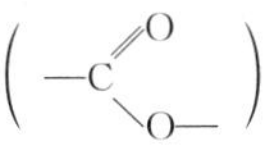

1. 乙二胺四乙酸（简称 EDTA）

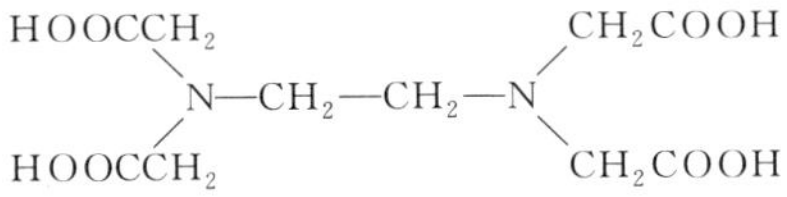

$$\begin{matrix}HOOCCH_2\\ \\HOOCCH_2\end{matrix}N-CH_2-CH_2-N\begin{matrix}CH_2COOH\\ \\CH_2COOH\end{matrix}$$

2. 环己烷二胺四乙酸（简称 CDTA 或 DCTA）

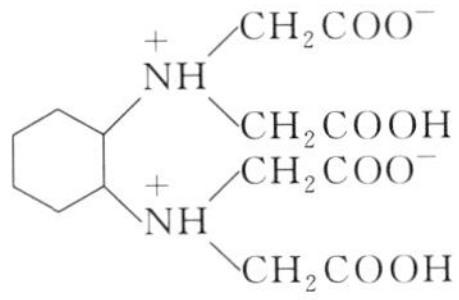

3. 乙二醇二乙醚二胺四乙酸（简称 EGTA）

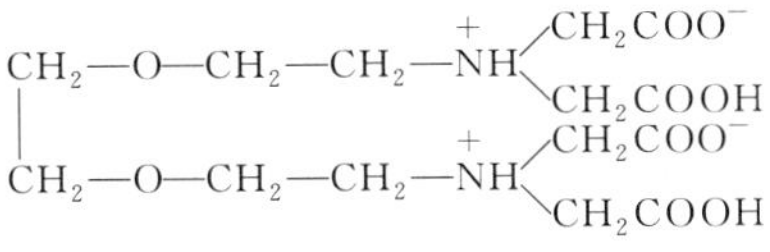

4. 乙二胺四丙酸（简称 EDTP）

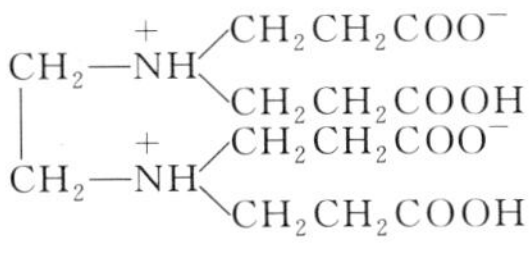

其他还有氨三乙酸（NTA）、三乙四胺六乙酸（TTHA）等。在配位滴定中，以乙二胺四乙酸（EDTA）的应用最为广泛，本章主要介绍以 EDTA 为滴定剂的配位滴定法。

思考与练习 7-2

1. 填空题

（1）配合物稳定常数 $K_稳$ 的大小表明了配合物_____的高低，$K_稳$ 越大，配合物越_____。

（2）在 $[Co(NH_3)_6]Cl_2$ 溶液中，存在平衡：$[Co(NH_3)_6]^{2+} \rightleftharpoons Co^{2+} + 6NH_3$。若加入 HCl 溶液，由于_____，平衡向_____移动；若加入氨水，由于_____，平衡向_____移动。

2. 判断下列反应进行的方向，并说明理由。

$$[Ag(NH_3)_2]^+ + 2CN^- \rightleftharpoons [Ag(CN)_2]^- + 2NH_3$$

已知：$K_稳[Ag(NH_3)_2]^+ = 2.5 \times 10^7$，$K_稳[Ag(CN)_2]^- = 1.26 \times 10^{21}$。

第三节　EDTA 配合物及其解离平衡

问题 7-8　对于 EDTA 来说，pH 低了配位能力强，还是 pH 高了配位能力强？

一、EDTA 及其配合物

1. EDTA 的性质及其解离平衡

乙二胺四乙酸是一种四元酸，用缩写符号"H_4Y"表示。由于 H_4Y 在水中溶解度较小，$S = 0.02g/100mL\ H_2O$，通常用它的二钠盐 $Na_2H_2Y \cdot 2H_2O$，一般也用 EDTA 表示，$S = 11.2g/100mL\ H_2O$，此时浓度约 $0.3mol/L$，$pH = 4.4$。在水溶液中，EDTA 两个羧基上的 H^+ 转移到 N 原子上，形成双偶极离子，其结构为

$$\begin{array}{c} HOOCCH_2 \\ {}^-OOCCH_2 \end{array} \!\!\!\!>\!\!\overset{+}{N}H-CH_2-CH_2-\overset{+}{N}H\!<\!\!\!\! \begin{array}{c} CH_2COO^- \\ CH_2COOH \end{array}$$

当 H_4Y 溶于酸度很高的溶液时，它的两个羧酸根还可再接受 H^+ 而形成 H_6Y^{2+}，这样，EDTA 就相当于六元酸，有六级解离平衡：

$$H_6Y^{2+} \rightleftharpoons H^+ + H_5Y^+$$

$$H_5Y^+ \rightleftharpoons H^+ + H_4Y$$

$$H_4Y \rightleftharpoons H^+ + H_3Y^-$$

$$H_3Y^- \rightleftharpoons H^+ + H_2Y^{2-}$$

$$H_2Y^{2-} \rightleftharpoons H^+ + HY^{3-}$$

$$HY^{3-} \rightleftharpoons H^+ + Y^{4-}$$

EDTA 在水溶液中总是以 H_6Y^{2+}、H_5Y^+、H_4Y、H_3Y^-、H_2Y^{2-}、HY^{3-}、Y^{4-} 等七种形式存在，而且在不同的酸度下，各种形式的浓度（亦即各存在形式所占的分布分数 δ）是不同的，如图 7-4 所示。在七种形式中，只有 Y^{4-} 能与金属离子直接配位。溶液的酸度越低，Y^{4-} 越多，当溶液 pH 很大（pH≥12）时，EDTA 几乎完全以 Y^{4-} 形式存在。因此，溶液的酸度越低，EDTA 的配位能力越强。

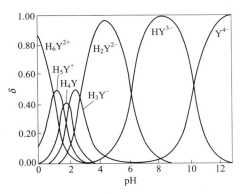

图 7-4　EDTA 各种形式在不同 pH 时的分布曲线

2. EDTA 与金属离子的配位特点

EDTA 可作为六基配位体（Y^{4-} 的结构中有两个氨基和四个羧基）与绝大多数金属离子形成稳定的配合物，其特点如下。

（1）形成的配合物相当稳定

EDTA 与金属离子反应形成具有五个五元环（四个 $\begin{array}{c}\text{M}\\ \text{O—C—C—N}\end{array}$ 五元环及一个 $\begin{array}{c}\text{M}\\ \text{N—C—C—N}\end{array}$ 五元环）的配合物（也称螯合物），其立体结构如图 7-5 所示。具有这类环状结构的螯合物都很稳定，故配位反应完全。

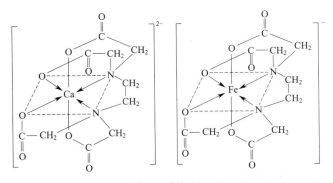

图 7-5　EDTA 与 Ca^{2+}、Fe^{3+} 配合物的立体结构示意图

（2）形成的配合物组成一定，一般情况下配位比为 1∶1，计量关系简单

例如，　　　　　　　$Ca^{2+} + Y^{4-} \rightleftharpoons CaY^{2-}$　　　$Fe^{3+} + Y^{4-} \rightleftharpoons FeY^-$

故通式为　　　　　　　　　$M^{n+} + Y^{4-} \rightleftharpoons MY^{(n-4)}$

为方便起见，可省去电荷，写成：
$$M+Y \rightleftharpoons MY \tag{7-2}$$
只有极少数高价金属离子如锆（Ⅳ）、钼（Ⅵ）等与EDTA形成2∶1型配合物。

（3）配位反应比较迅速

大多数金属离子与EDTA形成配合物的反应瞬间即可完成，只有极少数金属离子（如Cr^{3+}、Fe^{3+}、Al^{3+}）在室温下反应较慢，可加热促使反应速率加快。

（4）形成的配合物易溶于水

EDTA分子中有四个亲水的羧基，EDTA与金属离子形成的配合物易溶于水，而且与无色金属离子形成无色配合物，如CaY、ZnY、AlY等，与有色金属离子形成颜色更深的配合物。

例如，　　　　CuY　　　CoY　　　NiY　　　FeY　　　CrY　　　MnY
　　　　　　　深蓝色　　玫瑰紫色　蓝绿色　　黄色　　　深紫色　　紫红色

所以滴定有色金属离子时，试液浓度不能太大，以免确定终点时有困难。

（5）EDTA与金属离子的配位能力与pH关系

EDTA与金属离子的配位能力随溶液的pH增大而增强。

二、EDTA与金属离子的主反应及配合物的稳定常数

EDTA能与许多金属离子形成1∶1型的配合物，反应通式如下。
$$M+Y \rightleftharpoons MY$$
此反应为配位滴定的主反应，平衡时配合物的稳定常数如下。
$$K_{MY} = \frac{[MY]}{[M][Y]} \tag{7-3}$$

K_{MY}越大，表示配合物越稳定。EDTA与不同金属离子形成的配合物，其稳定性不同。一些常见金属离子与EDTA所形成的配合物的稳定常数如表7-1所示。

表7-1　EDTA与金属离子所形成的配合物的稳定常数

（溶液离子强度$I=0.1$,温度20℃）

阳离子	$\lg K_{MY}$	阳离子	$\lg K_{MY}$	阳离子	$\lg K_{MY}$
Na^+	1.66	Al^{3+}	16.30	Sn^{2+}	22.11
Li^+	2.79	Co^{2+}	16.31	Th^{4+}	23.20
Ba^{2+}	7.86	Cd^{2+}	16.46	Cr^{3+}	23.40
Sr^{2+}	8.73	Zn^{2+}	16.50	Fe^{3+}	25.10
Mg^{2+}	8.69	Pb^{2+}	18.04	U^{4+}	25.80
Ca^{2+}	10.69	Y^{3+}	18.09	V^{3+}	25.90
Mn^{2+}	13.87	Ni^{2+}	18.62	Bi^{3+}	27.94
Fe^{2+}	14.32	Cu^{2+}	18.80	Sn^{4+}	34.50
Ce^{3+}	15.98	Hg^{2+}	21.80	Co^{3+}	36.00

三、影响EDTA配位平衡的主要因素

在配位滴定中，除待测金属离子M与Y的主反应外，反应物M和Y及反应产物MY都可能因溶液的酸度、试样中共存的其他金属离子及加入的掩蔽剂或其他辅助配位剂而发生副反应，从而影响主反应的进行。

其中，L为其他辅助配位剂，N为共存干扰离子。下面主要讨论对配位平衡影响较大的

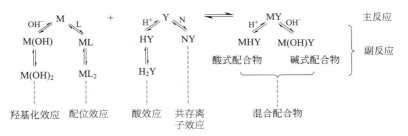

EDTA 的酸效应和金属离子 M 的配位效应。

 问题 7-9 pH 越大酸效应越严重，还是 pH 越小酸效应越严重？

1. EDTA 的酸效应及酸效应系数

在 EDTA 的七种存在形式中，只有 Y 能与金属离子直接配位，Y 的浓度越小，越不利于 MY 的形成。而 Y 的浓度受 H^+ 的影响，其配位能力随 H^+ 浓度的增加而降低。这种由于溶液中 H^+ 的存在，使配位剂 EDTA 参加主反应的能力降低的现象称为 **EDTA 的酸效应**。其影响程度可用**酸效应系数**来衡量。酸效应系数为 EDTA 的总浓度 c_Y 与游离 Y 的平衡浓度 [Y] 的比值，用**符号 $\alpha_Y(H)$ 表示**，

即
$$\alpha_Y(H) = \frac{c_Y}{[Y]} \tag{7-4}$$

c_Y 为 EDTA 的总浓度，即 $c_Y = [Y] + [HY] + [H_2Y] + \cdots + [H_6Y]$

可见 $\alpha_Y(H)$ 表示在一定 pH 下，未与金属离子配位的 EDTA 各种存在形式的总浓度是游离 Y 平衡浓度的多少倍，则

$$\alpha_Y(H) = \frac{[Y] + [HY] + \cdots + [H_6Y]}{[Y]} = \frac{1}{\delta_Y}$$

经推导、整理即可得出：

$$\alpha_Y(H) = 1 + \frac{[H]}{K_{a_6}} + \frac{[H]^2}{K_{a_6} K_{a_5}} + \cdots + \frac{[H]^6}{K_{a_6} K_{a_5} \cdots K_{a_1}}$$

$\alpha_Y(H)$ 值随溶液 pH 增大而减小，$\alpha_Y(H)$ 越大，表示参加配位反应的 Y 的浓度越小，酸效应越严重。只有当 $\alpha_Y(H) = 1$ 时，说明 Y 没有发生副反应。不同 pH 时 EDTA 的 $\lg\alpha_Y(H)$ 值列于表 7-2。多数情况下 $\alpha_Y(H)$ 大于 1，c_Y 大于 [Y]，只有在 pH>12 时，$\alpha_Y(H)$ 才近似等于 1，此时 EDTA 几乎完全解离为 Y，[Y] 等于 c_Y，EDTA 的配位能力最强。

表 7-2 不同 pH 时 EDTA 的 $\lg\alpha_Y(H)$ 值

pH	$\lg\alpha_Y(H)$	pH	$\lg\alpha_Y(H)$	pH	$\lg\alpha_Y(H)$
0.0	23.64	3.4	9.70	6.8	3.55
0.4	21.32	3.8	8.85	7.0	3.32
0.8	19.08	4.0	8.44	7.5	2.78
1.0	18.01	4.4	7.64	8.0	2.27
1.4	16.02	4.8	6.84	8.5	1.77
1.8	14.27	5.0	6.45	9.0	1.28
2.0	13.51	5.4	5.69	9.5	0.83
2.4	12.19	5.8	4.98	10.0	0.45
2.8	11.09	6.0	4.65	11.0	0.07
3.0	10.60	6.4	4.06	12.0	0.01

2. 金属离子的配位效应及配位效应系数

溶液中如果有其他能与金属离子 M 反应的配位剂 L 存在，则由于其他配位剂 L 与金属离子 M 的配位反应，会使金属离子 M 与 Y 的配位能力降低，这种现象称为金属离子的配位效应。其影响程度可用配位效应系数来衡量。配位效应系数为金属离子的总浓度 c_M 与游离金属离子浓度 [M] 的比值，用符号 $\alpha_M(L)$ 表示，即

$$\alpha_M(L) = \frac{c_M}{[M]} \tag{7-5}$$

问题 7-10 只考虑酸效应，pH=2.0 时，FeY 的条件稳定常数是多少？

四、EDTA 配合物的条件稳定常数（不考虑 MY 发生副反应）

条件稳定常数又称表观稳定常数，它是将各种副反应如酸效应、配位效应、共存离子效应、羟基化效应（水解效应）等因素都考虑进去以后配合物 MY 的实际稳定常数，用 K'_{MY} 或 $K'_稳$ 表示。若溶液中没有干扰离子（共存离子效应），溶液酸度又高于金属离子 M 的羟基化（水解效应）酸度时，则只考虑 EDTA 的酸效应和金属离子的配位效应来讨论条件稳定常数。

当溶液具有一定酸度和有其他配位剂存在时，由 H^+ 引起的酸效应使 [Y] 降低，由配位剂 L 引起的配位效应使 [M] 降低，则反应达平衡时，其配合物 MY 的实际稳定常数，应该采用溶液中未形成 MY 配合物的 EDTA 的总浓度 c_Y 和 M 的总浓度 c_M 表示，即

$$K'_{MY} = \frac{[MY]}{c_M c_Y} \tag{7-6}$$

根据式 (7-4) 和式 (7-5)，得

$$K'_{MY} = \frac{[MY]}{[M]\alpha_M(L)[Y]\alpha_Y(H)} = \frac{K_{MY}}{\alpha_M(L)\alpha_Y(H)}$$

或用对数式表示： $\lg K'_{MY} = \lg K_{MY} - \lg\alpha_M(L) - \lg\alpha_Y(H)$ (7-7)

由于 EDTA 是一个多元酸，所以 EDTA 的酸效应总是存在而不能忽略的。当溶液中没有其他配位剂存在或其他配位剂 L 不与待测金属离子 M 反应，只有酸效应的影响时，则

$$K'_{MY} = \frac{[MY]}{[M]c_Y} = \frac{K_{MY}}{\alpha_Y(H)} \quad 或 \quad \lg K'_{MY} = \lg K_{MY} - \lg\alpha_Y(H) \tag{7-8}$$

K'_{MY} 是考虑了酸效应后的 EDTA 与金属离子 M 形成的配合物 MY 的稳定常数，即在一定酸度条件下用 EDTA 溶液总浓度表示的稳定常数，它表明对同一配合物来说，其条件稳定常数 K'_{MY} 随溶液的 pH 不同而改变，其大小反映了在相应 pH 条件下形成配合物的实际稳定程度，也是判断滴定可能性的重要依据。

如 $\lg K_{FeY} = 25.1$，pH=2.0 时，$\lg K'_{FeY} = 25.1 - 13.51 = 11.59$，说明 pH=2.0 时 FeY 很稳定，能够滴定 Fe^{3+}；但对于 Mg^{2+}，$\lg K_{MgY} = 8.69$，pH=2.0 时，$K'_{MgY} = 8.69 - 13.51 = -4.82 < 0$，说明在此条件下，$Mg^{2+}$ 与 EDTA 不能形成配合物。实验证明，只有在 pH 不低于 9.7 的碱性溶液中，才能用 EDTA 标准滴定溶液滴定 Mg^{2+}。可见，对不同的金属离子，滴定时都有各自所允许的最低 pH（即最高酸度）。

问题 7-11 当 Ca^{2+} 和 EDTA 的浓度均为 0.01mol/L 时，用 EDTA 溶液滴定 Ca^{2+} 允许的最低 pH 是多少？

五、滴定所允许的最低 pH 和酸效应曲线

1. 滴定所允许的最低 pH

若只考虑酸效应，仍需从式（7-8）来考虑。现假设 M 和 EDTA 的初始浓度均为 c，滴定到达化学计量点时，形成配合物 MY，为简便起见，滴定过程中溶液体积的改变不予考虑，则 [MY]$\approx c$。若允许误差为 0.1%，则在化学计量点时，游离金属离子的浓度和游离 EDTA 的总浓度都应小于或等于 $c \times 0.1\%$，得：

$$K'_{MY} \geqslant \frac{[MY]}{[M]c_Y} \geqslant \frac{c}{(c \times 0.1\%)^2} \geqslant \frac{1}{c \times 10^{-6}}$$

由此得出准确滴定单一金属离子的条件是：

$$c_M K'_{MY} \geqslant 10^6 \quad \text{或} \quad \lg(c_M K'_{MY}) \geqslant 6 \qquad (7\text{-}9)$$

式中 c_M——金属离子的浓度。

当 $c=0.01$ mol/L 时，则有：

$$\lg K'_{MY} \geqslant 8 \qquad (7\text{-}10)$$

这说明，当用 EDTA 标准滴定溶液滴定与其浓度相同的金属离子溶液时，如能满足式（7-9）条件 [$c=0.01$ mol/L 时，满足式（7-10）条件]，一般可获准确结果，误差≤0.1%。

如果不考虑其他配位剂所引起的副反应，则 $\lg K'_{MY}$ 的大小主要取决于溶液的酸度，当酸度高于某一限度时，则不能准确滴定。这一限度就是配位滴定该金属离子所允许的最低 pH。

滴定金属离子 M 所允许的最低 pH，与待测金属离子的浓度有关。在配位滴定中，若待测金属离子的浓度 c_M 为 0.01mol/L，这时 $\lg K'_{MY} \geqslant 8$，金属离子可被准确滴定。由式（7-8）和（7-10）得：

$$\lg \alpha_Y(H) \leqslant \lg K_{MY} - 8 \qquad (7\text{-}11)$$

按上式计算可得 $\lg \alpha_Y(H)$，它所对应的 pH 就是滴定该金属离子 M 所允许的最低 pH。

2. EDTA 酸效应曲线

若将各 M 的 $\lg K_{MY}$ 值代入式（7-11），即可求出相应的最大 $\lg \alpha_Y(H)$ 值。查表 7-2 可得滴定该金属离子 M 所允许的最低 pH。将各金属离子的稳定常数 $\lg K_{MY}$ 值与滴定允许的最低 pH 绘成 pH-$\lg K_{MY}$ 曲线，即为 EDTA 的酸效应曲线，如图 7-6 所示。

酸效应曲线有以下用途。

（1）确定滴定时所允许的最低 pH

从图 7-6 曲线上可以找出滴定各金属离子时所允许的最低 pH。如果小于该 pH，就不能配位或配位不完全。但过高的 pH 可能会引起金属离子的羟基化效应（水解），形成羟基化合物（或氢氧化物沉淀）。

（2）判断干扰情况

一般而言，酸效应曲线上待测金属离子右下的离子都干扰测定。曲线上待测离子 M 左上的离子 N，在两者浓度相近时，$\lg K_{MY} - \lg K_{NY} > 5$，可使 N 不干扰 M 的测定。

（3）控制溶液酸度进行连续测定

一般来说，曲线上相隔越远的离子越容易用控制酸度的方法来进行选择性滴定或连续

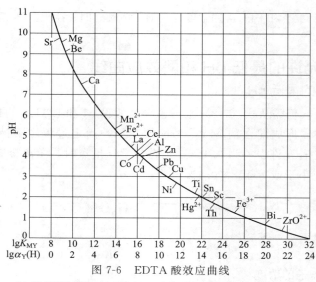

图 7-6　EDTA 酸效应曲线

（金属离子浓度为 0.01mol/L，允许测定的相对误差为 ±0.1%）

滴定。

（4）兼作 pH-$\lg\alpha_Y(H)$ 表使用

酸效应曲线是在一定条件和要求下得出的，只考虑了酸度对 EDTA 的影响，没有考虑溶液的 pH 对 M 和 MY 的影响，也没考虑其他配位剂存在的影响，所以得出的是较粗略的结果，只供参考。实际分析时应视具体情况灵活运用这些结论。

思考与练习 7-3

1. 填空题

溶液 pH≥12 时，EDTA 几乎完全以＿＿＿＿形式存在。因此，溶液的酸度越＿＿＿＿（填"高"或"低"），EDTA 的配位能力越强。

2. 简答题

简述 EDTA 与金属离子的配位特点。

问题 7-12　pH 大了 pM 突跃大还是 pH 小了 pM 突跃大？

第四节　配位滴定

一、滴定曲线

在配位滴定中，随着配位剂 EDTA 的不断加入，被滴定的金属离子浓度 [M] 不断发生改变，在化学计量点附近金属离子的浓度发生突变，表现出量变到质变的突跃规律。因此可将配位滴定过程中金属离子浓度（以 pM＝－lg[M] 表示）随滴定剂加入量不同而变化的规律绘制成滴定曲线。

如果只考虑 EDTA 的酸效应，那么可由 $K'_{MY}=\dfrac{K_{MY}}{\alpha_Y(H)}=\dfrac{[MY]}{[M]c_Y}$ 计算出在不同 pH 溶液

中，滴定到不同阶段时被滴金属离子的浓度，并由此绘制出滴定曲线。溶液的 pH 不同，其 $K'_稳$ 也不同，故其滴定曲线也就不同，因此讨论绘制配位滴定曲线，必须指明 pH。

图 7-7 是 pH=12 时，用 0.01000mol/L EDTA 标准滴定溶液滴定 20.00mL 0.01000mol/L Ca^{2+} 溶液的滴定曲线。

图 7-8 是 0.01000mol/L EDTA 在不同 pH 时滴定 0.01000mol/L Ca^{2+} 的滴定曲线。

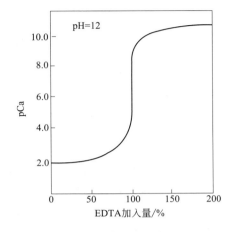

图 7-7 0.01000mol/L EDTA 滴定 0.01000mol/L Ca^{2+} 的滴定曲线

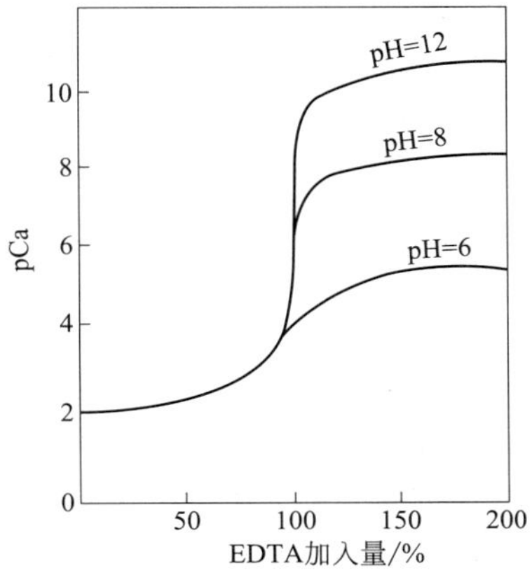

图 7-8 不同 pH 时 0.01000mol/L EDTA 滴定 0.01000mol/L Ca^{2+} 的滴定曲线

等浓度 EDTA 标准滴定溶液滴定不同浓度的同一金属离子 M 的滴定曲线绘制方法同上，如图 7-9 所示。

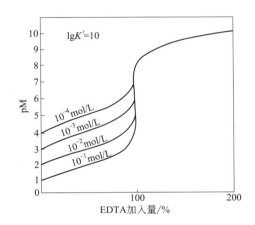

图 7-9 EDTA 滴定不同浓度的金属离子 M 的滴定曲线

由滴定曲线可以看出，用 EDTA 滴定某离子 M（如 Ca^{2+}）时，配合物的条件稳定常数和被滴金属离子的浓度是影响配位滴定 pM 突跃的主要因素。

① 对同一金属离子，在滴定允许的酸度范围内，pH 越大，配合物的条件稳定常数 K'_{MY} 越大，化学计量点附近滴定的 pM 突跃越大。

② 对同一金属离子，其浓度越高，滴定的 pM 突跃越大。

特别指出，讨论配位滴定曲线，主要是为了选择滴定时适宜的 pH 条件，其次是为选择指示剂提供一个大概的范围。

二、金属指示剂

金属指示剂是一些结构复杂的有机配位剂,也是金属离子的显色剂,能与金属离子形成有色配合物,其颜色与游离指示剂的颜色不同,能随溶液中金属离子浓度的变化而变色。

1. 金属指示剂的性质和作用原理

滴定前：
$$M(少量) + In \rightleftharpoons MIn$$
$$\quad\quad\quad\quad\quad\quad 甲色 \quad\quad 乙色$$

滴定过程中,溶液中游离的 M 被滴定：$M+Y \rightleftharpoons MY$

终点时再加入的 EDTA 溶液则会发生置换配位反应,夺取已与指示剂配位的金属离子,使指示剂游离出来,引起溶液颜色变化,从而指示滴定终点的到达。

$$MIn + Y \rightleftharpoons MY + In$$
$$\quad 乙色 \quad\quad\quad\quad\quad 甲色$$

与酸碱指示剂的推导过程类似,可求得金属指示剂变色点的 pM 等于其配合物的 $\lg K'_{MIn}$,即 $pM = \lg K'_{MIn}$。选用指示剂时,要求其在滴定的 pM 突跃范围内发生颜色变化,并且指示剂变色点的 pM 值应尽量与化学计量点的 pM 值一致或很接近,以减小终点误差。

许多金属指示剂不仅具有配位剂的性质,而且通常是多元弱酸或多元弱碱,能随溶液 pH 变化而显示不同颜色,因此,使用金属指示剂也必须选择合适的 pH 范围。

2. 常用的金属指示剂

(1) 铬黑 T（EBT）

EBT 使用的最适宜 pH=8~10,可用 NH_3-NH_4Cl 缓冲溶液控制。在该 pH 范围内可用 EBT 作指示剂,用 EDTA 直接滴定 Mg^{2+}、Zn^{2+}、Cd^{2+}、Pb^{2+}、Ba^{2+}、Mn^{2+} 等离子。

(2) 酸性铬蓝 K

在碱性溶液中它与 Ca^{2+}、Mg^{2+}、Zn^{2+}、Mn^{2+} 等离子易形成红色配合物。因此适宜在碱性溶液中使用。

(3) 二甲酚橙（简称 XO）

一般在 pH<6.3 的溶液中使用。许多金属离子如 Bi^{2+}、Pb^{2+}、Zn^{2+}、Cd^{2+}、Hg^{2+} 等都可用 XO 作指示剂直接滴定,终点由紫红色变为亮黄色,很敏锐。

(4) 钙指示剂（NN 指示剂）

钙指示剂的水溶液在 pH≈7 时呈紫色,pH=12~13 时呈蓝色,pH=12~14 时与 Ca^{2+} 的配合物呈酒红色,可用于 Ca^{2+}、Mg^{2+} 共存时滴定 Ca^{2+}（pH>12.5）,此时 Mg^{2+} 生成 $Mg(OH)_2$ 沉淀,对 Ca^{2+} 的测定不产生干扰。

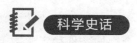

配位滴定法的兴起

配位滴定法（旧称络合滴定法）的奠基者是瑞士的许瓦岑巴赫教授。在 1945 年,许瓦岑巴赫教授及其合作者就已从事乙二胺四乙酸（简称 EDTA）及其相关物质的研究,并称这类物质为氨羧络合物。这种强有力的络合剂几乎能与所有的金属离子产生络合反应,形成一种水溶性好且难解离的络合物。以这种络合物作为容量法的基础,即为络合滴定。在此之后的十几年，络合滴定迅速发展。到 1957 年，浦希比在英国分析化学学会上称络合滴定已达高峰，络合滴定已成为容量滴定的一个重要分支。对滴定环境影响测定结果的研究的不断深入和不断有新的指示剂的使用，使得络合滴定的实用性不断加强。至 1962 年，周期表中近五十个元素能被乙二胺四乙酸（二钠盐）直接滴定，十五个元素如钠、钾、磷、砷等可被间接滴定。EDTA 及其衍生物的发展为络合滴定提供了更多可选择的螯合剂，金属指示剂的应用也让滴定终点更为准确。

思考与练习 7-4

填空题

（1）讨论配位滴定曲线主要是为了选择滴定时_____，其次是为了选择_____提供一个大概范围。

（2）常用的金属指示剂有_____、_____、_____和_____。

第五节　配位滴定法的应用

问题 7-13　国家标准中选用哪种基准试剂标定 EDTA 标准滴定溶液？

一、EDTA 标准滴定溶液的制备

1. EDTA 标准滴定溶液的配制

EDTA（$Na_2H_2Y \cdot 2H_2O$）试剂常含有湿存水。其基准试剂可用来直接配制标准滴定溶液，但一般采用间接法配制。

配位滴定对蒸馏水的要求较高，若配制溶液的水中含有 Ca^{2+}、Mg^{2+}、Pb^{2+}、Sn^{2+} 等，会消耗部分 EDTA，随测定情况不同对测定结果产生不同的影响。若水中含有 Al^{3+}、Cu^{2+} 等，对某些指示剂有封闭作用，终点难以判断。因此，在配位滴定中必须对所用蒸馏水的质量进行检查。为保证质量，最好选用去离子水或二次蒸馏水，即应符合 GB/T 6682—2008《分析实验室用水规格和试验方法》中二级用水标准。

常用 EDTA 标准滴定溶液的浓度为 0.01～0.1mol/L，配制时称取一定质量的 EDTA，加适量蒸馏水溶解（必要时可加热），冷却后稀释至所需体积，摇匀。

为了防止 EDTA 溶液溶解玻璃中的 Ca^{2+} 形成 CaY，EDTA 溶液应贮存在聚乙烯塑料瓶或硬质玻璃瓶中。

2. EDTA 标准滴定溶液的标定

标定 EDTA 溶液的基准试剂有纯金属锌、铜、铋、铅及氧化锌、碳酸钙等。国家标准中采用氧化锌作基准试剂（使用前 ZnO 应在 800℃±50℃下灼烧至恒重），氧化锌加盐酸溶解后加水，用氨水调节溶液 pH 为 7～8，加 NH_3-NH_4Cl 缓冲溶液甲❶（pH≈10），以铬黑 T 为指示剂进行标定，滴定终点颜色由紫色变为纯蓝色。同时做空白试验。其标定反应及指示剂颜色变化如下：

---

❶ GB/T 603—2002 中 4.1.3.3.1 规定：称取 54g 氯化铵，溶于水，加 350mL 氨水，稀释至 1000mL。

滴定前　　　　　　　　$Zn^{2+} + HIn^{2-} \rightleftharpoons ZnIn^{-} + H^{+}$
　　　　　　　　　　　　　　　　　蓝色　　　　　　红色
滴定过程中　　　　　　$Zn^{2+} + H_2Y^{2-} \rightleftharpoons ZnY^{2-} + 2H^{+}$
化学计量点　　　　　　$H_2Y^{2-} + ZnIn^{-} \rightleftharpoons ZnY^{2-} + HIn^{2-} + H^{+}$
　　　　　　　　　　　　　　　　　红色　　　　　　　　　　　蓝色

二、应用示例

1. 水中钙、镁总量的测定

各国对水中钙、镁含量表示的方法不同，我国通常采用以下两种方法表示。

① 将水中 Ca^{2+}、Mg^{2+} 的总含量折合为 $CaCO_3$ 后，以每升水中所含 Ca^{2+}、Mg^{2+} 的总量相当于 $CaCO_3$ 的质量（单位为 mg）表示，即以 $CaCO_3$ 的质量浓度 ρ 表示，单位为 mg/L。国家标准规定饮用水的钙、镁含量以 $CaCO_3$ 计，不超过 450mg/L。

② 将水中 Ca^{2+}、Mg^{2+} 的总含量以物质的量浓度 c 来表示，单位为 mmol/L。

测定水中 Ca^{2+}、Mg^{2+} 总含量，通常在 pH=10 的氨性缓冲溶液中，以铬黑T作指示剂，用EDTA标准滴定溶液直接滴定，直至溶液由酒红色变为纯蓝色为终点。滴定时，水中少量的 Fe^{3+}、Al^{3+} 等干扰离子可用三乙醇胺掩蔽，Cu^{2+}、Pb^{2+} 等重金属可用KCN、Na_2S 来掩蔽。

测定过程中有CaY、MgY、Mg-EBT、Ca-EBT四种配合物生成，其稳定性：CaY＞MgY＞Mg-EBT＞Ca-EBT（略去电荷）。

由此可见，当加入铬黑T后，它首先与 Mg^{2+} 结合，生成红色的配合物 Mg-EBT；当滴入EDTA时，首先与之结合的是 Ca^{2+}，其次是游离态的 Mg^{2+}，最后 EDTA 夺取与铬黑T结合的 Mg^{2+}，使指示剂游离出来，溶液的颜色由红色变为蓝色，指示滴定终点。

由上述讨论可知，水中钙、镁总量计算如下：

$$\text{钙、镁总量} \rho(CaCO_3, mg/L) = \frac{c(EDTA)V(EDTA)M(CaCO_3) \times 10^3}{V(\text{水样})}$$

$$\text{钙、镁总量} c(mmol/L) = \frac{c(EDTA)V(EDTA) \times 10^3}{V(\text{水样})}$$

2. 氢氧化铝凝胶含量的测定

Al^{3+} 与EDTA的配位反应缓慢，可用返滴定法或置换滴定法测定。采用返滴定法测定时，调节试液 pH=3~4，准确加入适当过量的EDTA标准滴定溶液，煮沸数分钟，使 Al^{3+} 与EDTA反应完全。冷却后，调节溶液 pH=5~6，以二甲酚橙为指示剂，用 Zn^{2+} 标准滴定溶液滴定剩余的EDTA。溶液由黄色变为紫红色即为终点。

药典规定氢氧化铝凝胶的含量以 Al_2O_3 计算，不得少于3.6%~4.4%。由于凝胶制剂的均匀性较差，因此，测定时取样量应多些。

因 1mol $Al(OH)_3$ 生成 1/2 mol Al_2O_3，故氢氧化铝凝胶的含量以 Al_2O_3 计算时，

$$w(Al_2O_3) = \frac{[c(EDTA)V(EDTA) - c(Zn^{2+})V(Zn^{2+})]M\left(\frac{1}{2}Al_2O_3\right)}{m_s}$$

式中　m_s——每份测定试液中所含的试样质量，g。

明矾、干燥氢氧化铝、铝盐等都可用此法测定。

思考与练习 7-5

填空题

(1) 标定 EDTA 溶液的基准试剂有_____，国家标准中采用_____作基准试剂。

(2) 测定水中钙、镁总量时，用_____作指示剂。

本章小结

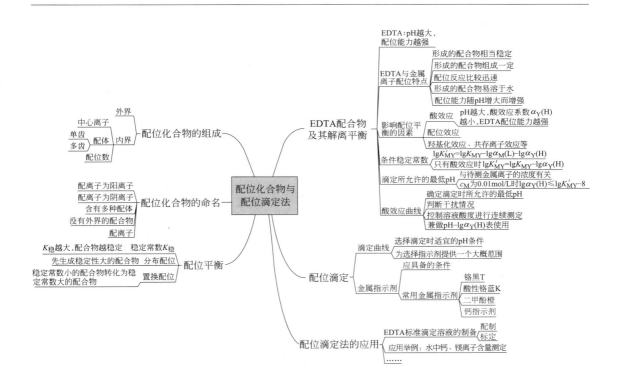

习 题

1. 单选题

(1) EDTA 与大多数金属离子发生配位反应时，其配位比是（　　）。
A. 1∶2　　　　　　B. 2∶1　　　　　　C. 1∶1　　　　　　D. 6∶1

(2) 当溶液中存在两种配体，并且都能与中心离子形成配合物时，在两种配体浓度相同的条件下，中心离子形成配合物的倾向是（　　）。

A. 两种配合物形成都很少　　　　　　B. 两种配合物形成都很多

C. 主要形成 $K_{稳}$ 较大的配合物　　　D. 主要形成 $K_{稳}$ 较小的配合物

(3) 由于溶液中 H^+ 的存在使配位剂 EDTA 参加主反应的能力降低的现象称为 EDTA

的（　　）。
A. 同离子效应　　　B. 盐效应　　　C. 共存离子效应　　D. 酸效应

（4）下列配合物中，形成体的配位数与配体总数相等的是（　　）。
A. $[Fe(en)_3]Cl_3$　　　　　　　　B. $[CoCl_2(en)_2]Cl$
C. $[ZnCl_2(en)]$　　　　　　　　D. $[Fe(OH)_2(H_2O)_4]$

（5）用 EDTA 直接滴定金属离子 M，终点所呈现的颜色是（　　）。
A. 游离指示剂本身的颜色　　　　　B. EDTA-M 配合物的颜色
C. 指示剂-M 的颜色　　　　　　　D. A＋B 的混合色

2. 判断题

（1）只有金属离子才能作为配合物的形成体。（　　）
（2）配位体的数目就是形成体的配位数。（　　）
（3）配离子的电荷数等于中心离子（或原子）的电荷数。（　　）
（4）在某些金属难溶化合物中，加入配位剂，可使其溶解度增大。（　　）
（5）在 Fe^{3+} 溶液中加入 F^- 后，Fe^{3+} 的氧化性降低。（　　）

3. 简答题

判断下列反应进行的方向，并说明理由。

$[HgCl_4]^{2-} + 4CN^- \rightleftharpoons [Hg(CN)_4]^{2-} + 4Cl^-$

已知：$K_稳[HgCl_4]^{2-} = 1.4 \times 10^{15}$，$K_稳[Hg(CN)_4]^{2-} = 1.0 \times 10^{12}$。

$[Cu(NH_3)_4]^{2+} + Zn^{2+} \rightleftharpoons [Zn(NH_3)_4]^{2+} + Cu^{2+}$

已知：$K_稳[Cu(NH_3)_4]^{2+} = 4.8 \times 10^{12}$，$K_稳[Zn(NH_3)_4]^{2+} = 2.9 \times 10^9$。

4. 计算题

（1）计算 0.01000mol/L EDTA 溶液滴定同浓度 Zn^{2+} 所允许的最低 pH。

（2）测定水中钙、镁总量时，取 100.00mL 水样，以铬黑 T 作指示剂，用 0.01000mol/L EDTA 溶液滴定，共消耗 2.41mL EDTA 溶液，计算水中钙、镁总量，以 c(mmol/L) 表示。

第八章
氧化还原反应与氧化还原滴定法

学习目标

知识目标
1. 掌握氧化还原反应的本质。
2. 掌握能斯特方程式的应用。
3. 理解标准电极电势和条件电极电势的意义及应用。
4. 理解氧化还原滴定法的基本原理，滴定条件的控制、指示剂的选择。

能力目标
1. 能正确区分氧化剂、还原剂、氧化产物、还原产物。
2. 能选择合适的指示剂指示滴定终点。
3. 能对氧化还原滴定中的数据进行正确的分析和处理。
4. 能应用氧化还原滴定方法解决日常生活和工作中的实际问题。

导学案例

氧化还原滴定法发展简介

　　氧化还原滴定法始于18世纪末，1795年法国化学家德克劳西以靛蓝的硫酸溶液滴定次氯酸至溶液变绿，这是最早的氧化还原滴定。1826年，法国化学家比拉迪厄制得碘化钠，用于次氯酸钙的测定，以淀粉为指示剂，发明了碘量法。1846年，法国化学家马格里特使用高锰酸钾溶液滴定亚铁，以其自身的紫红色指示滴定终点，发明了高锰酸钾法。19世纪40年代后，又陆续发展出重铬酸钾法、硫酸铈法等多种氧化还原滴定方法。

　　氧化还原反应是化学反应的基本类型之一。其特征是反应前后某些元素氧化数发生变化。氧化还原滴定法是基于氧化还原反应的一种滴定分析方法。从冶金工业、化工制药到动植物体内的代谢作用都涉及大量复杂的氧化还原过程，氧化还原滴定也常用于检测药物制剂的原料、填充物和防腐剂的纯度等。

问题 8-1　经常用高锰酸钾法测定消毒液双氧水中 H_2O_2 的含量，这里 H_2O_2 是氧化剂

还是还原剂？ $KMnO_4$ 呢？

第一节 氧化还原反应

一、氧化数

为了便于讨论氧化还原反应，人为地引入了元素氧化数（又称氧化值）的概念。1970年，国际纯粹和应用化学联合会（IUPAC）定义氧化数是某元素一个原子的荷电数，这种荷电数可由假设把每个化学键中的电子指定给电负性更大的原子而求得。因此，氧化数是元素原子在化合状态时的表观电荷数（即原子所带的净电荷数）。

氧化还原反应

确定元素氧化数的一般规则如下：

① 在单质中，例如 Cu、H_2、P_4、S_8 等，元素的氧化数为零。

② 在二元离子化合物中，元素的氧化数就等于该元素离子的电荷数。例如，在氯化钠中，Cl 的氧化数为 −1，Na 的氧化数为 +1。

③ 在共价化合物中，共用电子对偏向于电负性较大元素的原子，原子的表观电荷数即为其氧化数。例如，在氯化氢中，H 的氧化数为 +1，Cl 的氧化数为 −1。

④ O 在一般化合物中的氧化数为 −2，在过氧化物（如 H_2O_2、Na_2O_2 等）中为 −1，在超氧化合物（如 KO_2）中为 −1/2，在氟化物（如 OF_2）中为 +2。H 在化合物中的氧化数一般为 +1，仅在与活泼金属生成的离子型氢化物（如 NaH、CaH_2 等）中为 −1。

⑤ 在中性分子中，各元素原子氧化数的代数和为零。在多原子离子中，各元素原子氧化数的代数和等于离子的电荷数。

根据这些规则，就可以方便地确定化合物或离子中某元素原子的氧化数。例如，在 NH_4^+ 中 N 的氧化数为 −3；在 NO_3^- 中 N 的氧化数为 +5。

在 $S_2O_3^{2-}$ 中 S 的氧化数为 +2；在 MnO_4^- 中 Mn 的氧化数为 +7。同样可以确定，Fe_3O_4 中 Fe 的氧化数为 +8/3。

可见，氧化数可以是整数，也可以是小数或分数。

二、氧化还原反应

氧化还原反应的本质是电子转移（包括电子的得失和偏移，习惯上人们把电子的偏移也称作电子的得失），元素氧化数的变化是电子转移的结果。其中失去电子使元素氧化数升高的过程叫氧化反应，得到电子使元素氧化数降低的过程叫还原反应。

氧化与还原反应存在于同一反应中并且同时发生，即一种元素的氧化数升高，必有另一元素的氧化数降低，且氧化数升高总数与氧化数降低总数相等。在氧化还原反应过程中，得电子、氧化数降低的物质是氧化剂（被还原）；失电子、氧化数升高的物质是还原剂（被氧化）。例如，

$$Zn + Cu^{2+} = Zn^{2+} + Cu$$

反应中，Cu^{2+} 是氧化剂，发生还原反应；Zn 是还原剂，发生氧化反应。

三、氧化还原反应方程式的配平

氧化还原反应方程式的配平方法最常用的有氧化数法和离子-电子法。这里只介绍氧化数法。

根据氧化还原反应中元素氧化数的增加总数与氧化数的降低总数必须相等的原则，确定氧化剂和还原剂分子式前面的计量系数；再根据质量守恒定律，先配平氧化数有变化元素的原子数，然后配平氧化数没有变化的元素原子数；最后配平氢原子，并找出参加反应（或反应生成）的水分子数。

下面以 $KMnO_4$ 和 H_2S 在稀 H_2SO_4 溶液中的反应为例加以说明。

① 写出反应物和生成物的分子式，标出氧化数有变化的元素，计算出反应前后氧化数的变化值：

$$\overset{+7}{K}MnO_4 + H_2\overset{-2}{S} + H_2SO_4 \longrightarrow \overset{+2}{Mn}SO_4 + \overset{0}{S} + K_2SO_4 + H_2O$$

上方标注：$(-5) \times 2$，下方标注：$(+2) \times 5$

② 根据氧化数降低总数和氧化数升高总数必须相等的原则，在氧化剂和还原剂前面分别乘上适当的系数：

$$2KMnO_4 + 5H_2S + H_2SO_4 \longrightarrow 2MnSO_4 + 5S + K_2SO_4 + H_2O$$

③ 配平方程式两边的原子数。要使方程式两边的 SO_4^{2-} 数目相等，左边需要 3 分子 H_2SO_4。方程式左边已有 16 个 H 原子，所以右边还需有 8 个 H_2O 才能使方程式两边的 H 原子数相等。配平后的方程式为

$$2KMnO_4 + 5H_2S + 3H_2SO_4 = 2MnSO_4 + 5S + K_2SO_4 + 8H_2O$$

 思考与练习 8-1

判断下列反应哪些是氧化还原反应？哪些不是？

(1) $2NaOH + H_2SO_4 = Na_2SO_4 + 2H_2O$

(2) $2Na + 2H_2O = 2NaOH + H_2 \uparrow$

(3) $2FeCl_3 + SnCl_2 = 2FeCl_2 + SnCl_4$

(4) $2KClO_3 = 2KCl + 3O_2 \uparrow$

 问题 8-2 Fe^{3+} 与 Sn^{4+} 比较，谁的氧化性更强？怎么判断出来的？电极电势还有哪些应用？

第二节　电极电势

一、能斯特方程式

由同一元素的氧化型物质和其对应的还原型物质所构成的整体，称为氧化还原电对。书写电对时，氧化型物质在左侧，还原型物质在右侧，中间用斜线"/"隔开，即"氧化型/还原型"（Ox/Red）。

例如，Cu 和 Cu^{2+}、Zn 和 Zn^{2+} 所组成的氧化还原电对可分别写成 Cu^{2+}/Cu、Zn^{2+}/Zn。非金属单质及其相应的离子也可以构成氧化还原电对，例如 H^+/H_2 和 O_2/OH^-。

每个电对中,氧化型物质与还原型物质之间存在下列共轭关系:

$$氧化型 + ne^- \rightleftharpoons 还原型$$

或

$$Ox + ne^- \rightleftharpoons Red$$

式中,n 是电子的计量系数。因此,可以将两种不同的氧化还原电对设计成原电池。每个电对中,氧化型物质与还原型物质之间的转化反应就是电极反应,每个电极都有电极电势,则在两电极之间就会有一定的电势差,从而产生电流。

在一定状态下,电极电势的大小不仅取决于电对的本性,还与氧化型物质和还原型物质的浓度、气体的分压以及反应的温度等因素有关。

对任意给定的氧化还原电对的半反应:

$$a\,Ox + ne^- \rightleftharpoons b\,Red$$

其电极电势可表示为

$$\varphi_{Ox/Red} = \varphi^{\ominus}_{Ox/Red} + \frac{RT}{nF} \lg \frac{\alpha^a_{Ox}}{\alpha^b_{Red}} \tag{8-1}$$

式中 $\varphi_{Ox/Red}$——Ox/Red(即氧化型/还原型)电对的电极电势,V;

$\varphi^{\ominus}_{Ox/Red}$——电对的标准电极电势,V;

R——摩尔气体常数,8.3145J/(mol·K);

T——热力学温度,K;

F——法拉第常数,96485C/mol(C 是库仑);

n——电极反应中转移的电子数;

a,b——电对半反应式中各相应物质的计量系数;

α_{Ox},α_{Red}——氧化型(Ox)、还原型(Red)的活度,mol/L;其大小受溶液中离子强度的影响。

此式称为电极电势的能斯特(Nernst)方程式。

在 25℃ 时,将各常数代入上式,并将自然对数换成常用对数,即得

$$\varphi_{Ox/Red} = \varphi^{\ominus}_{Ox/Red} + \frac{0.059}{n} \lg \frac{\alpha^a_{Ox}}{\alpha^b_{Red}} \tag{8-2}$$

需要指出,Ox、Red 包括参加电对反应的氧化型、还原型物质及其他物质如 H^+、OH^- 等,即这些物质的浓度也要表示在能斯特方程式中。

利用能斯特方程可计算电对在各种浓度下的电极电势,在实际应用中非常重要。

由式(8-2)可见,电对的电极电势与溶液中的氧化型、还原型物质的活度 α 有关。当 $\alpha_{Ox} = \alpha_{Red} = 1$mol/L 或 $\alpha_{Ox}/\alpha_{Red} = 1$,若反应中有气体参加(或生成)则其分压等于 0.101325kPa 时,$\varphi_{Ox/Red} = \varphi^{\ominus}_{Ox/Red}$,这时的电极电势等于标准电极电势。

书后附录 4 的标准电极电势表中,列出了目前国际上推荐的 25℃ 时一些氧化还原电对的电极反应和标准电极电势。

根据物质的氧化还原能力,对照标准电极电势表中的数据可以看出:若某氧化还原电对的电极电势越低,该电对中还原型物质的还原能力就越强,而对应的氧化型物质氧化能力越弱;与此相反,若某氧化还原电对的电极电势越高,该电对中氧化型物质的氧化能力就越强,而对应的还原型物质的还原能力越弱。因此,电极电势是表示氧化还原电对所对应的氧化型物质或还原型物质氧化还原能力(即得、失电子能力)相对大小的一个物理量。

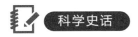

能斯特

能斯特（图 8-1）是德国卓越的物理学家、物理化学家和化学史家，是奥斯特瓦尔德的学生，热力学第三定律创始人，能斯特灯的创造者。1864 年 6 月 25 日，能斯特生于西普鲁士的布里森，1887 年毕业于维尔茨堡大学，并获博士学位，在那里，他认识了阿仑尼乌斯，并把他推荐给奥斯特瓦尔德当助手。第二年，他得出了电极电势与溶液浓度的关系式，即能斯特方程。

他先后在格丁根大学和柏林大学任教，他的研究成果有：发明了闻名于世的白炽灯（能斯特灯），建议用铂氢电极为零电位电极、能斯特方程、能斯特热定理（即热力学第三定律），低温下固体比热测定等，1920 年获得诺贝尔化学奖。

他把成绩的取得归功于导师奥斯特瓦尔德的培养，因而自己也毫无保留地把知识传给学生，他的学生先后有三位诺贝尔物理学奖获得者（米利肯于 1923 年，安德森于 1936 年，格拉泽于 1960 年），师徒五代相传是诺贝尔奖史上空前的。

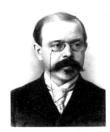

图 8-1 能斯特

二、条件电极电势

在利用能斯特方程计算各种不同情况下氧化还原电对的电极电势时，遇到的困难是有关离子的活度数值不易准确得知。所以在简单的计算中，往往忽略溶液中离子强度的影响，通常就以溶液的浓度 c 代替活度 a 代入能斯特方程式来近似计算，即

$$\varphi_{Ox/Red} = \varphi^{\ominus}_{Ox/Red} + \frac{0.059}{n} \lg \frac{c^a_{Ox}}{c^b_{Red}} \tag{8-3}$$

但是在实际工作中，溶液的离子强度常常是较大的，其影响不可忽略。更重要的是当氧化型或还原型物质因水解或配位等副反应使其存在形式改变时，会使电对的氧化型或还原型物质的浓度发生改变，这在很大程度上可引起电极电势的变化。在应用能斯特方程式时若不考虑离子强度及副反应的影响，计算结果就会与实际情况相差很大，导致较大误差，为此引出条件电极电势的概念。此时能斯特方程式表示为

$$\varphi_{Ox/Red} = \varphi^{\ominus\prime}_{Ox/Red} + \frac{0.059}{n} \lg \frac{c^a_{Ox}}{c^b_{Red}} \tag{8-4}$$

式中 $\varphi^{\ominus\prime}_{Ox/Red}$——条件电极电势。它是在一定条件（介质、浓度）下氧化型和还原型的分析浓度均为 1mol/L 或它们的浓度比率为 1 时，校正了各种外界因素（即配位反应、沉淀反应、溶液酸度等副反应）影响后的实际电极电势，它是由实验测得的。在条件一定时为一常数，当条件改变时也将随着改变。

条件电极电势的大小反映了离子强度以及各种副反应影响的总结果，说明了在外界因素的影响下该氧化还原电对的实际氧化还原能力。因此，处理氧化还原平衡问题应用条件电极电势比用标准电极电势更符合实际情况。附录 5 列出了部分氧化还原电对的条件电极电势，但由于目前条件电极电势的数据还比较少，当缺乏相同条件下的 $\varphi^{\ominus\prime}$ 数据时，可采用相近条件下的 $\varphi^{\ominus\prime}$，也可采用 $\varphi^{\ominus}$ 并通过能斯特方程式计算来考虑外界因素的影响。

三、电极电势的应用

1. 比较氧化剂、还原剂的相对强弱

电极电势的大小反映物质在水溶液中氧化还原能力的强弱,电极电势高,对应电对中氧化型物质是强氧化剂,还原型物质是弱还原剂。电极电势低,电对中还原型物质是强还原剂,氧化型物质是弱氧化剂。

2. 判断氧化还原反应的方向

根据电极电势代数值的相对大小,可以比较氧化剂和还原剂的相对强弱,进而可以预测氧化还原反应进行的方向。

【例题 1】 判断下列反应在标准状态下自发进行的方向。
$$2Fe^{3+} + Sn^{2+} \rightleftharpoons 2Fe^{2+} + Sn^{4+}$$

解:查附录 4 得 $\varphi^{\ominus}(Sn^{4+}/Sn^{2+}) = 0.151V < \varphi^{\ominus}(Fe^{3+}/Fe^{2+}) = 0.771V$

说明 Fe^{3+} 是比 Sn^{4+} 更强的氧化剂,即 Fe^{3+} 结合电子的倾向较大;Sn^{2+} 是比 Fe^{2+} 更强的还原剂,即 Sn^{2+} 给出电子的倾向较大。故 Fe^{3+} 能将 Sn^{2+} 氧化,反应能自发地向右进行。

答:反应在标准状态下自发向右进行。

由此可以得出规律:氧化还原反应总是自发地由较强的氧化剂与较强的还原剂相互作用,向着生成较弱的还原剂和较弱的氧化剂的方向进行。

3. 判断氧化还原反应进行的次序

当一种氧化剂可以氧化同一体系中的几种还原剂时,氧化剂首先氧化还原性最强(电极电势最低)的那种还原剂。同理,一种还原剂可以还原同一体系中的几种氧化剂时,首先还原氧化性最强(电极电势最高)的氧化剂。即在适宜的条件下,所有可能发生的氧化还原反应中,电极电势差最大的电对间首先进行反应。例如,测定 Fe^{3+} 时,通常都先用 $SnCl_2$ 还原 Fe^{3+} 为 Fe^{2+},而 Sn^{2+} 总是过量的,因此,溶液中就有 Sn^{2+} 和 Fe^{2+} 两种还原剂。若用 $K_2Cr_2O_7$ 标准溶液滴定该溶液时,由附录可得

$\varphi^{\ominus}(Cr_2O_7^{2-}/Cr^{3+}) = 1.33V$、$\varphi^{\ominus}(Fe^{3+}/Fe^{2+}) = 0.771V$、$\varphi^{\ominus}(Sn^{4+}/Sn^{2+}) = 0.151V$,可知 $Cr_2O_7^{2-}$ 是其中最强的氧化剂,Sn^{2+} 是最强的还原剂。滴加的 $Cr_2O_7^{2-}$ 首先氧化 Sn^{2+},只有将 Sn^{2+} 完全氧化后,才能氧化 Fe^{2+}。因此,在用 $K_2Cr_2O_7$ 标准滴定溶液滴定 Fe^{2+} 前,应先将过量的 Sn^{2+} 除去(一般用 $HgCl_2$ 将其氧化除去)。

4. 判断氧化还原反应进行的程度

化学反应平衡常数的大小可以衡量一个化学反应进行的程度。氧化还原反应的平衡常数可根据能斯特方程式用有关电对的条件电极电势或标准电极电势计算得到。如果用条件电极电势计算,得到的是条件平衡常数:

$$\lg K' = \frac{(\varphi_1^{\ominus\prime} - \varphi_2^{\ominus\prime})n_1 n_2}{0.059} \tag{8-5}$$

式中 K'——条件稳定常数;

$\varphi_1^{\ominus\prime}$,$\varphi_2^{\ominus\prime}$——氧化剂与还原剂两电对的条件电极电势,若查不到 $\varphi^{\ominus\prime}$ 则可近似采用;

n_1,n_2——氧化剂和还原剂半反应中转移的电子数。

氧化还原反应平衡常数的大小是由氧化剂和还原剂半反应电对 $\varphi^{\ominus\prime}$ 或 $\varphi^{\ominus}$ 的差值及转移

的电子数决定的,两电对 $\varphi^{\ominus\prime}$ 或 $\varphi^{\ominus}$ 的差值越大,K' 也越大,反应进行得越完全。对于 $n_1 = n_2 = 1$ 的反应,一般当 $\lg K' \geqslant 6$ 或 $\varphi_1^{\ominus\prime} - \varphi_2^{\ominus\prime} \geqslant 0.4\text{V}$❶ 时,可满足允许误差小于或等于 0.1% 的滴定分析要求,可认为反应已进行完全。

需注意:$(\varphi_1^{\ominus\prime} - \varphi_2^{\ominus\prime})$ 很大,仅说明该反应有进行完全的可能,但不一定能定量反应,也不一定能迅速完成。所以创造条件使两电对的电极电势差超过 0.4V 且无副反应,即氧化剂与还原剂之间的反应符合一定的化学反应方程式及化学计量关系,这样从理论上讲即可滴定。当然实际应用时,还需考虑反应的速率问题。

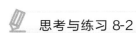

1. 选择题

(1) 利用电极电势可判断氧化还原反应的性质,但它不能判断(　　)。

A. 氧化还原反应速率　　　　　　B. 氧化还原反应方向

C. 氧化还原能力大小　　　　　　D. 氧化还原的完全程度

(2) 提高氧化还原反应的速率可采取的措施是(　　)。

A. 减少反应物浓度　B. 升高温度　　C. 加入指示剂　　D. 加入配位剂

2. 填空题

$2KMnO_4 + 5H_2O_2 + 3H_2SO_4 \Longrightarrow 2MnSO_4 + K_2SO_4 + 8H_2O + 5O_2\uparrow$ 中氧化剂是_____。

 问题 8-3 氧化还原滴定中怎么确定滴定终点?

第三节　氧化还原滴定曲线

氧化还原滴定法是以氧化还原反应为基础的滴定分析法,应用十分广泛,可以用来直接或间接地测定无机物和有机物的含量。

用于滴定分析的氧化还原反应必须具备以下条件:

① 反应能够定量地进行完全。

② 滴定反应能够迅速完成。

③ 有适当的方法或指示剂确定滴定终点。

氧化还原滴定过程中,随着标准滴定溶液的不断滴入,参加反应的氧化型或还原型物质的浓度不断发生变化,导致溶液中有关电对的电极电势也随之发生变化。在化学计量点附近也有一个突跃,**即电极电势突跃**。可以用曲线形式表示溶液电极电势变化与标准滴定溶液加入量的关系,即氧化还原滴定曲线。氧化还原滴定曲线可以通过实验测出的数据绘制而成,对某些反应也可利用能斯特方程式计算出各滴定点的电极电势来绘制。

图 8-2 为用 0.1000mol/L 硫酸铈溶液在 1mol/L H_2SO_4 介质中滴定 0.1000mol/L Fe^{2+} 溶液的滴定曲线。滴定反应为

---

❶ 对于电子转移数 $n_1 \neq n_2$ 的反应,则为 $\lg K' \geqslant 3(n_1 + n_2)$ 或 $\varphi_1^{\ominus\prime} - \varphi_2^{\ominus\prime} \geqslant 3(n_1 + n_2)\frac{0.059}{n_1 n_2}$。

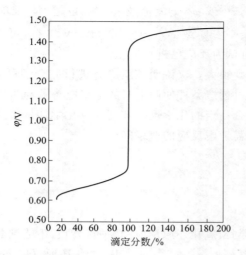

图 8-2　0.1000mol/L Ce^{4+} 溶液滴 0.1000mol/L Fe^{2+} 溶液的滴定曲线

$$Ce^{4+}+Fe^{2+}\rightleftharpoons Ce^{3+}+Fe^{3+}$$

$$Ce^{4+}+e^{-}\rightleftharpoons Ce^{3+} \quad \varphi^{\ominus\prime}(Ce^{4+}/Ce^{3+})=1.44V(0.5mol/L\ H_2SO_4\ 中)$$

$$Fe^{3+}+e^{-}\rightleftharpoons Fe^{2+} \quad \varphi^{\ominus\prime}(Fe^{3+}/Fe^{2+})=0.68V$$

滴定过程中，每加入一定量的滴定剂，反应就达到一个新的平衡。此时反应体系中两电对的电极电势相等。因此，溶液中各平衡点的电极电势可选用便于计算的任何一个电对来计算。

1. 化学计量点前

溶液中存在剩余的 Fe^{2+}，所以这一阶段溶液的电极电势可依据电对 Fe^{3+}/Fe^{2+} 来计算：

$$\varphi(Fe^{3+}/Fe^{2+})=\varphi^{\ominus\prime}(Fe^{3+}/Fe^{2+})+0.059\lg\frac{c(Fe^{3+})}{c(Fe^{2+})}$$

此时，$\varphi(Fe^{3+}/Fe^{2+})$ 随溶液中 $c(Fe^{3+})/c(Fe^{2+})$ 的变化而变化。当 Fe^{2+} 剩余 0.1% 时，

$$\varphi=\varphi(Fe^{3+}/Fe^{2+})=\varphi^{\ominus\prime}(Fe^{3+}/Fe^{2+})+0.059\lg\frac{c(Fe^{3+})}{c(Fe^{2+})}$$

$$=0.68+0.059\lg\frac{99.9}{0.1}=0.86(V)$$

2. 化学计量点时

滴定达到化学计量点时反应定量完成。此时溶液中未反应的 Ce^{4+} 及 Fe^{2+} 的浓度都极小且它们相等，又由于反应达到平衡时两电对的电极电势相等，故溶液的电极电势 φ 可由两电对的能斯特公式联立求解，经推导可得化学计量点时的电极电势计算公式：

$$\varphi_{计}=\frac{n_1\varphi_1^{\ominus\prime}+n_2\varphi_2^{\ominus\prime}}{n_1+n_2} \tag{8-6}$$

式中　n_1,n_2——两电对的电极反应中转移的电子数；

$\varphi_1^{\ominus\prime},\varphi_2^{\ominus\prime}$——两电对的条件电极电势，V。

对于硫酸铈溶液滴定 Fe^{2+}，化学计量点时，

$$\varphi = \frac{n_1\varphi^{\ominus\prime}(\text{Fe}^{3+}/\text{Fe}^{2+}) + n_2\varphi^{\ominus\prime}(\text{Ce}^{4+}/\text{Ce}^{3+})}{n_1+n_2} = \frac{0.68+1.44}{2} = 1.06(\text{V})$$

3. 化学计量点后

溶液中存在过量的 Ce^{4+}，因此可利用电对 $\text{Ce}^{4+}/\text{Ce}^{3+}$ 来计算溶液的电极电势。

$$\varphi(\text{Ce}^{4+}/\text{Ce}^{3+}) = \varphi^{\ominus\prime}(\text{Ce}^{4+}/\text{Ce}^{3+}) + 0.059\lg\frac{c(\text{Ce}^{4+})}{c(\text{Ce}^{3+})}$$

此时 $\varphi(\text{Ce}^{4+}/\text{Ce}^{3+})$ 随溶液中 $c(\text{Ce}^{4+})/c(\text{Ce}^{3+})$ 的改变而变化。当 Ce^{4+} 过量 0.1% 时，

$$\varphi = \varphi(\text{Ce}^{4+}/\text{Ce}^{3+}) = \varphi^{\ominus\prime}(\text{Ce}^{4+}/\text{Ce}^{3+}) + 0.059\lg\frac{c(\text{Ce}^{4+})}{c(\text{Ce}^{3+})}$$

$$= 1.44 + 0.059\lg\frac{0.1}{100} = 1.26(\text{V})$$

从计算及滴定曲线可以看出，在化学计量点附近有明显的电势突跃，而且电势突跃的大小与氧化剂、还原剂两电对条件电极电势的差值大小有关，差值越大，突跃越大，反之越小。由于电对的条件电极电势与条件有关，所以对于同一滴定反应，在不同的介质条件下进行时，其滴定曲线及电势突跃是不同的。图 8-3 是用高锰酸钾溶液在不同介质中滴定 Fe^{2+} 的滴定曲线。

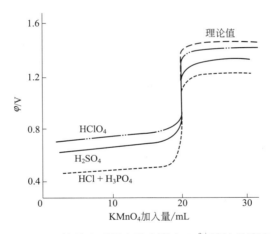

图 8-3　KMnO_4 溶液在不同介质中滴定 Fe^{2+} 溶液的滴定曲线

另外，如果用指示剂确定终点，则滴定终点时的电势取决于指示剂变色时的电势，可能与化学计量点电势不一致，实际工作中要加以注意。

思考与练习 8-3

填空题

（1）氧化还原滴定中，随着标准滴定溶液的不断滴入，参加反应的氧化型或还原型物质的_____不断发生变化，导致溶液中有关电对的_____也随之发生变化。

（2）氧化还原滴定化学计量点附近电极电势突跃的大小与氧化剂、还原剂两电对的_____有关，它们相差越_____，电极电势突跃越_____。

问题 8-4 氧化还原滴定中的指示剂有哪几类?

第四节 氧化还原滴定中的指示剂

氧化还原滴定的终点可以用电势滴定的方法确定,其基本原理是通过测量滴定过程中电极电势的变化以确定滴定的终点。也可利用指示剂在化学计量点附近颜色的改变来指示终点的到达。

氧化还原滴定中使用的指示剂根据其指示终点的原理不同分为以下三类。

一、自身指示剂

有些标准溶液或被滴定物质本身有颜色,而滴定产物为无色或浅色,在滴定时就不需要另加指示剂,本身的颜色变化就能起指示剂的作用,叫自身指示剂。

例如,高锰酸钾溶液本身显很深的紫红色,其还原产物 Mn^{2+} 几乎无色。当用高锰酸钾在酸性溶液中滴定无色或浅色的还原剂溶液时,就不必另加指示剂。达化学计量点后,稍微过量的 $KMnO_4$(此时 MnO_4^- 的浓度约为 2×10^{-6} mol/L)就可使溶液显粉红色,指示终点的到达。

二、专属指示剂

有些物质本身并不具有氧化还原性,但它能与氧化剂或还原剂作用产生易于辨认的特殊颜色,因而可指示滴定终点,这类指示剂称为专属指示剂。

例如,可溶性淀粉溶液与 I_2(有 I^- 存在下)作用生成深蓝色的吸附配合物,当 I_2 被还原成 I^- 时,吸附配合物解离,蓝色消失;当 I^- 被氧化为 I_2 时,蓝色出现,反应特效而灵敏。所以,在碘量法中,通常用淀粉溶液作指示剂,根据深蓝色出现或消失确定滴定终点,变色十分明显。因此,淀粉就是碘量法的专属指示剂。

三、氧化还原指示剂

这类指示剂本身是具有氧化还原性质的有机化合物,在滴定过程中也发生氧化还原反应,其氧化型和还原型具有不同的颜色,滴定过程中指示剂因被氧化或被还原而引起颜色变化,因而可指示滴定终点。

为减小终点误差,应使终点电势尽量与化学计量点电势一致。而终点电势取决于指示剂变色时的电势。如果以 In_{Ox} 和 In_{Red} 分别表示指示剂的氧化型和还原型,对于指示剂半反应:

$$In_{Ox}+ne^- \rightleftharpoons In_{Red}$$

根据能斯特公式,得 $\varphi_{In}=\varphi_{In}^{\ominus\prime}+\dfrac{0.0592}{n}\lg\dfrac{c_{In_{Ox}}}{c_{In_{Red}}}$

式中 $\varphi_{In}^{\ominus\prime}$ ——指示剂的条件电极电势。

由上式可以看出,溶液的颜色随 $c_{In_{Ox}}/c_{In_{Red}}$ 改变而变化。同酸碱指示剂的变色情况相似,当 $c_{In_{Ox}}/c_{In_{Red}}$ 为 10/1~1/10,肉眼能看到颜色的转变,指示剂从氧化型的颜色转变为还原型颜色。同理,可推导出氧化还原指示剂变色的电势范围:

$$\varphi_{In} = \varphi_{In}^{\ominus}{}' \pm \frac{0.0592}{n} \quad (无 \varphi_{In}^{\ominus}{}'时用 \varphi_{In}^{\ominus})$$

式中 φ_{In}——指示剂变色时的电势；

n——1分子指示剂在反应中转移的电子数。

由于 $0.059/n$ 甚小，故一般可依据指示剂的 $\varphi_{In}^{\ominus}{}'$（或 $\varphi_{In}^{\ominus}$）来估计指示剂变色的电势范围。表 8-1 列出了一些重要的氧化还原指示剂的 $\varphi_{In}^{\ominus}{}'$。选择指示剂时，应使指示剂变色点的电势处在滴定体系的电势突跃范围之内。为减小误差，尽量使指示剂的 $\varphi_{In}^{\ominus}{}'$ 与反应化学计量点的电势接近。

表 8-1 一些氧化还原指示剂的条件电极电势及颜色变化

指示剂	$\varphi_{In}^{\ominus}{}'$/V [H$^+$]=1mol/L	颜色变化	
		氧化型	还原型
次甲基蓝	0.36	紫色	无色
二苯胺	0.76	紫色	无色
二苯胺磺酸钠	0.84	紫红色	无色
邻苯氨基苯甲酸	0.89	紫红色	无色
邻二氮杂菲-亚铁	1.06	浅蓝色	红色
硝基邻二氮杂菲-亚铁	1.25	浅蓝色	紫红色

思考与练习 8-4

1. 单选题

下列物质中，可以用氧化还原滴定法测定的是（　　）。

A. 草酸　　　　　B. 乙酸　　　　　C. 盐酸　　　　　D. 硫酸

2. 简答题

氧化还原滴定中，可用哪些方法检测终点？所使用的指示剂有哪些类型？

问题 8-5 使用高锰酸钾法进行氧化还原滴定时用不用加指示剂？使用什么指示剂？

第五节 高锰酸钾法

由于高锰酸钾氧化能力强，能与许多物质起反应，应用范围广，可用于还原性物质的含量测定（如图 8-4），如根据中药中鞣质在酸性溶液中可被高锰酸钾溶液氧化的原理，由消耗高锰酸钾的量来计算鞣质含量。双氧水消毒液（图 8-5）中 H_2O_2 含量测定也可使用高锰酸钾法。

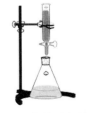

图 8-4 高锰酸钾滴定

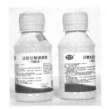

图 8-5 双氧水消毒液

一、概述

高锰酸钾法是利用高锰酸钾作标准滴定溶液进行滴定的氧化还原滴定法。$KMnO_4$ 是强氧化剂,它的氧化能力及还原产物都与溶液的酸度有关。

在强酸性溶液中,MnO_4^- 被还原成 Mn^{2+}:

$$MnO_4^- + 8H^+ + 5e^- \rightleftharpoons Mn^{2+} + 4H_2O \quad \varphi^\ominus = 1.51V$$

在弱酸性、中性、弱碱性溶液中,MnO_4^- 被还原成 MnO_2:

$$MnO_4^- + 2H_2O + 3e^- \rightleftharpoons MnO_2 \downarrow + 4OH^- \quad \varphi^\ominus = 0.59V$$

在强碱性溶液中,MnO_4^- 被还原成 MnO_4^{2-}:

$$MnO_4^- + e^- \rightleftharpoons MnO_4^{2-} \quad \varphi^\ominus = 0.56V$$

由于 $KMnO_4$ 在强酸性溶液中有更强的氧化能力,同时生成几乎无色的 Mn^{2+},便于终点的观察,因此高锰酸钾法多在强酸性条件下使用。调节酸度常采用 H_2SO_4,避免使用 HCl 和 HNO_3。

$KMnO_4$ 氧化有机物的反应速率在碱性条件下比在酸性条件下更快,所以用高锰酸钾法测定有机物时,一般在碱性溶液中进行。

应用高锰酸钾法进行测定时,可根据待测物质的性质采用不同的方法。

(1)直接滴定法

用 $KMnO_4$ 作氧化剂可直接滴定 Fe(Ⅱ)、H_2O_2、草酸盐等还原性物质。

(2)返滴定法

对于 MnO_2、PbO_2、Pb_3O_4、$K_2Cr_2O_7$、$KClO_3$ 等氧化性物质,可用返滴定法测定。

(3)间接滴定法

有些物质虽不具有氧化还原性(如 Ca^{2+}),但能与另一还原剂或氧化剂发生定量反应,也可以用高锰酸钾法间接测定。

MnO_4^- 本身为紫红色,Mn^{2+} 几乎无色,MnO_4^- 浓度为 $2 \times 10^{-6} mol/L$ 的溶液即显示出粉红色,所以用 $KMnO_4$ 滴定无色或浅色溶液时,一般不用另加指示剂可利用化学计量点后微过量的 MnO_4^- 本身的颜色(粉红色)来指示终点。

高锰酸钾法的优点是 $KMnO_4$ 氧化能力强,应用广泛,可直接或间接测定许多无机物和有机物且自身可作指示剂。其缺点是高锰酸钾试剂常含少量杂质,其标准滴定溶液不够稳定。

问题 8-6 标定高锰酸钾标准滴定溶液常用哪种基准试剂?

二、高锰酸钾标准滴定溶液的制备

1. 配制

纯的高锰酸钾溶液是相当稳定的,但市售的高锰酸钾试剂中常含有少量的 MnO_2 和其他杂质,配制溶液所用的蒸馏水中也常含有微量的还原性物质,它们都能缓慢地还原 $KMnO_4$,生成 $MnO(OH)_2$ 沉淀等,而 $MnO(OH)_2$、Mn^{2+} 的存在以及光、热、酸、碱等都能促使高锰酸钾分解,因此高锰酸钾标准滴定溶液只能用间接法制备。为了获得稳定的高锰酸钾溶液,可按下列方法配制和保存:

① 称取稍多于理论量的 $KMnO_4$ 固体，并溶解在一定体积的蒸馏水中。
② 将配制好的高锰酸钾溶液加热至沸，并保持微沸约 1h，然后放置 2~3 天，以使溶液中可能存在的还原性物质完全氧化。
③ 用微孔玻璃滤锅过滤除去析出的沉淀（切不可用普通滤纸过滤）。
④ 将过滤后的高锰酸钾溶液贮于棕色试剂瓶中并置于暗处保存。

2. 标定

标定高锰酸钾溶液的基准试剂很多，如 $Na_2C_2O_4$、$H_2C_2O_4 \cdot 2H_2O$、$(NH_4)_2Fe(SO_4)_2 \cdot 6H_2O$、$As_2O_3$ 及纯铁丝等。其中 $Na_2C_2O_4$ 因其不含结晶水、易于提纯、性质稳定等优点而最为常用。标定需在 H_2SO_4 介质中进行，反应为

$$2MnO_4^- + 5C_2O_4^{2-} + 16H^+ = 2Mn^{2+} + 10CO_2\uparrow + 8H_2O$$

为使标定反应定量而迅速地进行，应掌握好以下滴定条件。

(1) 温度

上述反应在室温下进行缓慢，为了提高反应速率，滴定前需将溶液水浴加热至约 65℃，但温度不宜过高，更不能直火加热，否则在酸性溶液中会使部分 $H_2C_2O_4$ 发生分解：

$$H_2C_2O_4 = CO_2\uparrow + CO\uparrow + H_2O$$

(2) 酸度

为使标定反应正常进行，溶液应保持足够的酸度，一般将草酸钠溶于硫酸溶液 (8+92) 中。

(3) 滴定速率

即使在 65℃ 的强酸性溶液中，$KMnO_4$ 与 $C_2O_4^{2-}$ 间的反应速率也是比较慢的，但反应产物 Mn^{2+} 对该反应有催化作用。这种生成物本身可起催化作用的反应叫自动催化反应。滴定开始时，溶液中没有 Mn^{2+} 催化，反应速率很慢，加入的第一滴高锰酸钾溶液褪色很慢，所以开始滴定时滴定速率一定要慢，只有在前一滴 $KMnO_4$ 溶液的紫红色完全褪去之后，才可加入下一滴。等几滴 $KMnO_4$ 溶液与 $C_2O_4^{2-}$ 完全反应之后，生成的 Mn^{2+} 使反应加速，滴定速率可适当快些，但也不能太快，否则，滴入的 $KMnO_4$ 来不及完全与 $C_2O_4^{2-}$ 反应，而在热的酸性溶液中发生分解，影响标定结果：

$$4MnO_4^- + 12H^+ = 4Mn^{2+} + 5O_2\uparrow + 6H_2O$$

如果在滴定前，就向溶液中加入几滴 $MnSO_4$ 试剂，则滴定一开始，反应就是较快的，但此时滴定也不能太快，否则也会使 $KMnO_4$ 发生上述分解反应。

(4) 滴定终点

因为 MnO_4^- 本身为紫红色，终点时稍过量的 MnO_4^- 就能使溶液呈粉红色而指示终点的到达。此终点不太稳定，这是由于空气中的还原性气体或尘埃等杂质可与 $KMnO_4$ 作用，将 MnO_4^- 还原而使粉红色褪去。因此滴定时溶液出现粉红色经 30s 不褪色即可认为终点已到。

另外，标定过的高锰酸钾溶液应避光、避热且不宜长期存放，使用久置的高锰酸钾溶液时，应将其过滤并重新标定。

【例题 2】 称取基准试剂 $Na_2C_2O_4$ 0.1500g 溶解在强酸性溶液中，然后用高锰酸钾标准滴定溶液滴定，到达终点时消耗 20.00mL，计算高锰酸钾溶液的物质的量浓度，以

$c\left(\frac{1}{5}KMnO_4\right)$ 表示。

解：滴定反应为

$$2MnO_4^- + 5C_2O_4^{2-} + 16H^+ = 2Mn^{2+} + 10CO_2\uparrow + 8H_2O$$

由上述反应式可知：$n\left(\frac{1}{5}KMnO_4\right) = n\left(\frac{1}{2}Na_2C_2O_4\right)$

求得：

$$c\left(\frac{1}{5}KMnO_4\right)V(KMnO_4) = \frac{m(Na_2C_2O_4)}{M\left(\frac{1}{2}Na_2C_2O_4\right)}$$

$$c\left(\frac{1}{5}KMnO_4\right) = \frac{m(Na_2C_2O_4)}{M\left(\frac{1}{2}Na_2C_2O_4\right)V(KMnO_4)}$$

$$= \frac{0.1500}{67.00 \times 20.00 \times 10^{-3}} = 0.1119(mol/L)$$

答：终点时 $c\left(\frac{1}{5}KMnO_4\right)$ 为 $0.1119 mol/L$。

三、高锰酸钾法的应用

1. 过氧化氢含量的测定

在稀 H_2SO_4 溶液中，过氧化氢能定量地被 $KMnO_4$ 氧化生成氧气和水：

$$2MnO_4^- + 5H_2O_2 + 6H^+ = 2Mn^{2+} + 5O_2\uparrow + 8H_2O$$

因此可用高锰酸钾标准滴定溶液直接测定商品双氧水中过氧化氢的含量。反应在室温下进行，开始滴定时，反应速率较慢，滴入第一滴溶液不易褪色，但因 H_2O_2 不稳定，不能加热。随着反应的进行，由于生成 Mn^{2+} 的自动催化作用，加快了反应速率，因而能顺利地滴定到终点。滴前也可加 2 滴 $MnSO_4$ 溶液以提高反应速率。

$$\rho(H_2O_2) = \frac{c\left(\frac{1}{5}KMnO_4\right)V(KMnO_4)M\left(\frac{1}{2}H_2O_2\right)}{V_{样}}$$

2. 钙含量的测定

先将试样中的 Ca^{2+} 沉淀为 CaC_2O_4，沉淀经过滤、洗涤后用适当浓度的 H_2SO_4 溶解，然后用高锰酸钾标准滴定溶液滴定溶液中的 $H_2C_2O_4$，间接求得钙的含量。有关反应如下：

$$Ca^{2+} + C_2O_4^{2-} = CaC_2O_4\downarrow$$

$$CaC_2O_4 + 2H^+ = Ca^{2+} + H_2C_2O_4$$

$$2MnO_4^- + 5H_2C_2O_4 + 6H^+ = 2Mn^{2+} + 10CO_2\uparrow + 8H_2O$$

$$w(Ca) = \frac{c\left(\frac{1}{5}KMnO_4\right)V(KMnO_4)M\left(\frac{1}{2}Ca\right)}{m_s}$$

3. 有机物含量的测定

在强碱性溶液中，MnO_4^- 与有机物反应，生成绿色的 MnO_4^{2-}。利用这一反应可定量测定有机物。例如测定甲酸时，向试液中加入准确过量的高锰酸钾标准滴定溶液，并加入

NaOH 至溶液呈碱性：

$$HCOO^- + 2MnO_4^- + 3OH^- = CO_3^{2-} + 2MnO_4^{2-} + 2H_2O$$

待反应完成后，将溶液酸化，用还原剂标准滴定溶液（Fe^{2+} 标准滴定溶液）滴定溶液中所有的高价锰，将其还原为 Mn（Ⅱ），计算出消耗的还原剂的物质的量。用同样方法，测出反应前一定量碱性高锰酸钾标准滴定溶液相当于还原剂的物质的量，根据二者之差即可计算出甲酸的含量。

此法可测定甲醇、甘油、羟基乙酸、酒石酸、柠檬酸、苯酚、水杨酸、甲醛及葡萄糖等。

思考与练习 8-5

1. 填空题

高锰酸钾法在强酸性溶液中进行时，所用强酸是_____。

2. 单选题

（1）标定 $KMnO_4$ 标准滴定溶液所需的基准物质是（　　）。
A. $Na_2S_2O_3$　　　　B. $K_2Cr_2O_7$　　　　C. Na_2CO_3　　　　D. $Na_2C_2O_4$

（2）$KMnO_4$ 标准滴定溶液必须放置在（　　）中避光保存。
A. 白色试剂瓶　　　B. 白色滴瓶　　　C. 棕色试剂瓶　　　D. 白色容量瓶

问题 8-7 使用碘量法进行氧化还原滴定时使用什么指示剂指示滴定终点？指示剂是刚开始滴定时加入吗？

第六节　碘量法

碘量法在药物分析中的应用也较广泛，如 4-苯甲酸甲酯（一种对羟基苯甲酸酯）中溴的测定就是使用这种方法。这种化合物作为防腐剂被应用于眼药制剂和外用眼药膏中，硫代硫酸钠被用作滴定剂进行滴定。牛黄解毒片（图 8-6）成分测定、小儿惊风散（图 8-7）中雄黄含量测定也是应用了碘量法。

牛黄

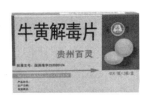
图 8-6　牛黄解毒片

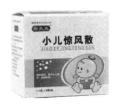
图 8-7　小儿惊风散

一、概述

碘量法是利用 I_2 的氧化性或 I^- 的还原性进行测定的氧化还原滴定分析方法。其半反应为

$$I_2 + 2e^- \rightleftharpoons 2I^- \qquad \varphi^{\ominus}(I_2/I^-) = 0.535V$$

由于固体 I_2 在水中的溶解度很小且易挥发，所以实际应用时通常是将 I_2 溶解在 KI 溶液中，此时 I_2 在溶液中以 I_3^- 形式存在：$I_2 + I^- \rightleftharpoons I_3^-$

半反应为 $\qquad I_3^- + 2e^- \rightleftharpoons 3I^- \qquad \varphi^{\ominus}(I_3^-/I^-) = 0.545V$

但为简便起见，一般仍将 I_3^- 简写为 I_2。

由电对 I_2/I^- 的 $\varphi^{\ominus}$ 可知，I_2 的氧化能力较弱，只能与一些较强的还原剂作用；I^- 是中等强度的还原剂，能被许多氧化剂氧化为 I_2。因此，碘量法又可分为直接碘量法和间接碘量法两种。

1. 直接碘量法

直接碘量法又称碘滴定法，它是利用 I_2 作标准滴定溶液，在微酸性或近中性溶液中直接滴定电极电势比 $\varphi^{\ominus}(I_2/I^-)$ 低的较强还原性物质的分析方法。其基本反应为

$$I_2 + 2e^- \rightleftharpoons 2I^-$$

例如，SO_2 用水吸收后，可用碘标准滴定溶液直接滴定，反应为

$$I_2 + SO_2 + 2H_2O \rightleftharpoons 2I^- + SO_4^{2-} + 4H^+$$

此外，还可测定 Sn^{2+}、$Sb(Ⅲ)$、$As(Ⅲ)$、S^{2-}、SO_3^{2-}、$S_2O_3^{2-}$、维生素 C 等。

由于 I_2 是较弱的氧化剂，所以直接碘量法的测定范围有限。

2. 间接碘量法

间接碘量法又称滴定碘量法，它是利用 I^- 的还原性，先使电极电势比 $\varphi^{\ominus}(I_2/I^-)$ 高的待测氧化性物质与 I^- 作用定量地析出 I_2，然后再用还原剂（常用 $Na_2S_2O_3$）标准滴定溶液滴定析出的 I_2，从而测出氧化性物质的含量。其基本反应为

$$2I^- - 2e^- \rightleftharpoons I_2$$
$$I_2 + 2S_2O_3^{2-} \rightleftharpoons 2I^- + S_4O_6^{2-}$$

例如 $K_2Cr_2O_7$ 的测定，先使 $K_2Cr_2O_7$ 试液在酸性介质中与过量 KI 作用生成 I_2，再用硫代硫酸钠标准滴定溶液滴定析出的 I_2。相关反应为

$$Cr_2O_7^{2-} + 6I^- + 14H^+ \rightleftharpoons 2Cr^{3+} + 3I_2 + 7H_2O$$
$$I_2 + 2S_2O_3^{2-} \rightleftharpoons 2I^- + S_4O_6^{2-}$$

显然，凡能与 KI 作用定量析出 I_2 的氧化性物质如 Cu^{2+}、H_2O_2、MnO_4^-、$Cr_2O_7^{2-}$、CrO_4^{2-}、AsO_4^{3-}、SbO_4^{3-}、ClO_4^-、ClO_3^-、ClO^-、IO_3^- 等都可用间接碘量法测定。还可测定能与 CrO_4^{2-} 生成沉淀的 Pb^{2+}、Ba^{2+} 等。

碘量法常以淀粉为指示剂，淀粉溶液与 I_2（有 I^- 存在下）作用生成深蓝色的吸附配合物，灵敏度很高。直接碘量法蓝色出现为终点；间接碘量法蓝色消失为终点。

二、碘量法的反应条件

综上所述，碘量法既可以测定还原性物质，也可以测定氧化性物质，但测定时需控制好反应条件。

1. 防止 I_2 挥发和 I^- 被空气氧化

① 加入过量的 KI 使 I_2 生成易溶的 I_3^-。

② 溶液的酸度不宜太高且应避免阳光直接照射，否则会促进 I^- 被空气中的氧气氧化。

③ 反应在室温并于碘量瓶中封闭进行。

④ 不宜剧烈摇瓶，且滴定速率也不宜太慢。

2. 控制溶液酸度

直接碘量法不能在碱性溶液中进行，间接碘量法中 I_2 和 $S_2O_3^{2-}$ 间的反应必须在中性或弱酸性溶液中进行，否则会发生副反应。

3. 适时加入淀粉指示剂

间接碘量法用硫代硫酸钠溶液滴定 I_2 时，一般是在大部分 I_2 被还原，滴定接近终点时才加入淀粉指示剂。

 问题 8-8 碘量法中经常使用的标准滴定溶液是什么溶液？

三、碘量法标准滴定溶液的制备

碘量法中经常使用的标准滴定溶液有 I_2 和 $Na_2S_2O_3$ 两种。

1. 碘标准滴定溶液的制备

（1）配制

用升华法制得的纯碘，可用直接法制备标准滴定溶液。但 I_2 具有较强的腐蚀性和挥发性，不宜用分析天平称量，所以通常是用市售的碘采用间接法制备。由于 I_2 本身在水中溶解度极小且易挥发，所以配制时先在托盘天平上称取一定量的 I_2 和 KI（I_2：KI=1：3），置于研钵中加少量水润湿研磨，待 I_2 全部溶解后再加水稀释到一定体积。将溶液贮于具有玻璃塞的棕色试剂瓶中，防止与橡皮等有机物接触，置于阴暗处避免光照和受热。

（2）标定

As_2O_3（砒霜，剧毒）是标定碘溶液的常用基准试剂，难溶于水，故先将准确称取的 As_2O_3 溶于 NaOH 溶液中，然后以酚酞为指示剂，用 HCl 中和过量的 NaOH 至中性或微酸性，再加入过量的 $NaHCO_3$（具有缓冲作用），保持溶液 $pH \approx 8$ 左右。以淀粉为指示剂，用碘溶液进行滴定，终点时溶液由无色突变为蓝色。

碘溶液也可用硫代硫酸钠标准滴定溶液通过浓度比较来标定，其反应式为

$$2S_2O_3^{2-} + I_2 = 2I^- + S_4O_6^{2-}$$

通常先将硫代硫酸钠溶液用 $K_2Cr_2O_7$ 作基准试剂进行标定，再将 I_2 与 $Na_2S_2O_3$ 比较以确定碘溶液的准确浓度，避免了 As_2O_3 的使用。

2. 硫代硫酸钠标准滴定溶液的制备

（1）配制

市售 $Na_2S_2O_3 \cdot 5H_2O$ 常含有 S、Na_2SO_4、Na_2SO_3、NaCl、Na_2CO_3 等杂质，且易风化、潮解；硫代硫酸钠溶液不稳定，其浓度随时间而变化，其中 $Na_2S_2O_3$ 在微生物作用下分解是存放过程中硫代硫酸钠溶液浓度变化的主要原因。故硫代硫酸钠标准滴定溶液用间接法制备。制备时一般采取如下步骤：用托盘天平称取需要量的 $Na_2S_2O_3 \cdot 5H_2O$（或无水 $Na_2S_2O_3$），加少量 Na_2CO_3，溶解，加蒸馏水稀释至一定体积。加热微沸 10min，冷却后，将溶液保存在棕色瓶中，阴暗处放置两周过滤后再标定。

长期保存的硫代硫酸钠标准滴定溶液,应每隔一定时间重新标定一次。若溶液变黄或浑浊,说明有 S 析出,不能继续使用,必须过滤后重新标定其浓度,或弃去重配。

(2) 标定

硫代硫酸钠溶液的标定采用间接碘量法,标定时可用 $K_2Cr_2O_7$、$KBrO_3$、KIO_3 和纯铜等为基准试剂,其中以 $K_2Cr_2O_7$ 最为常用。如准确称取一定量的 $K_2Cr_2O_7$(或量取一定体积的重铬酸钾标准滴定溶液)放于碘量瓶中,在酸性溶液中与过量的 KI 作用析出相当量的 I_2,然后以淀粉为指示剂,立即用待标定的硫代硫酸钠溶液滴定。反应为

$$Cr_2O_7^{2-} + 6I^- + 14H^+ = 2Cr^{3+} + 3I_2 + 7H_2O$$

$$2S_2O_3^{2-} + I_2 = 2I^- + S_4O_6^{2-}$$

根据 $K_2Cr_2O_7$ 的质量及硫代硫酸钠溶液的用量,即可计算出硫代硫酸钠溶液的准确浓度。

四、碘量法的应用

1. 维生素 C(药片)含量的测定

维生素 C 又名抗坏血酸,化学式为 $C_6H_8O_6$。维生素 C 是预防和治疗坏血病及促进身体健康的药品,也是分析中常用的掩蔽剂。维生素 C 分子中的烯二醇基具有较强的还原性,它能被 I_2 定量地氧化为二酮基,反应式为

维生素 C(药片)含量的测定方法:准确称取维生素 C(药片)试样,溶解在新煮沸且冷却的蒸馏水中,以 HAc 酸化,加入淀粉指示剂,迅速用碘标准滴定溶液滴定至溶液呈现稳定的蓝色并在 30s 内不褪色即为终点。

注意:维生素 C 的还原性很强,在空气中易被氧化,在碱性介质中更容易被氧化,所以溶液酸化后应立即滴定,而且实验操作要熟练。由于蒸馏水中含有溶解氧,必须事先煮沸,否则会使测定结果偏低。如果有能被 I_2 直接氧化的物质存在,则对本测定有干扰。根据消耗的碘标准滴定溶液的体积可求出维生素 C 的含量。

$$w(维生素\ C) = \frac{c\left(\frac{1}{2}I_2\right) V(I_2) M\left(\frac{1}{2}C_6H_8O_6\right)}{m_s}$$

2. 铜含量的测定

在中性或弱酸性溶液中,Cu^{2+} 可与 I^- 作用析出 I_2 并生成难溶物 CuI,这是碘量法测定铜的基础。析出的 I_2 可用硫代硫酸钠标准滴定溶液滴定。其反应为

$$2Cu^{2+} + 4I^- = 2CuI\downarrow + I_2$$

$$I_2 + 2S_2O_3^{2-} = 2I^- + S_4O_6^{2-}$$

为了得到准确的分析结果,具体测定时应注意以下几点:

① KI 在反应中既是还原剂(将 Cu^{2+} 还原为 Cu^+)、沉淀剂(沉淀 Cu^+ 为 CuI),又是配位剂(将 I_2 配合为 I_3^-),为使上述反应趋于完全,必须加入过量的 KI。

② Cu^{2+} 与 KI 的反应要求在 pH=3~4 的弱酸性溶液中进行。酸度过低 Cu^{2+} 将水解；酸度过高，Cu^{2+} 会加速 I^- 被空气中 O_2 氧化的反应。因此常用 NH_4F-HF、HAc-NaAc 或 HAc-NH_4Ac 等缓冲溶液控制酸度。

③ Cu^{2+} 与 KI 的反应速率较快无需放置，加入 KI 之后应立即滴定。

④ 由于 CuI 沉淀表面强烈吸附 I_2，使测定结果偏低，因此，可在近终点时即大部分 I_2 被 $Na_2S_2O_3$ 滴定后，加入 NH_4SCN，使 CuI 沉淀转化为溶解度更小且对 I_2 吸附作用较小的 CuSCN 沉淀：

$$CuI + SCN^- \rightleftharpoons CuSCN\downarrow + I^-$$

这样不仅可以释放被吸附的 I_2，而且反应再生出来的 I^- 与未作用的 Cu^{2+} 反应。在这种情况下，使用较少的 KI 可使反应进行得更完全。但 NH_4SCN 只能在接近终点时加入，否则 SCN^- 可直接还原 Cu^{2+} 而使测定结果偏低。

⑤ 若试液中含有 Fe^{3+}，则可氧化 I^- 为 I_2 而干扰测定，应加入 NH_4F，使 Fe^{3+} 与 F^- 生成稳定的 FeF_6^{3-}，降低 Fe^{3+}/Fe^{2+} 电对的电极电势，使 Fe^{3+} 失去氧化 I^- 的能力。

$$w(Cu) = \frac{c(Na_2S_2O_3)V(Na_2S_2O_3)M(Cu)}{m_s}$$

此法测定铜，快速准确，广泛用于测定矿石、炉渣、铜合金、电镀液及胆矾等试样中的铜。

3. 葡萄糖含量的测定

葡萄糖分子中所含的醛基，能在碱性条件下用过量 I_2 氧化成羧基，反应如下：

$$I_2 + 2OH^- \rightleftharpoons IO^- + I^- + H_2O$$

$$CH_2OH(CHOH)_4CHO + IO^- + OH^- \rightleftharpoons CH_2OH(CHOH)_4COO^- + I^- + H_2O$$

剩余的 IO^- 在碱性溶液中歧化成 IO_3^- 和 I^-：

$$3IO^- \rightleftharpoons IO_3^- + 2I^-$$

溶液经酸化后又析出 I_2：

$$IO_3^- + 5I^- + 6H^+ \rightleftharpoons 3I_2 + 3H_2O$$

最后以硫代硫酸钠标准滴定溶液滴定析出的 I_2。

很多具有氧化性的物质如过氧化物、臭氧、漂白粉中的有效氯等都可以用碘量法测定。

除高锰酸钾法、碘量法外，重铬酸钾法、亚硝酸钠法、硫酸铈法、溴酸钾法等也是氧化还原滴定中常用的方法。

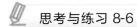

思考与练习 8-6

1. 填空题

（1）碘量法滴定的酸度条件是_____。

（2）_____是碘量法的专属指示剂。

2. 单选题

标定 $Na_2S_2O_3$ 标准滴定溶液最常用的基准试剂是（　　）。

A. 草酸　　　　B. 邻苯二甲酸氢钾　　　　C. 重铬酸钾　　　　D. 碳酸钠

本章小结

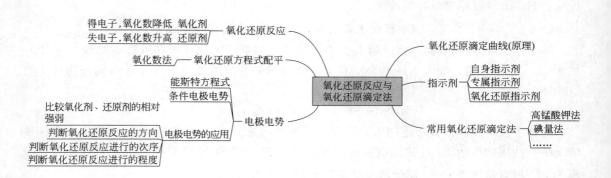

习题

1. 填空题

(1) 在化学反应中，如果反应前后元素氧化数发生变化，就一定有_____转移，这类反应就属于_____反应。

(2) 分析下列氧化还原反应中氧化数的变化，指出氧化剂和还原剂。

① $2Fe+3Cl_2 =\!=\!= 2FeCl_3$　　　　　　　氧化剂_____；还原剂_____。

② $CuO+CO =\!=\!= Cu+CO_2$　　　　　　　氧化剂_____；还原剂_____。

③ $2Al+3H_2SO_4 =\!=\!= Al_2(SO_4)_3+3H_2\uparrow$　　氧化剂_____；还原剂_____。

④ $Zn+CuSO_4 =\!=\!= ZnSO_4+Cu$　　　　　氧化剂_____；还原剂_____。

(3) 在用高锰酸钾法测定 H_2O_2 含量时，应选择在_____（填"酸性"或"碱性"）介质中进行。

(4) 如果溶液中同时存在 $HgCl_2$ 和 Cl_2，加入还原剂 $SnCl_2$ 时，_____先被还原〔已知 $\varphi^{\ominus'}(Sn^{4+}/Sn^{2+})=0.14V$，$\varphi^{\ominus'}(Hg^{2+}/Hg_2Cl_2)=0.14V$，$\varphi^{\ominus'}(Cl_2/Cl^-)=0.36V$〕。

(5) 直接碘量法蓝色_____为终点；间接碘量法蓝色_____为终点。

2. 单选题

(1) 下列变化需要加入氧化剂才能实现的是（　　）。

A. $NaOH \longrightarrow NaCl$　　　　　　B. $H_2SO_4 \longrightarrow H_2$

C. $HCl \longrightarrow Cl_2$　　　　　　　　D. $CaCO_3 \longrightarrow CO_2$

(2) 用 $Na_2C_2O_4$ 标定 $KMnO_4$ 标准滴定溶液时，滴定刚开始褪色较慢，但之后褪色变快的原因是（　　）。

A. 温度过低　　　　　　　　　　B. 反应进行后温度升高

C. Mn^{2+} 的催化作用　　　　　　　D. $Na_2C_2O_4$ 的量变小

(3) 人体血红蛋白中含有 Fe^{2+}，如果误食亚硝酸盐，会使人中毒，因为亚硝酸盐会使 Fe^{2+} 转化为 Fe^{3+}，生成高铁血红蛋白而丧失与 O_2 的结合能力，服用维生素 C 可缓解亚硝酸盐中毒，这说明维生素 C 具有（　　）。

A. 酸性 B. 碱性 C. 氧化性 D. 还原性

(4) 在间接碘量法测定中,下列操作正确的是（　　）。

A. 边滴定边快速摇瓶 B. 在 70～80℃ 条件下滴定

C. 滴定一开始就加入淀粉指示剂

D. 加入过量 KI 并在室温和避免阳光直射条件下滴定

(5) 在用高锰酸钾法测定 H_2O_2 含量时,为加快反应可加入（　　）。

A. H_2SO_4 B. $MnSO_4$ C. $KMnO_4$ D. $NaOH$

(6) 下列各组物质在标准状态下能够共存的是（　　）。

A. Fe^{3+} 和 Cu B. Fe^{2+} 和 Cu C. Fe^{3+} 和 Sn^{2+} D. H_2O_2 和 Fe^{2+}

3. 用标准电极电势判断下列反应自发进行的方向。

(1) $2Br^- + 2Fe^{3+} \rightleftharpoons Br_2 + 2Fe^{2+}$

(2) $2Ag + Zn(NO_3)_2 \rightleftharpoons Zn + 2AgNO_3$

4. 计算题

(1) 在 Ag^+、Cu^{2+} 浓度分别为 1.0×10^{-2} mol/L 和 0.10mol/L 的混合溶液中加入 Fe 粉,通过计算说明哪种金属离子先被还原。

(2) 量取某工业 H_2O_2 试样 25.00mL 于 250.0mL 容量瓶中,稀释至刻度,混匀。再吸取 25.00mL,加硫酸酸化后用 0.02732mol/L $KMnO_4$ 标准溶液滴定,消耗 35.86mL。计算此试样中 H_2O_2 的含量。

第九章
沉淀溶解平衡与沉淀滴定法

学习目标

知识目标
1. 掌握溶度积概念及溶度积规则。
2. 掌握分步沉淀、沉淀的溶解及沉淀的转化方法。
3. 掌握用于沉淀滴定的沉淀反应应具备的条件。
4. 掌握莫尔法的基本原理及滴定条件。
5. 了解佛尔哈德法、法扬司法的基本原理。

能力目标
1. 能利用难溶电解质的转化和溶解方法解决实际问题。
2. 能熟练制备硝酸银、硫氰酸钾等标准滴定溶液。
3. 能选择合适的沉淀剂,准确测定样品中组分的含量。
4. 能利用溶度积规则判断沉淀的生成与溶解,解决实际生活和工作中存在的问题。

导学案例

银量法的发展和研究

1833 年法国化学家盖·吕萨克制订了著名的银量法。这个方法一经发表,就引起了各国的极大注意。因为它比当时已应用了几百年的火法试金更加准确。盖·吕萨克曾断言火法试金的分析结果偏低,招致法国政府在金融上遭受过很大损失。法国造币厂为了考验他的说法,制造了一系列银合金标准试样,把它们分送到欧洲各国进行分析,并与盖·吕萨克的方法加以对比,结果充分证实了盖·吕萨克的断言,因此他的方法很快为各国采纳,并确认为标准法。1851 年,德国化学家李比希提出了测定氰化物的银量法;1856 年,德国化学家莫尔提出以铬酸钾为指示剂的银量法;1874 年,德国化学家佛尔哈德提出了测定酸性介质中卤化物的间接沉淀滴定法,用铁矾作指示剂,以硫氰酸盐回滴试液中的过量银;1923 年,美国化学家法扬司发现荧光黄及其衍生物能指示 Ag^+ 滴定卤化物的终点,提出了以吸附指示剂确定滴定终点的银量法。

第九章 沉淀溶解平衡与沉淀滴定法

沉淀的生成和溶解是一个可逆过程,难溶电解质的溶液中也存在着沉淀溶解平衡,这是沉淀滴定法的理论基础。沉淀滴定法广泛应用于化工制药、环境监测、水质分析、药物分析等领域。在中药分析中主要用于矿物药中金属离子或某些阴离子的测定,若复方中含有汞,多数也采用此法进行测定,如小儿金丹片中朱砂含量测定就采用了沉淀滴定法。

 问题 9-1 将 AgCl 固体加入水中,发现固体"不溶解",但经检测,发现水中有 Ag^+ 和 Cl^-,请问 Ag^+ 和 Cl^- 是从哪里来的?

第一节 难溶电解质的溶解平衡

不同电解质的溶解度是不同的。通常把 25℃时,溶解度小于 0.01g/100g H_2O 的电解质称为**难溶电解质**,如氯化银、硫酸钡、氢氧化铁等都是难溶电解质。溶液中难溶电解质固体与其溶解在溶液中的相应离子之间存在的平衡,称为沉淀溶解平衡。

沉淀溶解平衡
与溶度积

一、溶度积常数

绝对不溶于水的物质是不存在的。在一定温度下,将难溶电解质晶体放入水中时,就发生沉淀和溶解两个过程。例如,在一定温度下,将固体氯化银放入水中,在水分子的作用下,固体表面上的 Ag^+ 和 Cl^- 受到极性水分子的吸引和撞击,就会脱离固体表面进入溶液,这个过程称为氯化银的溶解;同时,溶液中的水合 Ag^+ 和水合 Cl^- 在运动过程中又会受到固体氯化银的吸引,脱去水而重新回到固体表面,这个过程称为氯化银的沉淀(或结晶)。当溶解速率和沉淀速率相等(或溶液达到饱和)时,体系达到动态平衡:

$$AgCl(s) \rightleftharpoons Ag^+ + Cl^-$$

其平衡常数表达式为 $K_{sp}(AgCl) = [Ag^+][Cl^-]$

任何难溶电解质都存在这样的沉淀溶解平衡。当难溶电解质的沉淀和溶解达到平衡状态时,溶液为饱和溶液,K_{sp} 是难溶电解质固体和它的饱和溶液在平衡状态时的平衡常数,称为难溶电解质的溶度积常数,简称**溶度积**。

对于任一难溶电解质 A_mB_n,在一定温度下达到平衡时:

$$A_mB_n(s) \rightleftharpoons mA^{n+} + nB^{m-}$$

$$K_{sp}(A_mB_n) = [A^{n+}]^m[B^{m-}]^n$$

上式表明,**在一定温度下,难溶电解质的饱和溶液中,各离子浓度幂的乘积是一个常数,即溶度积常数**。和其他平衡常数一样,溶度积只与难溶电解质的性质和温度有关,与溶液中离子浓度无关。这里各离子浓度的单位为 mol/L。附录 6 列出了 25℃时一些常见难溶化合物的 K_{sp}。

K_{sp} 表示难溶强电解质在溶液中的溶解程度,也表示生成该难溶电解质沉淀的难易程度。只不过难溶电解质不同,K_{sp} 不同而已。

二、溶度积规则

在实际工作中,应用沉淀溶解平衡可以判断某溶液中有无沉淀生成或沉淀能否溶解。为了说明这个问题,需要引入**离子积**的概念。

1. 离子积

离子积是指在一定温度下,难溶电解质处于任意状态时,溶液中离子浓度幂的乘积,用符号 Q 表示。

$$BaSO_4(s) \rightleftharpoons Ba^{2+} + SO_4^{2-}$$

其离子积 $Q = c(Ba^{2+})c(SO_4^{2-})$,其中 $c(Ba^{2+})$ 和 $c(SO_4^{2-})$ 分别表示 Ba^{2+} 和 SO_4^{2-} 在任意状态时的浓度;而 $K_{sp}(BaSO_4) = [Ba^{2+}][SO_4^{2-}]$,其中 $[Ba^{2+}]$ 和 $[SO_4^{2-}]$ 分别表示 Ba^{2+} 和 SO_4^{2-} 在沉淀溶解平衡状态时的浓度。显然,离子积 Q 与溶度积 K_{sp} 具有不同的意义,K_{sp} 仅仅是 Q 的一个特例。

 问题 9-2 将 0.01mol/L $MgCl_2$ 溶液和 0.01mol/L NaOH 溶液等体积混合,是否会产生沉淀?已知溶度积 $K_{sp}[Mg(OH)_2] = 1.8 \times 10^{-11}$。

2. 溶度积规则

对于某一给定溶液,Q 与 K_{sp} 相比较,可得到以下结论:

① $Q = K_{sp}$,饱和溶液,达到动态平衡,无沉淀析出。

② $Q > K_{sp}$,过饱和溶液,有沉淀从溶液中析出,直至饱和达到平衡为止。

③ $Q < K_{sp}$,不饱和溶液,无沉淀析出。若体系中有固体存在,将继续溶解直至形成饱和溶液为止。

以上规则称为溶度积规则。可以看出,通过控制离子的浓度,便可使沉淀溶解平衡发生移动,从而使平衡向着人们需要的方向移动。

【例题 1】 若将 0.002mol/L 硝酸银溶液与 0.005mol/L 氯化钠溶液等体积混合,是否有氯化银沉淀析出?(已知氯化银的溶度积 $K_{sp} = 1.8 \times 10^{-10}$)

解:两种溶液等体积混合后,体积增大了一倍,各自的浓度减小至原来的一半,即

$$c(AgNO_3) = 0.001mol/L, \quad c(NaCl) = 0.0025mol/L$$

即

$$c(Ag^+) = 0.001mol/L, \quad c(Cl^-) = 0.0025mol/L$$

$$Q = c(Ag^+)c(Cl^-) = 0.001 \times 0.0025 = 2.5 \times 10^{-6}$$

$$K_{sp}(AgCl) = 1.8 \times 10^{-10}$$

则 $Q > K_{sp}$,有沉淀析出。

答:两溶液等体积混合,有氯化银沉淀析出。

三、分步沉淀

实际上溶液中往往含有多种离子,随着沉淀剂的加入,各种沉淀会相继产生。如溶液中 Cl^- 和 I^- 的浓度都是 0.001mol/L 时,在此溶液中加入硝酸银溶液,由于氯化银和碘化银的溶度积不同,相应沉淀开始产生时 Ag^+ 的浓度也不同。氯化银和碘化银沉淀开始析出时,

$$[Ag^+]_{AgI} = \frac{K_{sp}(AgI)}{[I^-]} = \frac{8.3 \times 10^{-17}}{0.001} = 8.3 \times 10^{-14} (mol/L)$$

$$[Ag^+]_{AgCl} = \frac{K_{sp}(AgCl)}{[Cl^-]} = \frac{1.8 \times 10^{-10}}{0.001} = 1.8 \times 10^{-7} (mol/L)$$

由上式可知,沉淀 I^- 所需要的 Ag^+ 浓度远比沉淀 Cl^- 所需要的 Ag^+ 浓度小得多。因

此，对于同类型的难溶电解质氯化银和碘化银来说，在 Cl^- 和 I^- 浓度相同或相近的情况下，逐滴加入硝酸银溶液，将首先达到碘化银的溶度积而析出碘化银沉淀，之后才会逐渐析出溶度积较大的氯化银沉淀。

这种由于难溶电解质的溶度积（或溶解度）不同而出现先后沉淀的现象称为分步沉淀。分步沉淀是实现各种离子分离的有效方法。

 问题 9-3 为什么医学上常用 $BaSO_4$ 作为内服造影剂"钡餐"，而不用 $BaCO_3$ 作为内服造影剂"钡餐"呢？

四、沉淀的溶解

根据溶度积规则，**沉淀溶解的必要条件是 $Q < K_{sp}$**，即只要降低难溶电解质饱和溶液中有关离子的浓度，沉淀就可以溶解。对于不同类型的沉淀，可采用不同的方法来降低离子的浓度。常用的方法有以下几种。

沉淀的溶解

1. 生成弱电解质（弱酸、弱碱或水）

如 $CaCO_3(s) + 2H^+ \longrightarrow Ca^{2+} + CO_2\uparrow + H_2O$

2. 发生氧化还原反应

如难溶电解质硫化铜不溶于盐酸，但能溶于硝酸：

$$3CuS + 8HNO_3 \longrightarrow 3Cu(NO_3)_2 + 3S + 2NO\uparrow + 4H_2O$$

3. 生成难解离的配离子

如难溶电解质氯化银不溶于硝酸，但是可溶于稀氨水：

$$AgCl(s) + 2NH_3 \rightleftharpoons [Ag(NH_3)_2]^+ + Cl^-$$

 问题 9-4 使用含氟牙膏可有效地防止龋齿，用你所学知识解释其中的道理。

五、沉淀的转化

由一种沉淀转变为另一种沉淀的过程，叫沉淀的转化。例如，在白色的硫酸铅沉淀中加入铬酸钾溶液，沉淀将转化为黄色的铬酸铅，反应式如下：

$$PbSO_4 + CrO_4^{2-} \rightleftharpoons PbCrO_4 + SO_4^{2-}$$

由于 $K_{sp}(PbCrO_4) < K_{sp}(PbSO_4)$，且 $S(PbCrO_4) < S(PbSO_4)$，当向硫酸铅饱和溶液中加入铬酸钾溶液后，CrO_4^{2-} 与 Pb^{2+} 生成了溶解度更小的铬酸铅沉淀，从而使溶液中 Pb^{2+} 浓度降低，硫酸铅向溶解平衡方面移动，发生沉淀的转化。因此可借助适当的试剂将许多难溶电解质转化为更难溶的电解质。

 思考与练习 9-1

计算题

某溶液中有 Pb^{2+} 和 Ba^{2+}，已知 $c(Pb^{2+}) = 0.01\,mol/L$、$c(Ba^{2+}) = 0.1\,mol/L$，通过计算说明滴加铬酸钾溶液后，哪一种离子先沉淀。

问题 9-5 常用的沉淀滴定法有哪几种？

第二节 沉淀滴定法及应用

沉淀反应很多，但不是所有的沉淀反应都能用于滴定，能用于沉淀滴定的沉淀反应必须符合以下条件：

① 反应要定量进行完全，生成的沉淀组成恒定且溶解度必须很小，对于 1+1 型沉淀，$K_{sp} \leq 10^{-10}$；

② 反应必须迅速；

③ 能够用适当和指示剂或其他方法指示滴定终点；

④ 沉淀吸附和共沉淀现象不影响滴定终点的确定。

应用最多的沉淀滴定法是银量法，即利用 Ag^+ 与卤素离子的反应来测定 Cl^-、Br^-、I^-、SCN^-、Ag^+ 等离子以及一些含有卤素的有机化合物。除在化学工业、环境监测、水质分析等领域使用银量法外，在药物分析检测中银量法也应用广泛，如中药白硇砂中氯化物的含量测定、九一散中石膏和红粉含量测定等均使用了这种方法。

根据滴定所选用的指示剂不同，银量法可分为莫尔法、佛尔哈德法和法扬司法三种。本节只介绍莫尔法。

问题 9-6 莫尔法依据什么原理来测定 Cl^- 的含量？

一、莫尔法

1. 基本原理

莫尔法是在中性或弱碱性介质中，以铬酸钾为指示剂的一种银量法。下面以测定 Cl^- 为例来说明。

莫尔法的理论依据是分步沉淀原理。在中性或弱碱性的含 Cl^- 试液中，加入指示剂 K_2CrO_4，用硝酸银标准滴定溶液滴定，氯化银先沉淀，当滴定到化学计量点附近时，溶液中 Cl^- 浓度越来越小，Ag^+ 浓度不断增大，直到 $[Ag^+]^2[CrO_4^{2-}] > K_{sp}(Ag_2CrO_4)$，立即生成砖红色的铬酸银沉淀（量少时为橙色），指示终点到达。其反应为

$$Ag^+ + Cl^- \rightleftharpoons AgCl \downarrow （白色） \qquad K_{sp} = 1.8 \times 10^{-10}$$

$$2Ag^+ + CrO_4^{2-} \rightleftharpoons Ag_2CrO_4 \downarrow （砖红色） \qquad K_{sp} = 1.12 \times 10^{-12}$$

2. 滴定条件

（1）铬酸钾指示剂的用量

在计量点时，形成氯化银的饱和溶液，溶液中 $[Ag^+] = [Cl^-]$，由于 $[Ag^+][Cl^-] = 1.8 \times 10^{-10}$，则化学计量点时，

$$[Ag^+] = \sqrt{K_{sp}(AgCl)} = \sqrt{1.8 \times 10^{-10}} = 1.3 \times 10^{-5} (mol/L)$$

如果恰好在化学计量点时析出铬酸银沉淀，则

$$[Ag^+]^2[CrO_4^{2-}] \geq K_{sp}(Ag_2CrO_4)$$

$$[CrO_4^{2-}] \geq \frac{\sqrt{K_{sp}(Ag_2CrO_4)}}{[Ag^+]^2} = \frac{1.12 \times 10^{-12}}{(1.3 \times 10^{-5})^2} = 6.6 \times 10^{-3} (mol/L)$$

由以上计算看出，恰好在化学计量点时析出铬酸银沉淀所需 K_2CrO_4 溶液浓度较高。因为 K_2CrO_4 本身呈黄色，若按 $[CrO_4^{2-}] = 6.6 \times 10^{-3}$ mol/L 加入，则黄颜色太深影响终点观察，所以在实际滴定中，K_2CrO_4 溶液浓度略低些为好，适宜的浓度约为 5.0×10^{-3} mol/L（相当于每 50～100mL 溶液中加入 5% K_2CrO_4 溶液 0.5～1mL）。这样就需多加些硝酸银标准滴定溶液，才能到达滴定终点，即终点在化学计量点后出现，就会影响分析结果的准确度。这种情况下，通常作指示剂空白试验进行校正，以减小误差。

（2）溶液的酸度

通常溶液的酸度应控制在 6.5～10.5（中性或弱碱性）。当溶液中有少量 NH_3 存在时，则应控制在 6.5～7.2。

（3）干扰离子的影响

能与 Ag^+ 生成沉淀的阴离子、能与 $Cr_2O_7^{2-}$ 生成沉淀的阳离子、在弱碱性条件下易水解的离子以及大量的有色离子都可能干扰测定，应预先分离或掩蔽。

（4）充分振荡

先生成的 AgCl 沉淀易吸附 Cl^- 使溶液中 Cl^- 浓度减小，终点提前，滴定时必须充分摇瓶振荡溶液。

二、沉淀滴定法的应用

1. 银量法标准滴定溶液的制备

（1）配制

硝酸银标准滴定溶液可以用符合基准试剂要求的硝酸银直接配制。但市售的硝酸银常含有杂质，如银、氧化银、游离硝酸和亚硝酸等，因此需要用间接法配制，溶液保存于棕色瓶中。

（2）标定

准确称取一定质量于 270℃ 干燥至恒重的工作基准试剂氯化钠，溶解于蒸馏水中，以铬酸钾为指示剂，用硝酸银标准滴定溶液滴定，滴定到溶液呈现砖红色即为终点。同时做空白试验。

硝酸银标准滴定溶液的浓度按下式计算：

$$c(AgNO_3) = \frac{m(NaCl) \times 1000}{M(NaCl)(V - V_0)}$$

式中 $c(AgNO_3)$ ——硝酸银标准滴定溶液的浓度，mol/L；

$M(NaCl)$ ——基准试剂氯化钠的摩尔质量，g/mol；

V——消耗硝酸银溶液的体积，mL；

V_0——空白试验消耗硝酸银溶液的体积，mL。

2. 应用实例

生理盐水中氯化钠含量的测定可采用莫尔法，以铬酸钾为指示剂，用硝酸银标准滴定溶液滴定。根据分步沉淀的原理，溶解度小的氯化银先沉淀，溶解度大的铬酸银后沉淀，适当控制铬酸钾指示剂的浓度使氯化银恰好完全沉淀后立即出现砖红色铬酸银沉淀，指示滴定终点的到达。

生理盐水中氯化钠的质量分数可按下式进行计算：

$$\rho(NaCl) = \frac{c(AgNO_3)V(AgNO_3)M(NaCl)}{V_{样}}$$

【例题 2】 准确称取 0.1169g 氯化钠，加水溶解后，以铬酸钾作指示剂，用硝酸银标准滴定溶液滴至终点，消耗 20.00mL，计算该硝酸银溶液的物质的量浓度

解：
$$Ag^+ + Cl^- \rightleftharpoons AgCl\downarrow$$

达到化学计量点时，$n(AgNO_3) = n(NaCl)$

即
$$c(AgNO_3)V(AgNO_3) = \frac{m(NaCl)}{M(NaCl)}$$

$$c(AgNO_3) = \frac{m(NaCl)}{M(NaCl)V(AgNO_3)}$$

$$= \frac{0.1169}{58.44 \times 20.00 \times 10^{-3}}$$

$$= 0.1000(mol/L)$$

思考与练习 9-2

填空题

制备硝酸银标准滴定溶液可以用基准试剂_____标定。

本章小结

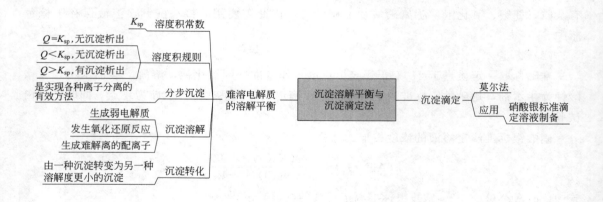

习 题

1. 填空题

（1）在一定温度下，难溶电解质的溶解速率与沉淀速率相等时的状态，称为_____。

（2）如果误食可溶性钡盐，造成钡中毒，应尽快用 5.0% 的硫酸钠溶液给患者洗胃，目的是_____。

(3) 莫尔法是以_____为指示剂，用_____标准滴定溶液滴定的一种银量法。

2. 单选题

(1) 下列说法正确的是（　　）。
A. 硫酸钡放入水中不导电，则硫酸钡是非电解质
B. 物质溶于水达到饱和时，溶解过程就停止了
C. 绝对不溶解的物质是不存在的
D. 某离子被沉淀完全是指该离子在溶液中浓度为 0 mol/L

(2) 欲使 $CaCO_3$ 溶解，应加入（　　）。
A. HCl　　　　　B. Na_2CO_3　　　　　C. Na_2SO_4　　　　　D. $CaCl_2$

(3) 某溶液中加入一种沉淀剂，发现有沉淀生成，其原因是（　　）。
A. 离子积＜溶度积　　　　　　B. 离子积＞溶度积
C. 离子积＝溶度积　　　　　　D. 无法判断

3. 判断题

(1) 向 $BaCO_3$ 饱和溶液中加入 Na_2CO_3 固体，会使 $BaCO_3$ 溶解度降低，溶度积减小。(　　)

(2) 用水稀释 AgCl 的饱和溶液，AgCl 的溶度积和溶解度都不变。(　　)

(3) 为使沉淀损失减小，洗涤 $BaSO_4$ 沉淀时不用蒸馏水，而用稀 H_2SO_4。(　　)

(4) 某离子沉淀完全，是指其完全变成了沉淀。(　　)

4. 计算题

(1) 若将 10mL 0.01mol/L $BaCl_2$ 溶液和 30mL 0.005mol/L Na_2SO_4 溶液相混合，是否会产生沉淀？已知 $K_{sp}(BaSO_4)=1.08\times10^{-10}$。

(2) 移取含 NaCl 的试液 20.00mL，加入 K_2CrO_4 指示剂，用 0.1023mol/L 的 $AgNO_3$ 标准滴定溶液滴定，用去 27.00mL，计算每升溶液中含有 NaCl 多少克。

第十章
烃类

  学习目标

- 知识目标
  1. 掌握烃类的通式、结构特点。
  2. 掌握重要烃类的性质及其在生产、生活中的实际应用。
  3. 掌握取代反应、加成反应、氧化反应的反应特点。

- 能力目标
  1. 能熟练命名烃类化合物并根据化合物的名称正确书写出对应构造式。
  2. 能依据分子式写出存在的同分异构体构造式。
  3. 能准确书写烃类特征化学反应的方程式。
  4. 能依据烃类的特殊化学性质鉴别简单烃类。

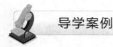 导学案例

"黑色黄金"的发现史

千百万年前，古代海洋中生活着难以计数的浮游植物和浮游动物，它们死亡后沉到海底，与那里的淤泥和粉砂等混合在一起，形成了富含有机质的沉积层。日积月累，随着不断有新的沉积物加入，沉积层厚度已达数千米，它们被压成了岩石，温度也不断升高。这种条件如果长期保持，岩石层内的原始有机质就会发生转变，最终，石油（图 10-1）形成了。

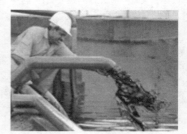

图 10-1　石油

二战期间，英国海军大臣丘吉尔命令海军用石油代替煤炭燃烧为军舰提供动力，这样一来就改变了整个战争的面貌。那么石油的发现是只能追溯到二战期间吗？其实，早在公元前 10 世纪之前，古埃及、古巴比伦和印度等文明古国已经采集天然沥青，用于建筑、防腐、黏合、装饰、制药，古埃及人甚至能估算油苗中渗出石油的数量。公元 5 世纪，在波斯帝国的首都苏萨附近出现了人类用手工挖成的石油井。最早把石油用于战争

第十章　烃类　153

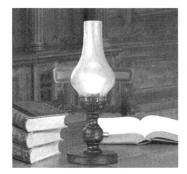

图 10-2　煤油灯

也在中东，远早于二战。荷马的名著《伊里亚特》中叙述了"特洛伊人不停地将火投上快船，那船顿时升起难以扑灭的火焰。"公元 7 世纪，拜占庭人将石油和石灰混合，点燃后用弓箭远射，或用手投掷，以攻击敌人的船只。19 世纪 40～50 年代，利沃夫的一位药剂师在一位铁匠帮助下，做出了煤油灯（图 10-2）。

　　中国也是世界上最早发现和利用石油的国家之一（图 10-3）。《汉书》中记载"高奴有洧水可燃""水上有肥，可接取用之"。这里的"肥"就是指石油。宋朝的沈括在书中读到过**"高奴县有洧水，可燃"这句话**，觉得很奇怪，"水"怎么可能燃烧呢？他决定进行实地考察。考察中，沈括发现了一种褐色液体，当地人叫它"石漆""石脂"，用它烧火做饭、点灯和取暖。沈括弄清楚这种液体的性质和用途，给它取了一个新名字，叫**石油**，在其著作《梦溪笔谈》（图 10-4）中还指出"石油至多，生于地中无穷"，并动员老百姓推广使用，从而减少砍伐树木。

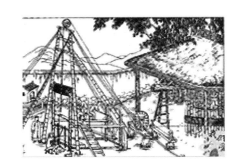

图 10-3　古人开采石油

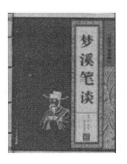

图 10-4　《梦溪笔谈》

现在，我们已经意识到石油是一种重要的不可再生资源，并不是"至多""无穷"，也更加注重石油资源的保护和合理利用，正是由于它的珍贵，人们才形象地称之为"黑色黄金"。

问题 10-1　"黑色黄金"是一种混合物，其主要成分就是烃类，那么烃类又是什么物质？它具有怎样的特点？燃烧石油会产生有害物质污染环境，那么这些有害物质是来源于烃吗？

　　有机化合物简称**有机物**，科学家用燃烧方法证实有机物都含有**碳元素**，因此有机物也被定义为**碳化合物**。同时，实验表明除了碳，绝大多数有机物还含有氢，有些有机物分子中还含有氧、氮、硫、卤素等其他元素。分子中只含有碳、氢两种元素的有机物叫**烃**，其他各类有机化合物则可看作烃中的一个或多个氢被其他原子或基团取代得到的衍生物，因此，可以进一步将有机化合物定义为**烃及其衍生物**。

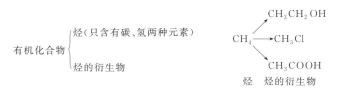

第一节　有机物分子结构及性质特点

有机化合物区别于无机化合物并发展成为一门独立的学科，就是因为它的性质与无机物有明显差别，而造成这些差别的根本原因就是其特殊的分子结构。

一、有机物分子结构

1. 碳原子价态

有机物中都含有碳元素，它位于元素周期表的第二周期，第ⅣA族，外层共有四个电子，就可以形成四个共价键，因此在有机化合物中碳原子是**四价**的。

2. 碳原子成键方式

碳元素在周期表中位置特殊，它既不容易得电子，也不容易失电子，也就不易形成离子键，所以有机物中碳原子与其他原子成键需要共用电子对，形成**共价键**。两个碳原子成键时共用了一对电子，称为单键，以此类推，共用两对电子称为双键，共用三对电子称为三键。

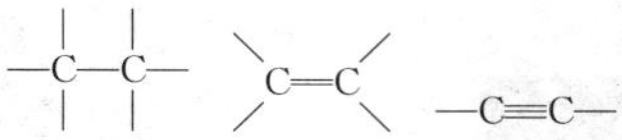

碳原子就是有机分子的"骨骼"，一般把有机分子中的其他原子剔除，只留下碳原子的结构，就称为**碳架**。碳架可以是链状，也可以是环状。

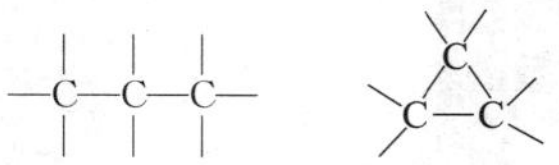

3. 有机物分子结构式

有机物分子结构多种多样，需要找到一种表达式，能够准确描述分子中原子的连接方法和连接次序，这就是**构造式**，常用的构造式表示有蛛网式、缩简式、键线式。

（1）有机物构造式表示方式

蛛网式是最完整、最基础的表达方法，式中短线代表共价键，"—""═""≡"分别代表单键、双键和三键。蛛网式虽然完整，却也烦琐，因此更常用缩简式（也称构造简式）书写，书写原则是在不引起理解错误的情况下，省略一些代表单键的短线，同时将同一碳原子上相同的原子合并，并用阿拉伯数字注明相同原子的数目。键线式则是省略碳原子和氢原子，将碳碳键用短线表示，短线的连接点和端点就代表碳原子。有机物构造式示例见表10-1。

表 10-1　有机物构造式示例

有机分子	蛛网式	缩简式（构造简式）	键线式
丁烷	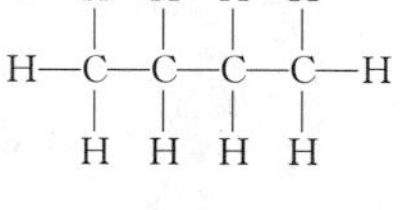 H-C(H)(H)-C(H)(H)-C(H)(H)-C(H)(H)-H	$CH_3CH_2CH_2CH_3$	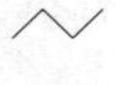 ∧∧
环丙烷	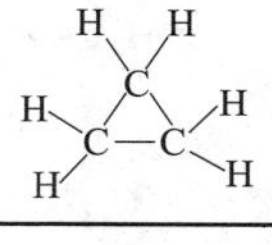 (环状 H-C-C-C-H with H's)	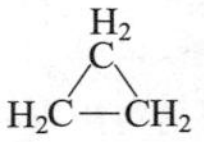 H_2C-CH_2 与 CH_2 成环	△

可以看出在书写链状结构时采用缩简式更为方便，书写环状结构时则采用键线式更为简洁、清楚。

（2）有机化合物立体结构表示方式

可以看出用构造式可以非常清楚地表达有机物的平面结构，但大多数有机物中的原子并不都在同一平面上，是存在立体结构的。例如，（S）-（+）-乳酸就是一个具有立体结构的化合物：

$$\begin{array}{c} COOH \\ | \\ H_3C-C\cdots CH \\ | \\ OH \end{array}$$

该结构式中短实线表示键在纸面上，楔形虚线表示键伸向纸面内，楔形实线表示键伸向纸面外。有机物的立体结构表示方法有好几种，本书不再做具体介绍。

4. 有机物中的同分异构现象

使用构造式来表达有机分子结构，而不是无机化合物常用的分子式，就是因为有机物中存在大量**同分异构现象**。比如分子式 NaCl 只代表氯化钠，而分子式 C_2H_6O 却可以代表以下两种化合物：

$$CH_3CH_2-OH \qquad CH_3-O-CH_3$$
$$\text{乙醇} \qquad\qquad \text{二甲醚}$$

这种分子式相同，而分子连接方式、次序和原子间相对空间位置不同的现象称为**同分异构现象**。具有相同分子式，而分子结构不同的化合物互称为**同分异构体**，同一个分子式可以有两个、三个甚至更多的同分异构体。

问题 10-2 为什么可以通过简单的灼烧实验来区别有机物和无机物呢？

问题 10-3 为什么许多有机物难溶于水呢？

二、有机物性质特点

有机物与无机物在性质方面有明显区别，主要包括以下几个方面。

1. 容易燃烧

所有有机物都含有碳元素，大多数还含有氢元素，因此容易燃烧，同时放出大量的热。生活中我们常用的燃料如汽油、天然气等都是有机物，而大多数无机化合物是不能燃烧的，如酸、碱、盐、氧化物等，所以灼烧试验是区别有机物和无机物的方法之一。

2. 熔点、沸点较低

无机化合物通常是由离子键形成的离子晶体，因此熔点、沸点一般也较高；而有机化合物分子是共价分子，极性比离子晶体要弱，分子间以弱的范德华力结合。一般来说，有机化合物的熔点、沸点比无机物低，如分子量相近的丙酮和氯化钠的熔、沸点相差很多。有机物和无机物熔、沸点差异对比见表 10-2。

表 10-2 有机物和无机物熔、沸点差异对比

名称	分子量	熔点/℃	沸点/℃
丙酮	58.08	−95.35	56.2
氯化钠	58.44	801	1413

3. 热稳定性差，不易导电

一般有机化合物的热稳定性差，许多有机化合物在 200～300℃ 时即逐渐分解，随着温度升高甚至炭化而变黑。多数有机物不易导电，但近年来新型有机导电材料已面市并用于高端科技领域。

4. 难溶于水，易溶于有机溶剂

有机化合物大多为非极性或极性很弱的分子，根据相似相溶原则，有机化合物难溶于极性强的水中，而易溶于非极性的有机溶剂中，如四氯化碳。

5. 反应速率慢

无机化合物的反应一般为离子反应，反应速率较快。而大多数有机化合物以分子状态存在，如果发生化学反应必须使分子中的某个键断裂才能进行，所以反应速率一般较慢，有的需要几天甚至更长时间才能完成。为了提高反应速率，常采取加热、加压、加入催化剂等措施。

6. 副反应多

有机物分子大多是由多个原子形成的复杂分子，当它与另一试剂反应时，分子中受试剂影响的部位较多，因此在主反应之外，还伴随着不同的副反应，导致反应产物为混合物。有机化合物的这一特征给研究有机反应及制备纯的有机物带来很多麻烦。

三、有机化合物的分类方法

有机化合物的数量庞大，在研究时需要对其进行分类整理。关于有机物的分类方法也有很多，本书主要介绍两种，可以依据碳架分类，也可以依据官能团分类。

1. 按碳架分类

碳架是指有机化合物分子中碳原子之间形成的结构，一般分为链状或环状，据此可将有机化合物分为以下几类。

（1）开链化合物

又称脂肪族化合物，碳原子间相互连接成链状，如表 10-3 所示。

表 10-3　有机物结构式及对应碳架

项目	2-戊烯	异戊烷	丁酸
构造式	$CH_3CH=CHCH_2CH_3$	$CH_3CHCH_2CH_3$ 　　　$|$ 　　　CH_3	$CH_3CH_2CH_2COOH$
碳架	—C—C=C—C—C—	—C—C—C—C— 　　　$|$ 　　　C	—C—C—C—C—OH 　　　　　　$\|\|$ 　　　　　　O

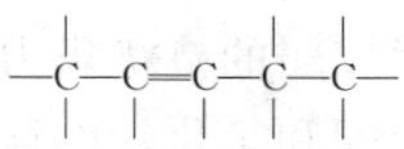

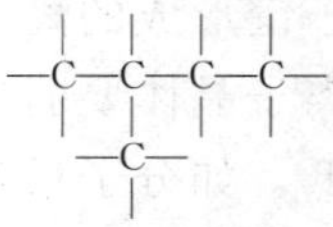

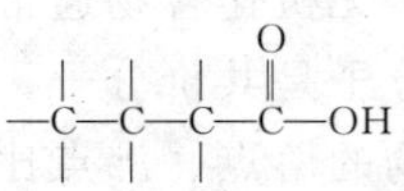

（2）脂环族化合物

脂环族化合物性质与脂肪族化合物相似，但结构区别明显，碳原子间相连成环状，环内也可有双键、三键。如

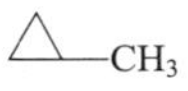

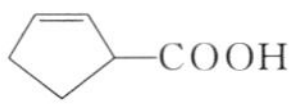

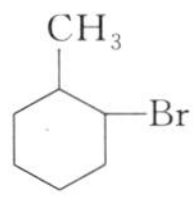

（3）芳香族化合物

属于芳香族化合物的分子结构中一般含有一个或多个具有特殊结构的苯环，表现出的性质与脂环族化合物有明显区别，并不是依靠气味判断，如

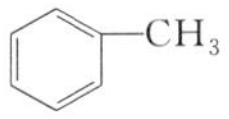

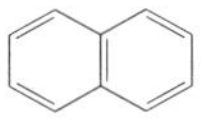

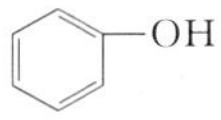

（4）杂环化合物

杂环化合物是指成环原子中除碳原子外，还有氧、硫、氮等其他杂原子，有的杂环化合物还具有与苯类似的特殊环状结构，也称为芳杂环化合物，如

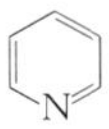

吡啶　　α-呋喃甲醛

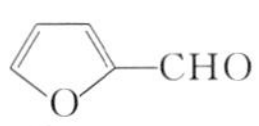

2. 按官能团分类

决定有机化合物中化学性质的特殊原子或基团称为官能团。 官能团也是分子容易发生化学变化的部分。有机化学主要研究有机物的性质及变化规律，因此需要熟练掌握官能团分类方法。

烷烃中都是碳碳单键和碳氢单键，认为其不具有官能团，其他含有官能团的化合物可以看作烷烃中的氢原子被官能团取代而衍生出来的。另外，苯环虽含有大π键，但性质稳定，也不作为官能团。需要注意的是，在芳香烃中，苯环具有官能团的性质。有机化合物的分类及其官能团见表10-4。

表10-4　有机化合物的分类及其官能团

官能团	名称	分类名
无		烷烃
C=C	双键	烯烃
—C≡C—	三键	炔烃
—X(F、Cl、Br、I)	卤素	卤代物
—OH	醇羟基	醇
—OH	酚羟基	酚（羟基与苯环直接相连）
—O—	醚键	醚
—CHO	醛基	醛
C=O	羰基	酮
—COOH	羧基	羧酸
—SO$_3$H	磺基	磺酸
—NO$_2$	硝基	硝基化合物
—NH$_2$	氨基	胺
—CN	氰基	腈

科学史话

说起有机化学这门学科的发展史，必须要提到两位伟大的化学家，一位是瑞典化学权威

Berzelius（贝采里乌斯），另一位是德国化学家 F. Wohler（维勒）（图 10-5）。

1807 年，28 岁的 Berzelius 被任命为化学和药学教授并负责教授化学课。当时的化学教授们讲课时只注重口头讲述，通常不进行任何演示和实验，这种化学教学法不仅对于讲授来说是很困难的，而且对学生们来说，这样抽象的化学课也是十分枯燥、难懂的。Berzelius 力图改变这种局面。他在讲课中大大增加了实验次数，把直观的化学实验引入了课堂教学之中。不久，他上化学课的教室就逐渐挤满了前来听课的学生。他的这种化学教学法也很快被其他许多大学所采用。

Berzelius 首先定义有机化学的概念并发现了有机世界的同分异构现象，推动了有机化学的发展。受当时研究条件所限，人们认为有机物只能由生命体，比如动物、植物中获得，不能人工在实验室合成，因为有机物的合成需要一种神秘的力量"生命力"，Berzelius 就是主要支持者之一。由于人们认识的局限性和对权威的迷信，"生命力"学说统治化学界达半个世纪之久，严重阻碍了有机化学的发展。

Berzelius 的学生 F. Wohler 在实验室中偶然合成了尿素（一种已经被认定为有机物的化合物），推翻了"生命力"学说。F. Wohler 试图让氰酸和氨气反应制备氰酸铵，可得到的白色结晶物经验证既不是氰酸铵，也不是草酸，重复多次实验，结果仍然一

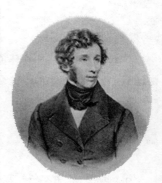

图 10-5　维勒

样。直到 1828 年，使用新的实验分析方法证实了他四年前发现的白色晶体就是尿素。这个发现最初他自己也不相信，研究成果公布后也有很多人反对，Berzelius 听到这个消息，还讽刺说"能不能在实验室造出一个孩子来"。但随之越来越多的有机物在实验室这个没有"生命力"的场所合成出来，"生命力"学说也彻底被打破了。

思考与练习 10-1

1. 简答题

（1）说说生活中你了解的有机物是从哪里得到的？

（2）现在我们更多地使用天然气替代了传统燃料汽油等，你知道原因吗？

2. 写出下列化合物的缩简式和键线式。

3. 将下列化合物按碳架和官能团两种方法进行分类，注明类别。

(1) CH₃CH₂CH₂OH (2) CH₃CH₂OCH₂OH (3) CH₃CH=CH₂

(4)   (5) 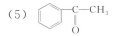 (6) CH₃CH₂COOH

 问题 10-4 烷烃分子中有没有 π 键，烷烃容易发生化学反应吗？

第二节 烷烃的结构及重要物理、化学性质

按照官能团分类，分子中碳原子间均以单键相互连接，其余价键均与氢原子结合的链烃叫**烷烃**，又叫**饱和烃**。其他烃类分子结构中都含有双键、三键或大 π 键，均属于**不饱和烃**（烯烃、炔烃、芳香烃）。

一、烷烃的结构

1. 甲烷的结构

甲烷是结构最简单的烷烃。用物理方法测得**甲烷为正四面体构型**，碳原子处于正四面体的中心，与碳原子相连的 4 个氢原子则位于正四面体的 4 个顶点，分子中 4 个氢原子的状态完全相同，分子内的 4 个碳氢键也完全相同，键长为 0.110nm，彼此间的键角为 109.5°，如图 10-6 所示。

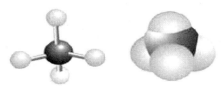

图 10-6 甲烷分子结构模型

2. 其他烷烃的结构

其他烷烃分子中的碳原子均以 sp³ 杂化形式成键，分子中除 C—H σ 键外，还有碳原子之间以 sp³ 杂化轨道形成的 C—C σ 键。例如己烷分子（图 10-7），相邻两个碳原子之间形成 C—C σ 键，每个碳原子再分别与氢原子形成 C—H σ 键，保证碳的四价态。分子中的碳原子基本保持 109.5°的键角（也就是四面体结构），所以烷烃分子的碳链并不是呈直线形排列的，而是曲折地排布在空间，一般呈锯齿形排列。

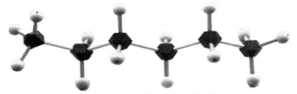

图 10-7 己烷分子的结构模型

3. 烷烃的通式及同分异构现象

如表 10-5 所示，在烷烃分子中，碳原子数依次递增，这些烷烃分别称为甲烷、乙烷、丙烷等。

表 10-5　烷烃分子式、构造式

名称	分子式	蛛网式	缩简式
甲烷	CH_4	H–C–H (H上下)	CH_4
乙烷	C_2H_6	H–C–C–H	CH_3CH_3
丙烷	C_3H_8	H–C–C–C–H	$CH_3CH_2CH_3$

可以看出，碳原子和氢原子之间是有一定数量关系的。从甲烷开始，每增加一个碳原子，就相应增加两个氢原子，若烷烃分子中含有 n 个碳原子，则含有 $(2n+2)$ 个氢原子，**因此烷烃的通式为 C_nH_{2n+2}**。另外，也观察到相邻的两烷烃分子间相差一个 CH_2 基团，这个 CH_2 基团叫**系差**。像烷烃分子这样，**通式相同、结构相似、在组成上相差一个或多个系差的一系列化合物叫同系列**。同系列中的各化合物互称为同系物。因为结构相似，所以同系物一般具有相似的化学性质。

4. 烷烃的构造异构

有机物中普遍存在同分异构现象，其中一种就是构造异构，是由分子中各原子的不同连接方式和次序造成的。例如，分子式为 C_4H_{10} 的烷烃，存在以下两种构造：

$$CH_3-CH_2-CH_2-CH_3 \qquad CH_3-CH-CH_3$$
$$\qquad\qquad\qquad\qquad\qquad\qquad\qquad |$$
$$\qquad\qquad\qquad\qquad\qquad\qquad\qquad CH_3$$

前者称为正丁烷，后者称为异丁烷，两者互为同分异构体。烷烃分子中，随着碳原子数的增加，构造异构体的数目也增加。例如，C_5H_{12} 有 3 种异构体，C_6H_{14} 有 5 种，而 $C_{20}H_{42}$ 则有 36 万多种。

5. 碳、氢原子的分类

在烷烃分子中，除甲烷外，每个碳原子连接的碳原子数目并不完全相同，由此可将碳原子分为 4 类，以伯、仲、叔、季命名。

(1) **伯碳原子**　又称为一级碳原子，指只与 1 个碳原子直接相连的碳原子，常用 1° 表示。
(2) **仲碳原子**　又称为二级碳原子，指与 2 个碳原子直接相连的碳原子，常用 2° 表示。
(3) **叔碳原子**　又称为三级碳原子，指与 3 个碳原子直接相连的碳原子，常用 3° 表示。
(4) **季碳原子**　又称为四级碳原子，指与 4 个碳原子直接相连的碳原子，常用 4° 表示。

例如，

$$\overset{1°}{CH_3}-\overset{4°}{\underset{\underset{1°}{CH_3}}{\overset{\overset{1°}{CH_3}}{C}}}-\overset{2°}{CH_2}-\overset{3°}{\underset{\underset{1°}{CH_3}}{CH}}-\overset{1°}{CH_3}$$

与伯、仲、叔碳原子直接相连的氢原子分别叫伯、仲、叔氢原子（常用 1°H、2°H、3°H 表示）。由于季碳原子已经与四个碳原子相连，达到饱和，因此也就不存在与季碳原子

第十章　烃类

相连的氢原子了。

二、烷烃的命名

1. 习惯命名法

习惯命名法是根据整个烷烃分子中碳原子的数目，用"正（或异、新）"命名为"某烷"。其中"某"代表分子中碳原子数目，碳原子数目为 $C_1 \sim C_{10}$，用天干名称甲、乙、丙、丁、戊、己、庚、辛、壬、癸来表示；含 10 个以上碳原子时，用中文数字十一、十二、……来表示。命名原则如下。

① 当碳架为一直链时，命名为"正某烷"。例如，

$$CH_3CH_2CH_2CH_3 \qquad CH_3(CH_2)_{10}CH_3$$
$$\text{正丁烷} \qquad\qquad \text{正十二烷}$$

② 当结构为 $CH_3\text{—}CH(CH_2)_nCH_3$ 中间含 CH_3（$n=0，1，2，\cdots$）时，将其命名为"异某烷"。例如，

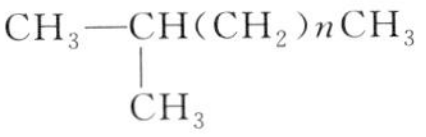

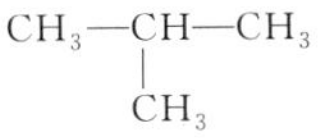

异丁烷 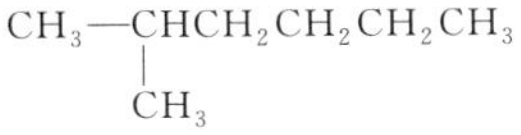　　异庚烷

这里有一个特例，通常提到异辛烷时，一般指的是 2,2,4-三甲基戊烷，这与历史原因有关系。

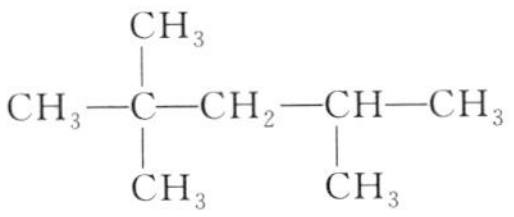

异辛烷

③ 当结构为 $CH_3\text{—}C(CH_2)_nCH_3$ 中间含两个 CH_3（$n=0，1，2，\cdots$）时，将其命名为"新某烷"。例如，

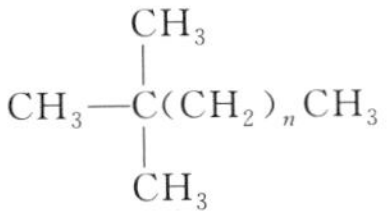

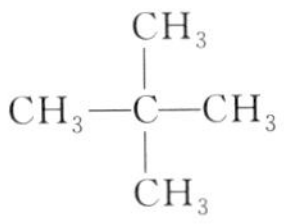

新戊烷 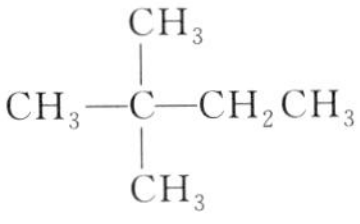　　新己烷

显而易见，这种命名方法很简便，但是适用范围有限，对于结构比较复杂的烷烃，还需要有一套更为系统的命名方法。

2. 烷基

将烷烃分子去掉一个氢原子所剩余的部分叫烷基，通式为 $\text{—}C_nH_{2n+1}$，常用 R— 表示。
需要提醒的是，烷基是为了方便描述有机分子结构人为定义的，并不是实际存在的。烷基的名称由相应的烷烃推得，例如，

$$CH_4 \xrightarrow{-H} CH_3\text{—} \qquad CH_3\text{—}CH_3 \xrightarrow{-H} CH_3CH_2\text{—} \text{或} C_2H_5\text{—}$$
$$\text{甲烷} \qquad \text{甲基} \qquad\qquad \text{乙烷} \qquad\qquad \text{乙基}$$

$$CH_3—CH_2—CH_3 \begin{cases} -1°H \longrightarrow CH_3CH_2CH_2— \text{ 正丙基} \\ -2°H \longrightarrow CH_3—CH—CH_3 \text{ 或 }(CH_3)_2CH— \text{ 异丙基} \end{cases}$$

丙烷

3. 系统命名法（CCS 法）

系统命名法是在 IUPAC 命名原则基础上，结合我国文字特点制定出来的命名方法，由此命名出的化合物名称和结构一一对应。

烷烃的命名——
系统命名法

(1) 直链烷烃的命名

直链烷烃的系统命名法与习惯命名法基本一致，把"正"去掉即可。例如，

$CH_3(CH_2)_9CH_3$　　习惯命名法：正十一烷

系统命名法：十一烷

(2) 支链烷烃的命名

支链烷烃的命名较直链烷烃复杂，可以将其看作直链烷烃的烷基衍生物，即将直链作为母体，支链作为取代基，命名原则如下。

① 选主链。选择分子中最长的、支链最多的碳链作为主链，根据主链中所含碳原子数目将母体称为"某烷"。

【例题 1】

$$CH_3—CH_2—\underset{\underset{CH_3}{|}}{\overset{}{CH}}—CH_2—CH_3$$

母体名称为戊烷

←── 主链（母体）

② 给主链碳原子编号。为标明支链在主链中的位置，需将主链上的碳原子依次编号（用阿拉伯数字 1，2，3，…），编号应遵循**"最低系列"**原则：

ⅰ. 给主链以不同方向编号，得到两种不同编号的系列，顺次逐项比较各系列的不同位次，最先遇到的位次最小者定为"最低系列"。

$$CH_3—CH_2—\overset{③}{CH}—CH_2—CH_3$$
$$\overset{②}{CH}—CH_3$$
$$CH_3$$

从上至下：③ ④
从下至上：② ③（最低系列）
名称：2-甲基-3-乙基戊烷

ⅱ. 若两个系列编号相同时，较小基团（非较优基团）占较小位号，基团大小由"次序规则"确定。

【例题 2】

$$\overset{⑥⑤④③②①}{\underset{123456}{CH_3—CH_2—CH—CH—CH_2—CH_3}}$$
$$\underset{CH_3}{|}\underset{C_2H_5}{|}$$

从左至右：3,4
名称：3-甲基-4-乙基己烷

③ 写出全名称。按照取代基的位次（用阿拉伯数字表示）、相同取代基的数目（用中文数字二、三、……表示）、取代基的名称、母体名称的顺序写出全名称。

注意：阿拉伯数字之间用","隔开，阿拉伯数字与文字之间用"-"相连，不同取代基列出顺序应按"次序规则"较优基团后列出的原则处理。

三、烷烃的物理性质及应用

物质的物理性质通常指物质的状态、颜色、气味、熔点、沸点、相对密度和溶解度等方面。**纯物质的物理性质在一定条件下常有固定的数值，称为物质的物理常数。**

同系列的化合物，随着碳原子数的增加，其物理性质呈规律性变化。一些常见直链烷烃的物理性质见表10-6。

表10-6 一些常见直链烷烃的物理性质

名称	沸点/℃	熔点/℃	相对密度(d_4^{20})
甲烷	−164	−182.5	0.466(−164℃)
乙烷	−88.6	−172	0.572(−100℃)
丙烷	−42.1	−189.7	0.5853(−45℃)
丁烷	−0.5	−138.4	0.5788
戊烷	36.1	−130	0.6262
己烷	69	−95	0.6603

1. 物态

常温常压下，$C_1 \sim C_4$ 的烷烃为气体，$C_5 \sim C_{17}$ 的烷烃为液体，高级烷烃为固体。

2. 沸点

烷烃沸点主要和分子间的范德华力有关，分子量越大，范德华力越强，沸点也就越高，因此，**直链烷烃的沸点随分子中碳原子数目（即分子量）的增加而升高。**在碳原子数目相同的烷烃异构体中，直链烷烃的沸点较高，支链烷烃的沸点较低，支链越多，沸点越低。这主要是由于烷烃的支链产生了空间阻碍作用，使得烷烃分子彼此间难以靠得很近，分子间引力大大减弱。

利用烷烃的不同沸点，可以将混合的烷烃分离开来。例如，加工原油采用分馏方法，就是根据沸点的差别将其分成汽油、煤油、柴油、石蜡等不同的馏分。

3. 熔点

烷烃化合物的熔点基本上也是随分子中碳原子数目的增加而升高。但有机物的熔点不仅和分子量有关，还受分子结构影响，对称性大的化合物分子排列更有序、紧密，若要使其熔化需克服较高的能量，所以对称性大的化合物熔点较高，导致烷烃的熔点呈锯齿形上升（图10-8）。

4. 相对密度

烷烃的相对密度都小于1，比水轻。总的来说，烷烃沸点随分子中碳原子数目增加而逐渐增大，支链烷烃的密度比直链烷烃略低些。

5. 溶解性

根据相似相溶的经验规则，烷烃分子没有极性或极性很弱，因此难溶于极性溶剂，比如水，易溶于有机溶剂。

 问题10-5 燃油汽车的动力从哪里获得？

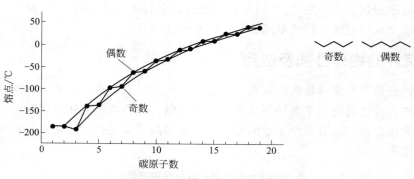

图 10-8 直链烷烃的熔点曲线

四、烷烃的化学性质及应用

1. 烷烃的稳定性

烷烃化学性质比较稳定,一般与强碱、强酸、强氧化剂、强还原剂和活泼金属都不发生化学反应,常用作反应溶剂等,例如,石油醚可以用作反应溶剂,石蜡可作为药物基质,煤油用来保存金属钠(图 10-9)。

2. 氧化反应

在有机化学中,通常把加氧或脱氢的反应称为氧化反应。烷烃可以发生强烈的氧化反应——**燃烧**。

图 10-9 煤油中的钠

若能完全燃烧,则称为完全氧化。烷烃在空气中完全燃烧时,生成二氧化碳和水,同时放出大量的热。例如,

$$CH_4 + 2O_2 \xrightarrow{\text{点燃}} CO_2 + 2H_2O + 889.9 \text{kJ/mol}$$

3. 卤代反应

有机物分子中的氢原子被卤素原子取代的反应称为卤代反应,卤代反应属于取代反应的一种。烷烃可以和卤素在高温或光照条件下发生卤代反应,由于氟代反应太剧烈,难以控制,而碘代反应太慢,难以进行,因此,在研究烷烃的卤代反应时一般主要考察氯代和溴代反应。

$$CH_4 + Cl_2 \xrightarrow[\text{或 } h\nu, 25℃]{400℃} CH_3Cl + HCl$$

$$CH_4 + Br_2 \xrightarrow{125℃}_{h\nu} CH_3Br + HBr$$

烷烃的卤代反应一般难以停留在一取代阶段,比如甲烷,通常会得到各卤代甲烷的混合物。

$$CH_4 + Cl_2 \xrightarrow[\text{或 } h\nu, 25℃]{400℃} CH_3Cl + CH_2Cl_2 + CHCl_3 + CCl_4$$

一氯甲烷　二氯甲烷　三氯甲烷　四氯化碳

 思考与练习 10-2

1. 填空题

(1)在有机化学中,把结构相似、具有同一通式、组成上相差_____的一系列化合物称

为_____。_____互称为同系物。烷烃的通式是_____。

(2) 在烷烃分子中，碳原子采用_____杂化，与相连的氢原子或碳原子形成_____键。

(3) 沼气的主要成分是_____；天然气的主要成分是_____；液化石油气的主要成分是_____；可燃冰的主要成分是_____。

2. 单选题

(1) 下列化合物沸点最高的是（　　）。
A. 3,3-二甲基戊烷　　B. 正己烷　　　　C. 2-甲基己烷　　D. 正戊烷

(2) 下列各组化合物中，表示同一种物质的是（　　）；互为同系物的是（　　）；互为同分异构体的是（　　）。

A. ∧∧ 、 ∨∨

B. CH_3-$\underset{CH_3}{\overset{CH_3}{\underset{|}{\overset{|}{C}}}}$-Cl 、 Cl-$\underset{Cl}{\overset{CH_3}{\underset{|}{\overset{|}{C}}}}$-$CH_3$
   Cl

C. CH_3-CH_2-$\underset{CH_3}{\overset{|}{CH}}$-$CH_3$ 、 CH_3-$\underset{CH_2-CH_3}{\overset{|}{CH}}$-$CH_3$

D. CH_4 、 C_4H_{10}

3. 写出符合下列条件的 C_5H_{12} 的构造式，并用系统命名法命名。

(1) 分子中只有伯氢原子　　　　(2) 分子中有一个叔氢原子

(3) 分子中有伯氢和仲氢原子，而无叔氢原子

第三节　烯烃、炔烃的结构及重要物理、化学性质

分子中含有碳碳双键的烃叫烯烃，双键是烯烃的官能团；含有碳碳三键的烃叫炔烃，三键是炔烃的官能团。双键、三键的存在使得烯烃、炔烃比同碳数的烷烃含有的氢原子数目都要少，将双键和三键称为不饱和键，具有不饱和键的烃类都属于不饱和烃。

根据分子中不饱和键的数目，烯（或炔）烃可分为单烯（或炔）烃、二烯（或炔）烃、多烯（或炔）烃，本节我们的重点研究对象为单烯烃和单炔烃。

一、烯烃、炔烃的结构及同分异构现象

1. 烯烃、炔烃的分子结构

(1) 烯烃的结构

乙烯是结构最简单的烯烃，分子式为 C_2H_4，构造式为 $CH_2{=}CH_2$。用物理方法测得乙烯分子为平面构型，分子中的 2 个碳原子和 4 个氢原子分布在同一平面上（图10-10）。乙烯分子球棍模型见图 10-11。

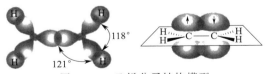

图 10-10　乙烯分子结构模型

其他烯烃分子，结构中的双键碳原子及与双键碳直接相连的原子也都在同一平面。

(2) 炔烃的结构

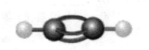
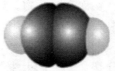

图 10-11　乙烯分子球棍模型

乙炔是最简单的炔烃，分子式为 C_2H_2，构造式为 $CH\equiv CH$，分子中的 2 个碳原子和 2 个氢原子在同一条直线上，为直线型分子。

2. 烯烃、炔烃的同分异构现象

单烯烃、炔烃的通式分别为 C_nH_{2n}、C_nH_{2n-2}，同分异构现象较烷烃复杂，除了碳链异构还存在官能团位置异构。例如，烯烃 C_4H_8 有以下 3 种构造异构体：

① $CH_2\!=\!CHCH_2CH_3$　　② $CH_2\!=\!C\!-\!CH_3$
　　　　　　　　　　　　　　　　$\quad\quad\quad\;\;|$
　　　　　　　　　　　　　　　　$\quad\quad\quad CH_3$

③ $CH_3CH\!=\!CHCH_3$

其中①或③和②互为碳链异构体，①和③互为官能团位置异构体。

推导烯烃、炔烃这类含官能团化合物的构造异构体时，首先按烷烃推导构造异构体的方法写出符合分子式的所有碳链异构，再对每一种碳链异构依次变换官能团位置即可得到所有位置异构体。

二、烯烃、炔烃的命名

1. 习惯命名法

结构简单的烯、炔烃可以采用习惯命名法命名为"某（基）烯""某（基）炔"。

烯烃、炔烃命名

$CH_3CH_2CH\!=\!CH_2$　　　　　$CH_3\!-\!C\!=\!CH_2$
　　　　　　　　　　　　　　　　　　$\quad\;\;|$
　　　　　　　　　　　　　　　　　　$\quad CH_3$
　　正丁烯　　　　　　　　　　　　异丁烯

2. 系统命名法

结构复杂的烯烃仍需要采用系统命名法描述其结构，命名顺序与烷烃相似。由于分子中存在官能团，在选择主链和排号时需要说明官能团的位置，以烯烃命名为例介绍命名方法。

（1）直链烯烃的命名

按分子中碳原子数目称为"某烯"，若含碳原子超过 10 个则称为"某碳烯"。从靠近碳碳双键一端开始编号，使官能团位次最小，并在母体名称之前用双键碳中较小的位次标出双键的位置。

$\overset{12}{C}H_3(CH_2)_9\overset{2}{C}H\!=\!\overset{1}{C}H_2$　　$\overset{5}{C}H_3\overset{4}{C}H_2\overset{3}{C}\!\equiv\!\overset{2}{C}\overset{1}{C}H_3$　　$\overset{5}{C}H_3\overset{4}{C}H_2\overset{3}{C}H_2\overset{2}{C}H\!=\!\overset{1}{C}H_2$
　1-十二碳烯　　　　　　　　2-戊炔　　　　　　　　1-戊烯

（2）支链烯烃的命名

① 选择含有碳碳双键在内的最长碳链作为主链。 若有多条最长链可供选择时，选择原则与烷烃相同。

② 靠近碳碳双键一端编号，若双键居中，编号原则与烷烃相同。
③ 书写化合物名称时要注明碳碳双键的位次。其表示方法：取代基位次－取代基名称－碳碳双键位次－母体名称。例如，

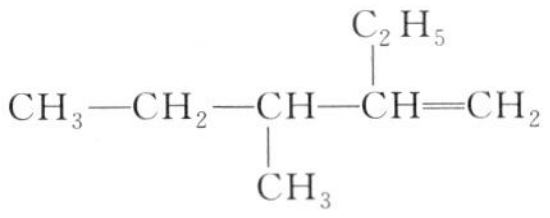

$$CH_3-CH_2-\underset{\underset{CH_3}{|}}{CH}-\underset{\underset{C_2H_5}{|}}{C}=CH_2$$

3-甲基-2-乙基-1-戊烯

$$CH_3-CH_2-CH-\underset{\underset{C_2H_5}{|}}{CH}-CH_3$$

等，上图为 2-甲基-4-乙基-3-己烯

（选择含有双键的最长碳链为主链） （双键居中，取代基符合"最低系列"原则）

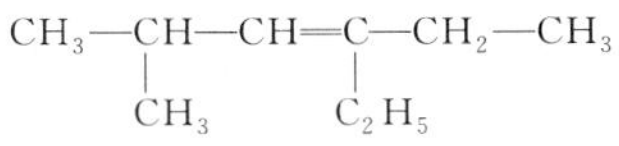

炔烃的命名同烯烃相同，只需将"烯"换成"炔"即可。

$$CH_3CH_2C\equiv CH_3$$
2-戊炔

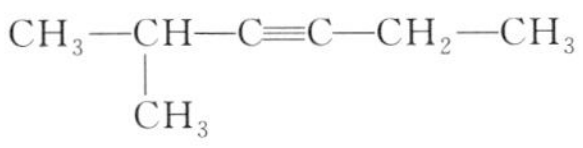

$$CH_3-\underset{\underset{CH_3}{|}}{CH}-C\equiv C-CH_2-CH_3$$
2-甲基-3-己炔

三、烯烃、炔烃的物理性质及应用

烯烃、炔烃的物理性质与烷烃类似，其物理性质也随碳原子数的变化呈现一定规律。

1. 物态

常温常压下，烯烃、炔烃的碳原子数在 $C_2 \sim C_4$ 为气体；$C_5 \sim C_{18}$ 为易挥发液体；C_{19} 以上则为固体。

2. 熔点、沸点

熔点、沸点和烷烃类似，都随碳原子数目增加而升高，一般，碳原子数相同的情况下，熔点、沸点：炔烃＞烯烃＞烷烃。

3. 相对密度

相对密度均小于 1，比水轻。相同碳原子数的烃的相对密度：炔烃＞烯烃＞烷烃。

4. 溶解性

烯烃、炔烃难溶于水，易溶于乙醚、丙酮、苯和四氯化碳等有机溶剂。

问题 10-6 催化加氢是石油加工的一个重要过程，其目的之一就是使石油中的少量不饱和烃加氢得到饱和烃，请你思考：为什么需要将石油中的不饱和烃转化为饱和烃呢？

四、烯烃、炔烃的化学性质及应用

不饱和键是烯烃、炔烃的官能团，π 键不稳定，容易断裂，可以进一步加成得到饱和烃，也可以被氧化剂氧化，不饱和键彻底断裂。

1. 加成反应

烯烃、炔烃中都含有 π 键，由于 π 键键能较低，容易断裂，从而在两个不饱和碳的位置引入新的原子或基团，这种反应叫加成反应。能发生加成反应是不饱和烃的重要特征之一。

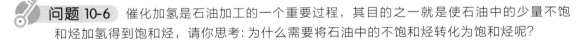

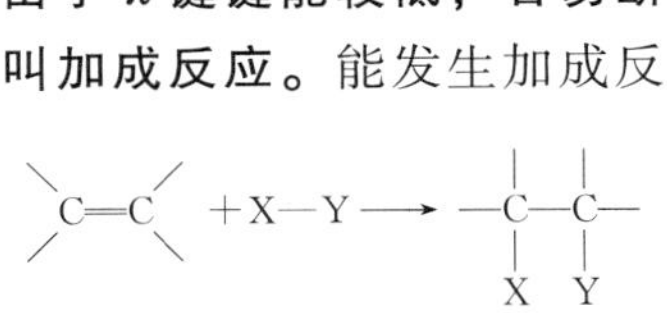

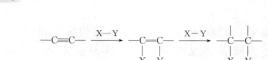

（1）催化加氢

在常温常压下，烯烃与氢气在催化剂铂（Pt）、钯（Pd）、镍（Ni）等金属存在下能与氢气加成生成相应的烷烃，这类反应称为催化氢化。 通常催化剂 Pt 和 Pd 被吸附在惰性材料，比如活性炭上使用，写作 Pt/C、Pd/C，而镍则处理成海绵状金属镍，称为雷尼镍（Reney Ni）。

$$H_2C=CH_2 + H_2 \xrightarrow[\text{或 Pt/C}]{\text{Reney Ni}} CH_3CH_3$$

炔烃在金属催化剂作用下也可以与氢气发生加成反应，分两步进行，首先得到烯烃，再进一步加成得到烷烃。

$$HC\equiv CH + H_2 \xrightarrow{\text{Reney Ni}} H_2C=CH_2 + H_2 \xrightarrow{\text{Reney Ni}} CH_3CH_3$$

汽油中含有少量不饱和烃，性能不稳定，通过此类反应可以使烯烃加成得到烷烃，从而提高汽油的稳定性。

> **问题 10-7** 庚烷是聚丙烯生产中使用的溶剂，但要求不能含有烯烃。试设计一个简便的方法检验购买的庚烷中是否含有烯烃。

（2）亲电加成

双键、三键中的 π 键电子云流动性强，容易极化，使其具有给电子性能，容易受到带正电荷或带部分正电荷的离子或分子的进攻而发生加成反应。**带正电荷或带部分正电荷的离子或分子具有亲电性质，叫亲电试剂。由亲电试剂首先进攻而引起的加成反应叫亲电加成反应。**

烯烃的亲电加成反应

炔烃分子中两个 π 键电子云成圆筒状绕轴分布，离碳原子核较近，受到原子核的束缚较强，发生亲电加成反应的活性比烯烃弱，但加成规律与烯烃类似。

① 与卤素加成。由于卤素的活性原因，重点研究不饱和烃与 Cl_2、Br_2 发生的加成反应。溴单质活性较氯气强，常温、常压、不需加催化剂的情况下，烯烃与溴就可以迅速发生加成反应，生成 1,2-二溴代烷烃。例如，将乙烯通入溴的四氯化碳溶液（或溴水）中，溴的红棕色很快褪去，生成 1,2-二溴乙烷：

$$CH_2=CH_2 + Br_2 \xrightarrow{CCl_4} \underset{Br}{CH_2}-\underset{Br}{CH_2}$$

红棕色　　　1,2-二溴乙烷（无色）

炔烃和卤素的加成，同样也经过了烯烃的阶段，可以通过调整反应物的配比控制主产物的结构。例如，

$$-C\equiv C- \xrightarrow{1\text{mol Br}-\text{Br}} -\underset{Br}{\overset{}{C}}=\underset{Br}{\overset{}{C}}- \xrightarrow{1\text{mol Br}-\text{Br}} -\underset{Br}{\overset{Br}{C}}-\underset{Br}{\overset{Br}{C}}-$$

烯烃、炔烃与溴的加成过程反应迅速，且反应前后有明显的颜色变化，因此可用溴来鉴别不饱和烃。工业上常用此法检验汽油、煤油中是否含有不饱和烃。

② 和卤化氢（HX）加成。烯烃、炔烃与卤化氢（活泼性：HI＞HBr＞HCl）发生加成反应的情况较烯烃、炔烃与卤素的加成复杂，当不饱和烃结构不对称时，可以书写出两种产物结构，以丙烯烃为例：

$$CH_3-CH=CH_2 + H\overset{\delta^+}{-}\overset{\delta^-}{X} \begin{cases} CH_3-CH_2-CH_2X \quad \text{1-卤丙烷} \\ CH_3-CH-CH_3 \quad \text{2-卤丙烷} \\ \quad\quad\ \ |X \end{cases}$$

实验证明，主产物为 2-卤丙烷，也就是说，亲电试剂卤化氢中的氢原子大部分加到了丙烯分子中双键外侧的碳原子上，而卤原子则加到内测的双键碳原子上。这种情况普遍出现在不饱和烃亲电加成反应中，由俄国科学家马尔科夫尼科夫（Markovnikov）发现，称为马尔科夫尼科夫规则，简称**马氏加成规则**，即当不对称烯烃与 HX 等极性试剂加成时，得到两种加成产物，其中主要产物是氢原子或带部分正电荷的部分加到含氢较多的双键碳原子上。

③ 与 H_2O 加成。水是典型的极性试剂，和不对称结构的烯烃、炔烃的加成结果符合马氏规则。工业上生产乙醇、异丙醇就是用相应烯烃与水加成，反应需要在高压条件下进行，并且用酸性催化剂（一般使用附着在硅藻土上的磷酸）催化。

$$CH_2=CH_2 + H-OH \xrightarrow[300℃,7\sim8MPa]{\text{磷酸/硅藻土}} CH_3-CH_2-OH$$

$$CH_3-CH=CH_2 + H\overset{\delta^+}{-}\overset{\delta^-}{O}H \xrightarrow[195℃,2MPa]{\text{磷酸/硅藻土}} CH_3-CH-CH_3 \atop \quad\quad\ \ |OH$$

2. 氧化反应

烯烃、炔烃还可以被氧化剂氧化，不饱和键断裂，生成相应的氧化产物，常见的氧化剂有臭氧、高锰酸钾、重铬酸钾等，其氧化产物结构和氧化剂种类、不饱和键结构有关，这里重点介绍常见氧化剂高锰酸钾。

$$H_2C=CHCH_3 \xrightarrow[H^+]{KMnO_4} CO_2 + CH_3CHO$$

$$CH_3-\underset{\underset{CH_3}{|}}{C}=CHCH_3 \xrightarrow[H^+]{KMnO_4} CH_3-\underset{\underset{O}{\|}}{C}-CH_3 + CH_3COOH$$

$$HC\equiv CCH_2CH_3 \xrightarrow[H^+]{KMnO_4} CO_2 + CH_3COOH$$

$$CH_3C\equiv CCH_3 \xrightarrow[H^+]{KMnO_4} 2CH_3COOH$$

反应后，高锰酸钾溶液的紫色褪去，现象明显，且容易操作，实验室中也常用这种方法鉴别双键、三键的存在。

3. 炔氢的酸性

当炔烃的三键在分子的一端（称为末端炔）时，则存在与三键碳原子直接相连的氢原子，通常称为炔氢原子。炔氢原子具有特殊的性质，能和金属钠反应，也能被某些金属离子取代生成金属炔化物。

将末端炔加到硝酸银或氯化亚铜的氨溶液中，立即产生沉淀，生成金属炔化物。

$$CH\equiv CH \begin{cases} \xrightarrow{Ag(NH_3)_2NO_3} AgC\equiv CAg\downarrow \quad \text{乙炔银} \\ \xrightarrow{Cu(NH_3)_2Cl} CuC\equiv CCu\downarrow \quad \text{乙炔亚铜} \end{cases}$$

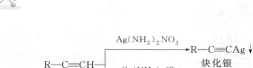

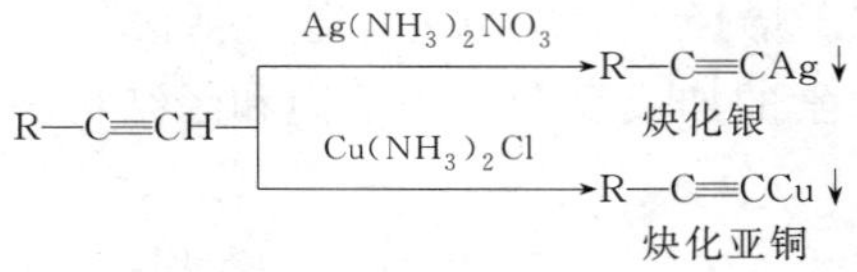

炔化银为灰白色沉淀，炔化亚铜为红棕色沉淀。此反应非常灵敏，现象明显，可用于鉴别炔的结构。注意，干燥的金属炔化物很不稳定，受热易发生爆炸，为避免危险，应及时加稀酸将生成的炔化物分解。

相关资料

异戊二烯系统名称为 2-甲基-1,3-丁二烯，是无色刺激性液体。异戊二烯分子中含有共轭双键，可以发生 1,4-加成和聚合反应。天然橡胶就可以看作是由异戊二烯单体经 1,4-加成聚合而成的聚合体。在形成天然橡胶过程中，异戊二烯之间"头尾"相连，形成一个线型分子，并且双键上较小的取代基都位于双键的同侧，如下式所示：

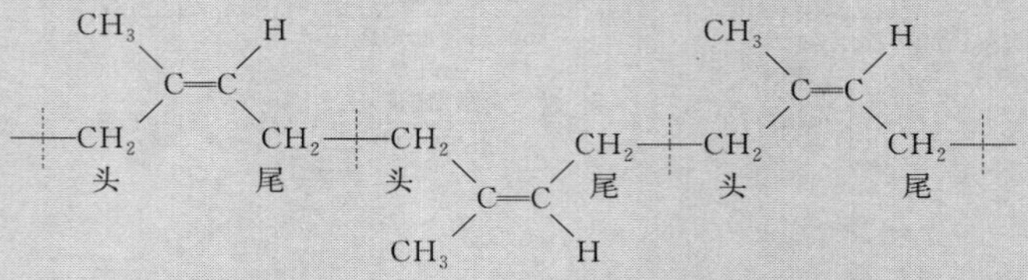

天然橡胶是从栽培的橡胶树上割取胶乳经过加工制成的，橡胶树的生长受地理环境的影响很大，其产量也受到了限制。由于橡胶制品的应用日趋广泛，需求量极大，因此在天然橡胶结构的基础上，发展了合成橡胶。目前，采用特殊的催化剂，可使异戊二烯定向聚合成在结构和性质上与天然橡胶极为相近的聚合物，称为合成天然橡胶。

在国防、电子、科研及医疗上常需要一些特殊的弹性材料，如耐油、耐酸、耐高温或低温等，因此，近年来发展了很多具有特殊用途的特种橡胶。例如，硅橡胶是目前最好的既耐高温又耐严寒的橡胶，在 $-60 \sim 250℃$ 仍保持良好的弹性，其耐油性和电绝缘性也很好，尤其是它无毒、无味，与人体组织、分泌液及血液长期接触而不发生变化，可以用来制造静脉插管、脑积水引流装置及人造器官等，在医疗中有着广泛的应用。

废弃的橡胶及橡胶制品属于可回收垃圾，因此日常生活中要注意垃圾分类，不要随意丢弃这些可回收垃圾。

思考与练习 10-3

1. 填空题

（1）烯烃的官能团是_____，通式为_____；炔烃官能团是_____，通式为_____。它们都属于_____烃。

（2）烯烃、炔烃中都含有不饱和键，可以和_____、_____等发生加成反应，还可以和_____、_____等氧化剂发生氧化反应。

2. 用简便的化学方法鉴别下列两组化合物。

（1）乙烷、乙烯、乙炔

（2）1-己炔和 2-己炔

3. 推断题

烯烃 A、B 分子式均为 C_4H_8。分别用高锰酸钾溶液氧化后，测得 A 的氧化产物为 CH_3CH_2COOH 和 CO_2，B 仅生成一种氧化产物。试推测它们的构造式。

问题 10-8 根据苯的结构推测苯能不能使溴褪色。

第四节　芳香烃的结构及重要物理、化学性质

芳香烃是芳香族化合物的母体，“芳香”是由于最初发现的这类化合物具有特殊的芳香气味，但现在的“芳香”指的是具有一类特殊的结构，正是这样的特殊结构使得这类化合物具有“芳香性”。芳香烃按照分子结构中是否含有苯环可分为苯系芳烃和非苯系芳烃。依据苯系芳烃分子中所含苯环的数目和连接方式，苯系芳烃分类如下：

苯系芳烃
- 单环芳烃　例如，
- 多环芳烃　例如，
- 稠环芳烃　例如，

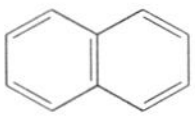

本节我们重点介绍单环芳烃的特殊性质。

苯的结构

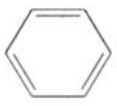

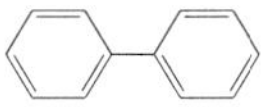

一、苯的结构

1. 苯的凯库勒（Kekule）结构式

实验证明苯的分子式为 C_6H_6，碳氢比例和乙炔相同，高度不饱和，但进一步的实验却发现苯的性质不同于一般的不饱和烃。它极为稳定，在一般条件下不易氧化，难以加成，却容易发生取代反应。结构决定性质，实验结果充分说明，苯的结构与一般的不饱和烃截然不同。1865 年，德国化学家凯库勒首先提出的碳环结构普遍被人们接受，认为苯是一个六元环状结构，6 个碳原子以单、双键交替相连，每个碳原子上都结合着 1 个氢原子。

苯的凯库勒结构式：

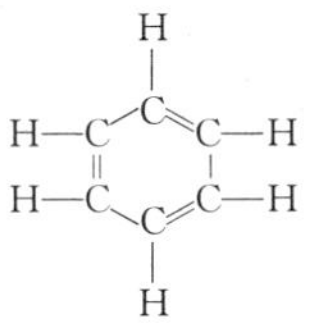

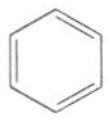

2. 轨道杂化理论对苯结构的描述

凯库勒提出的苯分子的六元环状结构是一个非常重要的假设，但却无法解释苯的一些特殊性质，比如，苯的高度不饱和结构和异常稳定性之间的矛盾，苯是一个正六边形结构（不存在单、双键键长差异），苯的邻二元取代物只有 1 种。

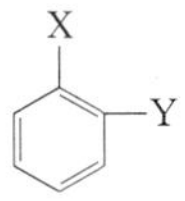

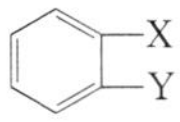

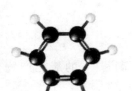

图 10-12 苯的球棍模型

近代物理方法发现苯分子中的所有碳、氢原子共平面，6 个碳原子构成了一个正六边形（见图 10-12），碳碳键长为 0.139nm，碳氢键长为 0.110nm，键角为 120°。

苯环中其实并没有一般的碳碳单键和碳碳双键，为了描述苯分子中完全平均化的大 π 键，近年来也常用下式表示苯的结构，圆圈表示苯的闭合 π 轨道。

二、芳香族化合物的命名

1. 单取代芳香族化合物的命名

① 当苯环上只连一个简单的取代基，比如烷基、环烷基、卤素、硝基时，则以苯环为母体，侧链作为取代基，命名为"某基苯"，其中"基"酌情省略。例如，

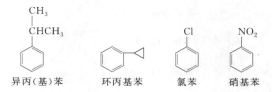

异丙（基）苯　　环丙基苯　　氯苯　　硝基苯

② 当苯环上的氢被一个复杂基团取代，如—COOH（羧基）、—SO₃H（磺基）、—OH（羟基）、—CHO（醛基），以结构复杂的官能团作为母体，苯环作为取代基命名为"苯某"。例如，

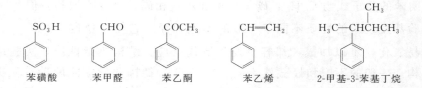

苯磺酸　　苯甲醛　　苯乙酮　　苯乙烯　　2-甲基-3-苯基丁烷

2. 多取代芳香族化合物的命名

① 当苯环上连有多个相同官能团时，可用阿拉伯数字标明烷基的位置，也可用邻（o）、间（m）和对（p）或连/邻、偏、均/间标明取代基的相对位置。例如，

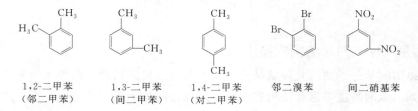

1,2-二甲苯　　1,3-二甲苯　　1,4-二甲苯　　邻二溴苯　　间二硝基苯
（邻二甲苯）　（间二甲苯）　（对二甲苯）

② 当苯环上连有多个不同官能团时，首先需要按官能团的优先次序表选择母体（见表 10-7），将其命名为"某苯"或"苯某"，其他官能团作为取代基；然后对苯环编号，母体官能团为第 1 位；最后写出名称。

表 10-7　主要官能团的优先次序表（按优先递降排列）

类别	官能团	类别	官能团	类别	官能团
羧酸	—COOH	醛	—CHO	炔烃	—C≡C—
磺酸	—SO$_3$H	酮	$\diagup$C=O	烯烃	$\diagup$C=C$\diagdown$
羧酸酯	—COOR	醇	—OH	醚	—OR
酰氯	—COCl	酚	—OH	烷烃	—R
酰胺	—CONH$_2$	硫醇，硫酚	—SH	卤化物	—X
腈	—CN	胺	—NH$_2$	硝基化合物	—NO$_2$

三、单环芳烃的物理性质

单环芳烃一般为无色液体，相对密度比水小，一般在 0.86~0.93 之间。其沸点随分子量升高而升高，闪点偏低，易燃易爆。单环芳烃极性小，不溶于水，易溶于有机溶剂，液态芳烷烃本身也是有机反应的良好溶剂。

注意：芳香烃一般都有毒性，尤其是苯的毒性较大，长期吸入它们的蒸气，会损害造血器官及神经系统，使用芳香烃要注意安全操作。

问题 10-9　1912~1913 年，德国在国际市场上大量收购石油，很多国家的石油商争着要与德国成交，有的还尽量压低售价，但德国却只购买婆罗洲的石油，还急急忙忙运到德国本土，难道仅仅是为了把石油作为燃料吗？还是另有隐情？

四、单环芳烃的化学性质及应用

芳香烃最明显的特征就是"芳香性"，即不容易发生简单不饱和键（双键、三键）的加成和氧化反应，但非常容易发生取代反应，接下来重点介绍苯环上典型的四类取代反应。

1. 苯环上的取代反应

（1）卤代反应

苯环上的卤代反应需要借助催化剂，常用铁或卤化铁，反应结果就是苯环上的氢原子被卤原子取代，得到对应的卤苯。

$$\text{C}_6\text{H}_6 + \text{Cl}_2 \xrightarrow{\text{FeCl}_3 \text{ 或 Fe}} \text{C}_6\text{H}_5\text{Cl} + \text{HCl}$$

$$\text{C}_6\text{H}_6 + \text{Br}_2 \xrightarrow{\text{FeBr}_3 \text{ 或 Fe}} \text{C}_6\text{H}_5\text{Br} + \text{HBr}$$

（2）硝化反应

苯和浓硝酸共热，苯环上的氢原子被硝基取代，生成硝基苯的反应称为硝化反应。这个反应需要用少量浓硫酸作催化剂，同时浓硫酸具有吸水作用，也是反应的脱水剂。

苯的硝化反应及应用

$$\text{C}_6\text{H}_6 + \text{HO—NO}_2 \xrightarrow[50\sim60℃]{\text{H}_2\text{SO}_4} \text{C}_6\text{H}_5\text{NO}_2 + \text{H}_2\text{O}$$

反应中存在两种酸，也写作混酸。

问题 10-10 药物合成中经常在有机分子中引入磺酸基—SO_3H，这样做的目的是什么呢？

（3）磺化反应

苯与浓硫酸、发烟硫酸、三氧化硫等磺化试剂反应，磺酸基（—SO_3H）取代苯环上的氢原子得到苯磺酸。

$$\text{C}_6\text{H}_6 + HO—SO_3H \underset{}{\overset{70\sim80℃}{\rightleftharpoons}} \text{C}_6\text{H}_5—SO_3H + H_2O$$

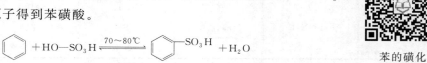

苯的磺化反应及应用

磺化反应是可逆反应，苯磺酸与水共热可脱去磺酸基。这一性质常被用来在苯环的某些特定位置引入某些基团，即利用磺酸基占据苯环上的某一位置，待新的基团引入后，再将磺酸基水解脱除。

（4）傅-克（Friedel-Crafts）反应

① 烷基化反应。苯与烷基化试剂（可以提供烷基的化合物，如卤代烷、烯烃和醇）在路易斯酸（无水氯化铝等）催化下，苯环上的氢原子被烷基取代生成烷基苯的反应称为傅-克烷基化反应。例如，

$$\text{C}_6\text{H}_6 + C_2H_5Br \xrightarrow[\text{无水}]{AlCl_3} \text{C}_6\text{H}_5—C_2H_5 + HBr$$

$$\text{C}_6\text{H}_6 + CH_2=CH_2 \xrightarrow[\text{无水}]{AlCl_3} \text{C}_6\text{H}_5—C_2H_5$$

当烷基化试剂中的碳原子在 2 个以上时，产物发生重排，以异构化产物为主。例如，

$$\text{C}_6\text{H}_6 + CH_3CH_2CH_2Cl \xrightarrow[\text{无水}]{AlCl_3} \underset{\text{主产物（65\%）}}{\text{C}_6\text{H}_5—CH(CH_3)_2} + \text{C}_6\text{H}_5—CH_2CH_2CH_3 + HCl$$

这就是制备重要的化工医药原料乙苯、异丙苯、叔丁苯的方法。

② 酰基化反应。芳烃与酰基化试剂（酰卤和酸酐）在路易斯酸（无水氯化铝等）催化下，环上的氢原子被酰基取代生成芳香酮的反应称为傅-克酰基化反应。例如，

$$\text{C}_6\text{H}_6 + CH_3\overset{O}{\underset{}{C}}Cl \xrightarrow[\text{无水}]{AlCl_3} \text{C}_6\text{H}_5—\overset{O}{\underset{}{C}}—CH_3 + HCl$$

$$\text{C}_6\text{H}_6 + (CH_3CO)_2O \xrightarrow[\text{无水}]{AlCl_3} \text{C}_6\text{H}_5—\overset{O}{\underset{}{C}}—CH_3 + CH_3COOH$$

酰基化反应的产率高，并且反应时不发生异构化。

（5）苯环上取代反应的特点

苯环上有六个氢原子，是发生一次取代得到一元取代产物，还是可以继续反应得到多取代产物，这取决于苯环上所连基团的性质。

① 当苯的一个氢被供电子基团取代，比如烷基，得到的烷基苯活性更强，可以在同样

条件下继续发生取代反应，得到邻、对位产物，所以烷基苯的取代反应很难停留在一元取代阶段，而是得到几种取代产物的混合物。

$$\text{C}_6\text{H}_5\text{CH}_3 + \text{HNO}_3 \xrightarrow[50\sim60℃]{\text{H}_2\text{SO}_4} \text{邻-硝基甲苯}(58\%) + \text{对-硝基甲苯}(38\%) + \text{H}_2\text{O}$$

② 当苯的一个氢被吸电子基团取代，如硝基、磺酸基、酰基，则一元取代产物反应活性不如苯，需要在更剧烈的条件下才能继续发生取代反应，得到的是间位取代产物。所以硝基苯是傅-克反应常用的良好溶剂。

$$\text{C}_6\text{H}_5\text{SO}_3\text{H} + \text{H}_2\text{SO}_4(\text{SO}_3) \xrightarrow{200\sim250℃} \text{间-苯二磺酸} + \text{H}_2\text{O}$$

$$\text{C}_6\text{H}_5\text{NO}_2 + \text{HNO}_3(\text{发烟}) \xrightarrow[100℃]{\text{浓 H}_2\text{SO}_4} \text{间-二硝基苯} + \text{H}_2\text{O}$$

2. 苯环侧链的反应

（1）侧链上不饱和键的反应

如果苯环侧链的结构中含有双键等不饱和键，则侧链中的不饱和键也可以发生加成、氧化反应。例如，

$$\text{C}_6\text{H}_5\text{CH}=\text{CH}_2 + \text{Cl}_2 \longrightarrow \text{C}_6\text{H}_5\text{CHClCH}_2\text{Cl}$$

（2）侧链 α-H 的反应

与官能团直接相连的碳称为 α-C，α-C 连接的氢原子就是 α-H。由于 α-C 和官能团的距离较近，与其相连的 α-H 就会受官能团影响性质比较特殊。在芳香烃中，苯环不是官能团，但具有官能团的性质，因此，单环芳烃的 α-H 也具有一些特性反应。

① 侧链 α-H 的卤代

在光照或高温加热条件下，卤素取代苯环侧链 α-碳上的氢原子生成卤代芳烃。例如，

$$\text{C}_6\text{H}_5\text{CH}(\text{CH}_3)_2 + \text{Cl}_2 \xrightarrow{h\nu} \text{C}_6\text{H}_5\text{CCl}(\text{CH}_3)_2 + \text{HCl}$$

② 侧链 α-H 的氧化

苯环一般较稳定，不易被氧化，但若侧链含有 α-H 原子，则在强氧化剂（高锰酸钾、重铬酸钾）作用下，侧链可以发生氧化反应。注意，此反应要求结构中必须含有 α-H 原子，如不含 α-H 则不能发生氧化反应，例如，

$$\text{邻-甲基叔丁基苯} \xrightarrow[\text{H}^+]{\text{KMnO}_4} \text{邻-叔丁基苯甲酸}$$

相关资料

三硝基甲苯为白色或淡黄色针状结晶,是一种威力很强而又相当安全的炸药,又名 TNT(图 10-13)。1863 年由威尔伯兰德在一次失败的实验中发明,20 世纪初开始广泛应用三硝基甲苯装填各种弹药和进行爆炸,并逐渐取代了苦味酸。

与其他炸药相比,TNT 有其特有的优势。和硝酸甘油不同,精炼的 TNT 十分稳定,它对摩擦、振动不敏感,即使是受到枪击,也不容易爆炸,因此,需要雷管启动;它性质稳定,不会与金属发生化学反应或吸收水分,因此,更容易储存。

TNT 炸药可用于开山炸石、开挖隧道。而炸药被用于战争是人们所不愿意看到的。科学家发明炸药的初衷是造福人类,不是用于战争,人类要用好化学这把双刃剑,而不要被剑所伤害。

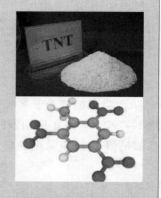

图 10-13 三硝基甲苯(TNT)

思考与练习 10-4

1. 应用系统命名法为下列芳香族化合物命名。

2. 写出分子式为 C_9H_{12} 的所有芳烃的异构体并命名。
3. 试分析在做苯的卤代反应时,如何控制反应因素使得主产物为一取代卤苯。
4. 完成下列反应。

（1） 甲苯 $+Cl_2 \xrightarrow{h\nu}$

（2） 甲苯 $+Cl_2 \xrightarrow{Fe}$

（3） 异丙苯 $\xrightarrow{KMnO_4}$

（4） 苯 $+ \text{C}_6\text{H}_5\text{CH}_2\text{Cl} \xrightarrow{AlCl_3}$

本章小结

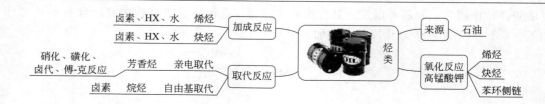

习 题

1. 填空题

(1) 甲烷是_____构型，乙烯是_____构型，苯是_____型。有机物分子中，碳原子通常有____杂化、____杂化、____杂化三种形式。

(2) 苯分子异常稳定，从而具有易于取代、难以加成和氧化的特性，这种特性称为_____性。

(3) 若想确定购买的试剂苯中是否含有少量的环己烯，可采用_____进行监测。

(4) 二甲苯的三个异构体中，一元硝化产物只有一种的是_____。

(5) 当苯环上连有_____基团时，苯的取代反应很难停留在一元取代阶段。

2. 单选题

(1) 下列化合物中，含有 sp 杂化碳原子的是（   ）。
A. 苯乙烯 B. 丙炔 C. 1-丁烯

(2) 下列化合物中，亲电取代反应活性最强的是（   ）。
A. 苯 B. 异丙苯 C. 硝基苯

(3) 下列烷基苯中，不宜由苯通过烷基化反应直接制取的是（   ）。
A. 异丙苯 B. 乙苯 C. 正丙苯

3. 用简便的化学方法鉴别化合物正丁烷、2-丁烯、丙炔、2-丁炔。

4. 完成下列化学反应式。

(1) $CH_2=CH-C_2H_5 + HCl \longrightarrow$

(2) $CH_2=CH-C{\equiv}CH + H_2 \xrightarrow[Pd(OOCCH_3)_2]{Pd/CaCO_3}$

(3) ⬡ $+ CH_3CH_2Cl \xrightarrow{AlCl_3}$ $\xrightarrow{混酸}$

(4) $CH_3CH_2C{\equiv}CH + H_2 \xrightarrow{Raney\ Ni}$

(5) $CH_2=CH-C{\equiv}C \xrightarrow[H^+]{KMnO_4}$

5. 写出分子量为 86 且符合下列条件的烷烃的构造式。

(1) 有两种一氯代产物 (2) 有三种一氯代产物
(3) 有四种一氯代产物 (4) 有五种一氯代产物

6. 推断题

(1) 某芳烃化合物 A 的分子式为 C_9H_{10}，它能使溴的四氯化碳溶液褪色。用高锰酸钾的硫酸溶液氧化 A，可得脂肪酸 B 和芳酸 C，C 发生烷基化反应时，只得一种主产物 D。试推测 A、B、C、D 的结构式并写出各步反应。

(2) 分子式为 C_9H_{12} 的芳烃 A，用高锰酸钾氧化后得二元羧酸。将 A 硝化，得到两种一硝基产物。试推测该芳烃构造式并写出各步反应式。

第十一章 立体异构

  学习目标

■ 知识目标　1. 掌握立体异构产生的原因及条件。
　　　　　　2. 理解手性碳原子、手性分子、物质的旋光性和对映体等基本概念。

■ 能力目标　1. 能熟练判断出具有顺反异构体的化合物。
　　　　　　2. 能识别化合物结构中的手性碳原子。

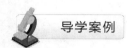 **导学案例**

"海豹儿"事件

20 世纪 60 年代，在西德、欧洲突然出现了许多特殊畸形儿，这些畸形婴儿没有臂和腿，手和脚直接长在躯干上，样子像海豹（图 11-1）。造成这种惨剧的原因就是妇女怀孕初期服用了一种缓解呕吐的药物——"反应停"（图 11-2）。

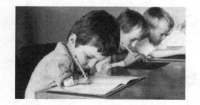
图 11-1　"海豹儿"

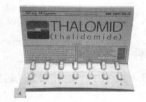
图 11-2　反应停

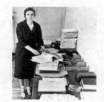
图 11-3　凯尔西

据统计，"海豹儿"惨剧在美国只发现少数几例，就是因为时任 FDA 药物审查员的凯尔西（Kelsey）（图 11-3）依据以往的研究资料怀疑这种药有可能通过胎盘影响胎儿，并不安全，坚持反对其进入美国市场。不久，"海豹儿"事件爆发，证实了凯尔西的怀疑。

究竟为什么"反应停"导致了胎儿畸形呢？是人个体的差异吗？这就是有机化合物的奇妙之处。原来"反应停"这种有机物是存在立体异构体的，其中一种可以缓解孕吐，如图 11-4

(a) 所示，而另一种却会导致胎儿畸形，如图 11-4 (b) 所示。而当时的研究并没有发现这种同分异构现象的存在，所以才导致了这场悲剧发生。

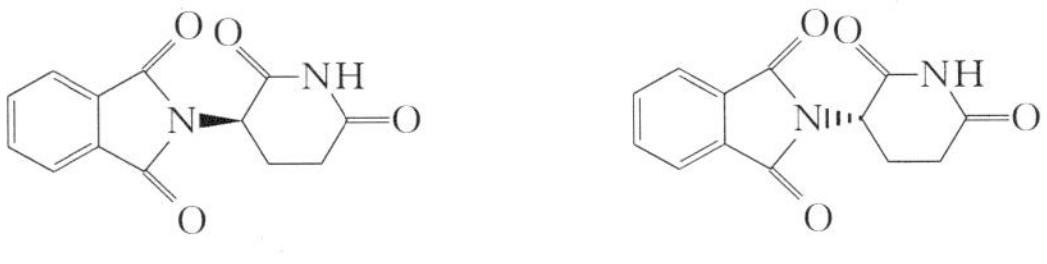

图 11-4　反应停分子结构

同分异构现象在有机化学中极为普遍，这是造成有机化合物种类繁多、数量庞大的一个重要原因。同分异构主要分为构造异构和立体异构两大类。**由分子中原子相互连接的顺序和结合方式不同而产生的异构称为构造异构；构造相同，但分子中原子或基团在空间的排列方式不同而产生的异构称为立体异构。**同分异构体的分类及实例见表 11-1。

表 11-1　同分异构体的分类及实例

分类		实例
构造异构	碳链异构	$CH_3CH_2CH_2CH_3$ 和 CH_3CHCH_3 　　　　　　　　　　CH_3
	位置异构	$CH_3CH=CHCH_3$ 和 $CH_3CH_2CH=CH_2$
	官能团异构	CH_3CH_2OH 和 CH_3OCH_3
	互变异构	$CH_3CCH_2COC_2H_5 \rightleftharpoons CH_3C=CHCOC_2H_5$
立体异构	构型异构 顺反异构	
	构型异构 对映异构	
	构象异构	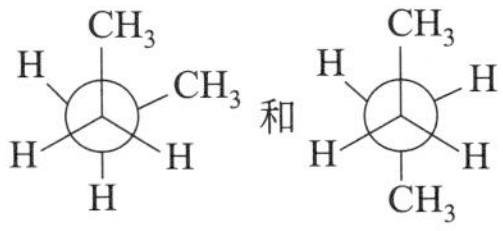

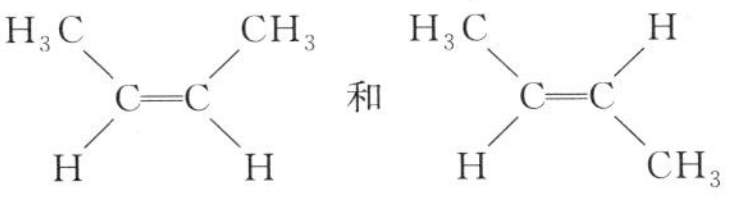

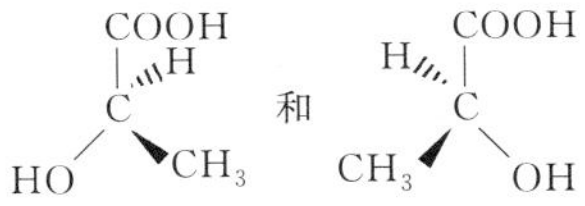

问题 11-1　乙烷不存在构造异构体，那么是否可以认为收集到的一瓶乙烷气体中每一个乙烷分子都一模一样呢？

第一节　构象异构

一、乙烷的构象

乙烷分子中的两个碳原子围绕着 C—C 键相对旋转时，一个碳原子上的 3 个氢原子与另一个碳原子上的 3 个氢原子可以相互处于不同的位置。**这种由于围绕 C—C 单键旋转而产生**

的分子中原子或基团在空间的不同排列形式叫**构象**。构造相同，而构象不同的化合物互称为构象异构体。常用来表示构象的方式有两种：透视式和纽曼投影式。

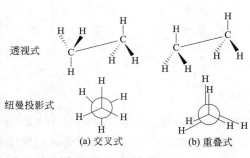

图 11-5 乙烷的典型构象

由于乙烷的 C—C 键可自由旋转，乙烷的构象异构体有无限种，但典型的构象只有两种（图 11-5）。其中，（a）代表交叉式构象，（b）代表重叠式构象，其余构象均介于（a）和（b）之间。

透视式是从侧面观察的，能直接反映出碳、氢原子和它们的空间排列；纽曼投影式则是沿着碳碳键观察得出的，式中 Y 代表离观察点较近（前面）的碳原子， 代表后面的碳原子，每个碳原子上的 3 个 C—H 键呈 120°角。如沿 C—C 键轴旋转，就会由重叠转为交叉式，反之亦然。

在交叉式中，两个碳原子上的氢原子距离最远，相互间的排斥力最小，因而能量最低，是最稳定的构象，也叫**优势构象**。在重叠式中，两个碳原子上的氢原子两两相对，距离最近，相互的排斥力最大，因而能量最高，最不稳定。重叠式构象能量约比交叉式构象能量高 12.6kJ/mol。这个差值较小，室温下的热能就足以使这两种构象以极快的速度互相转变，因此可以把乙烷看作交叉式与重叠式以及介于二者之间的无限个构象异构体的平衡混合物。在室温下，不可能分离出某个构象异构体。在一般情况下，乙烷的主要存在形式是交叉式。

二、环己烷的构象

环己烷分子中 6 个碳原子可以有两种典型的空间排列形式：一种像椅子，故叫椅式；另一种像船，故叫船式。无论船式或椅式，环中 C_2、C_3、C_5、C_6 都在一个平面上，船式中 C_1、C_4 在平面同侧，椅式中 C_1、C_4 在平面异侧，如图 11-6 所示。

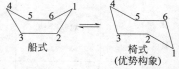

图 11-6 环己烷的典型构象

环己烷的椅式构象和船式构象，可通过碳碳键的扭动相互翻转，椅式构象和船式构象在常温时处于相互翻转的动态平衡。船式环己烷的能量比椅式环己烷的能量高 29.7kJ/mol，所以椅式环己烷是稳定的优势构象。

思考与练习 11-1

填空题

环己烷的两种典型构象是 _____ 式和 _____ 式，其中 _____ 式是稳定的优势构象。

问题 11-2 天然阿魏酸由顺式和反式两种异构体混合组成，当归、川芎等中药的有效成分之一就是反式阿魏酸，反式阿魏酸与顺式阿魏酸在结构上有什么不同？

第二节 顺反异构

肉桂醛是一种香料，天然桂油中的肉桂醛有顺、反两种异构体。很多中药中的有效成分都有顺反异构体存在，如草药虎杖中的有效成分白藜芦醇也有顺、反两种结构（图 11-7）。自然界中主要以反式结构存在，两种结构可以分别与葡萄糖结合，形成顺式和反式白藜芦醇糖苷。

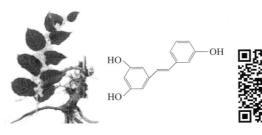

一、顺反异构现象

1. 基本概念

图 11-7　虎杖及白藜芦醇的反式结构　　虎杖

前面已经讨论过，直链丁烯因双键位置不同，有两种异构体：1-丁烯和 2-丁烯。但事实上 2-丁烯本身还有两种异构体，它们的分子式和构造式完全一样，但却是物理常数完全不同的两种化合物，2-丁烯的物理常数见表 11-2。

表 11-2　2-丁烯的物理常数

化合物	沸点/℃	熔点/℃	相对密度（d_4^{20}）
反-2-丁烯	0.9	−105.5	0.6042
顺-2-丁烯	3.5	−139.3	0.6213

这两种异构体的结构差别究竟是什么呢？已经知道，两个形成双键的碳原子和它们所连的 4 个原子处于同一平面上，如果把 2-丁烯的平面结构写在纸上，就可以发现有两种不同的形状，如下式：

(a) 反-2-丁烯　　(b) 顺-2-丁烯

显然，两种 2-丁烯的差别在于它们的分子几何形状不同，其中（a）式，两个甲基（或氢原子）分别位于双键的两侧（异侧），称为**反式**；（b）式，两个甲基（或氢原子）在双键的同侧，称为**顺式**。**这种由于原子或基团位于分子中双键的同侧或异侧而引起的异构现象叫顺反异构现象。**

2. 产生的原因和条件

烯烃中双键碳原子及与其直接相连的四个原子都处于同一平面。因此，双键碳不能再自由旋转，这就导致双键碳原子上所连接的原子或基团在空间有着不同的排列方式（构型）。可见，顺反异构就是由于烯烃分子内存在限制碳碳双键自由旋转的平面，使分子中各原子或基团的空间相对位置"固定"而引起的一种立体异构。

烯烃中顺反异构产生条件

需要指出的是，并非所有含碳碳双键的化合物都具有顺反异构体。能产生顺反异构体的烯烃必须是每个双键碳原子上连接的两个原子或基团不相同。例如，

(1)　　(2)　　(3)

如果同一个双键碳原子上所连接的两个基团相同，就没有顺反异构体，例如，

$$\underset{\text{同一化合物}}{\overset{a}{\underset{a}{>}}C=C\overset{d}{\underset{e}{<}} \quad \overset{e}{\underset{d}{>}}C=C\overset{a}{\underset{a}{<}}} \quad (a \neq b \neq d \neq e)$$

另外，在脂环类化合物中，由于环的存在，使环上碳碳σ键的自由旋转受到阻碍。当环上两个或两个以上的碳原子各自连有两个不相同的原子或基团时，就有顺反异构现象。与烯烃相似，当两个（或两个以上）相同基团在环的同一侧时，称为顺式；当两个（或两个以上）相同基团在环的异侧时，称为反式。例如，

顺-1,4-环己二醇(熔点 161℃)　　　反-1,4-环己二醇(熔点 300℃)

综上所述，形成顺反异构体必须具备以下两个条件：
① 分子中必须存在旋转受阻的结构因素（如碳碳双键或环等）。
② 双键的两个碳原子或脂环上的两个或两个以上的碳原子上，各自连有两个不同的原子或基团。

二、顺反异构体的命名

1. 习惯命名法

顺反异构体的习惯命名法是在烯烃（或环烃）的顺式异构体名称前加"顺"，在烯烃（或环烃）的反式异构体名称前加"反"。如

顺反异构体的
命名方法

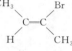　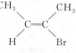　　

反-2-溴-2-丁烯　　　顺-2-溴-2-丁烯　　　顺-4-溴环己醇　　　反-4-溴环己醇

但这种习惯命名法是有局限性的，只适用于简单化合物，对于如下构型的化合物无法确定其顺、反。

$$\overset{d}{\underset{e}{>}}C=C\overset{a}{\underset{b}{<}} \quad (a \neq b \neq d \neq e)$$

2. 系统命名法（Z/E 标记法）

系统命名法规定用 Z/E 来标记顺反异构体的构型。Z 为德语 Zusammen 的字头（是"在一起"的意思）；E 为德语 Entgegen 的字头（是"相反"的意思）。其命名方法是用取代基"次序规则"来确定 Z 和 E 构型。

Z/E 标记法的原则如下：
① 应用"次序规则"比较每个双键碳原子所连接的两个原子或基团的相对次序，从而确定"较优"基团。
② 如果两个"较优"基团在双键的同一侧，则称为 Z-型，在异侧的则称为 E-型。

三、顺反异构体的性质

顺反异构体的化学性质基本相同，但其物理性质不同，并表现出某些规律。其中比较显

著的是，顺式异构体的熔点、相对密度较反式异构体低，在水中的溶解度、燃烧热等较反式的大。一些顺反异构体的物理常数见表11-3。

表 11-3 顺反异构体的物理常数

名称	熔点/℃	相对密度(d_4^{20})	燃烧热/(kJ/mol)	溶解度/(g/100g 水)
顺-丁烯二酸	130	1.590	327	78.8
反-丁烯二酸	300	1.635	320	0.70
顺-2-丁烯酸	15	1.018	486	40.0
反-2-丁烯酸	72	1.0312	478	8.3

中药桂皮中的肉桂醛就有顺反两种立体异构体，现在使用的肉桂醛，无论是天然的还是人工合成的，都是反式结构（图 11-8）。

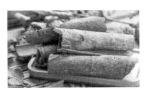
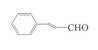
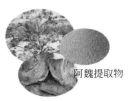

肉桂　　　　图 11-8　桂皮及肉桂醛反式结构　　　　图 11-9　阿魏　　　　当归

阿魏酸具有抗血栓等药理作用，一般将其制成阿魏酸钠片或注射液来使用。阿魏（图 11-9）、当归、川芎（图 11-10）等中药中的有效成分之一就是阿魏酸，阿魏酸也有顺反两种立体异构体，反式比顺式结构稳定（图 11-11）。

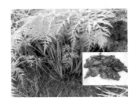

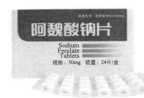

图 11-10　川芎　　　　川芎　　　　图 11-11　阿魏酸钠片及阿魏酸钠反式结构

顺反异构体的生理活性也不一样，这是药物构型对药理作用的影响。例如，女性激素的合成代用品己烯雌酚，反式异构体的生理活性高于顺式异构体。

顺-己烯雌酚　　　　　　　反-己烯雌酚

问题 11-3　康泰克含有盐酸伪麻黄碱成分，是一种治疗感冒的药物。南朝名医陶弘景就曾将麻黄誉为"伤寒解肌第一药"。《本草纲目》则记载，麻黄有"发汗散寒，宣肺平喘，利水消肿"的功效，利用现代化学方法从麻黄中提取得到的麻黄碱、伪麻黄碱就存在对映异构体，什么是对映异构体？这种物质又具有哪些特殊的性质？

第三节　对映异构

对映异构是立体异构中的一种，是指空间构型非常相似却不能重合，相互间呈实物与镜像对映关系的异构现象。它们就像人的左、右手,非常相似而不能重叠,互为实物与镜像对映关系,因此又把这种特征称为手性。对映异构体都能表现出一种特殊的物理性质,即能改变平面偏振光的振动方向,或者说它们都具有旋光性。很多中药中也含有对映异构体。

一、物质的旋光性

1. 平面偏振光和旋光性

光是一种电磁波,其振动方向与传播方向互相垂直。普通光的光波在所有与其传播方向垂直的平面上振动。当普通光通过尼科尔(Nicol)棱镜时,只有在与棱镜晶轴平行的平面上振动的光能够通过。通过尼科尔棱镜得到的这种只在某一个平面上振动的光叫平面偏振光,简称偏振光,如图 11-12 所示。

当偏振光通过水、乙醇、丙酮、乙酸等物质时,其振动平面不发生改变,也就是说水、乙醇、丙酮、乙酸等物质对偏振光的振动平面没有影响。而当偏振光通过葡萄糖、乳酸、氯霉素等物质(液态或溶液)时,其振动平面就会发生一定角度的旋转,如图 11-13 所示。物质的这种使偏振光的振动平面发生旋转的性质叫旋光性,具有旋光性的物质叫旋光性物质或光学活性物质。

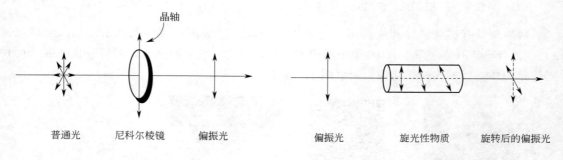

图 11-12 偏振光的产生　　　　　图 11-13 偏振光的旋转

能使偏振光的振动平面向右(顺时针方向)旋转的物质叫右旋物质,反之叫左旋物质。通常用(+)表示右旋,用(-)表示左旋。

2. 旋光度与比旋光度

偏振光通过旋光性物质时,其振动平面旋转的角度叫旋光度,用"α"表示。旋光度及旋光方向可用旋光仪测定。旋光仪主要由光源、起偏镜、盛液管、检偏镜和目镜等几部分组成,如图 11-14 所示。一般用单色光如钠光灯作光源,起偏镜用来产生偏振光,检偏镜带有刻度盘用来检测物质的旋光度和旋光方向。

由旋光仪测得的旋光度与盛液管的长度、被测样品的浓度、所用溶剂、测定时的温度和光源的波长都有关系。为了比较不同物质的旋光性,通常把被测样品的浓度规定为 1g/mL,盛液管的长度规定为 1dm,这时测得的旋光度叫比旋光度。它是旋光性物质的物理常数,一般用 $[\alpha]$ 表示,同时要注明所用溶剂(水为溶剂时可略)、测定温度、光源波长。例如,在 20℃时用钠光灯作光源,测得葡萄糖的水溶液是右旋的,其比旋光度是 52.5°,则表示为 $[\alpha]_D^{20} = +52.5°$。

二、物质的旋光性与分子结构的关系

1. 物质的旋光性和分子的手性

由前述可知,有些物质具有旋光性,而有些物质没有旋光性。大量事实表明,凡是具有

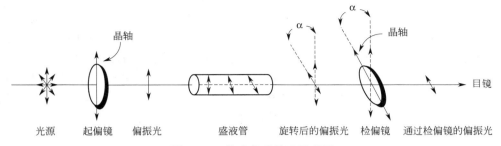

图 11-14　旋光仪的构造示意图

手性的物质都具有旋光性。那么，什么是手性物质呢？下面以乳酸为例说明。通常从肌肉中得到的乳酸是右旋乳酸，而从葡萄糖发酵得到的乳酸是左旋乳酸，这两种乳酸分子的模型如图 11-15 所示。

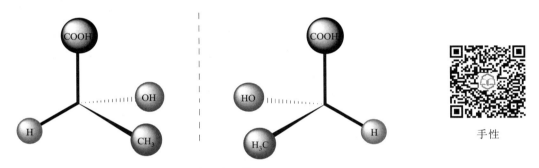

图 11-15　乳酸分子模型

观察乳酸分子的模型可知：这两种乳酸分子，就好像人的左手和右手一样，虽然分子构造相同，却不能重叠，如果把其中一个分子看成实物，则另一个分子恰好是它的镜像。**这种与其镜像不能重叠的分子，叫手性分子。**

凡是手性分子，必有互为镜像关系的两种构型，如左旋乳酸和右旋乳酸。**这种互为镜像关系的构型异构体叫对映异构体**。可见，手性分子必然存在着对映异构现象。或者说，分子的手性是产生对映异构的充分必要条件。

 问题 11-4　在有机化合物分子中，手性碳原子与一般的碳原子有哪些区别？

2. 手性碳原子

在乳酸（$CH_3CHCOOH$）分子中，有一个饱和碳原子连接了—H、—CH_3、—OH 和
　　　　　　　|
　　　　　　OH

—COOH 4 个不同的原子或基团。这种连有 4 个不同原子或基团的饱和碳原子，叫手性碳原子或不对称碳原子，通常用 C^* 表示。只含有一个手性碳原子的分子一定是手性分子。

三、含一个手性碳原子的化合物的对映异构

前面介绍的乳酸是只含一个手性碳原子的化合物，它有两种不同的空间构型，这一对对映异构体使偏振光的振动平面旋转的角度相同，但方向相反，分别是左旋和右旋乳酸，分别

用（+）-乳酸和（-）-乳酸表示，$[\alpha]_D^{20}=+3.8°$、$[\alpha]_L^{20}=-3.8°$。

在非手性条件下，对映体的物理性质和化学性质是相同的。如右旋乳酸和左旋乳酸的熔点都是 53℃，25℃时的 pK_a 都是 3.79。但当与手性试剂反应时，其反应活性不同，生理作用也不相同。由于生物体内存在许多手性物质，它们在生物体内造成手性环境，因此不同的对映体在生物体内的生理功能不相同。例如由酶（手性分子）催化的反应，两种对映体可按不同的形式进行。又如微生物在生长过程中，只能利用右旋丙氨酸；人体所需的糖类都是 D 构型，所需的氨基酸都是 L 构型；只有左旋的谷氨酸才有调味作用。

问题 11-5 左旋体与右旋体等量混合后的混合物具有旋光性吗？为什么？

由于左旋体和右旋体旋光度相同，而旋光方向相反，所以将左旋体和右旋体等量混合组成的体系，用旋光仪测得其无旋光性。这种由等量的左旋体和右旋体组成的无旋光性的体系叫外消旋体，用（±）表示。外消旋体不仅没有旋光性，而且其他的物理性质与对映体也有差异。如用化学方法合成或从酸奶中分离出的乳酸都是外消旋体，其熔点为 16.8℃。外消旋体可以拆分为左旋和右旋两个有旋光活性的异构体。外消旋体的化学性质与对映体基本相同，但在生物体内，左、右旋体各自保持并发挥自己的功效。例如，氯霉素左旋体具有强杀菌药效，而右旋体几乎无效，但二者对人体的副作用（毒性）相同，所以其外消旋体——合霉素已被淘汰。值得注意的是，有些左、右旋体的作用是相反的，一对对映体中，一个是治病的药物，另一个则可能是致病的物质。所以如何拆分外消旋体，如何制备单一的对映体将是药物合成的发展方向和热点。

布洛芬（图 11-16）是一种消炎镇痛的药物，其分子中就含有一个手性碳原子，其右旋体有明显的生物活性，而左旋体无抗炎作用，目前市场发售的均为外消旋体。

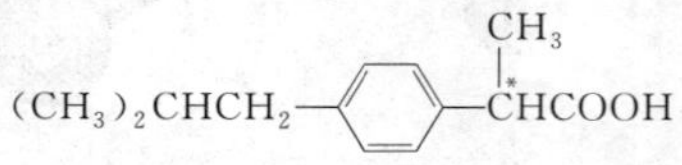

$(CH_3)_2CHCH_2\text{—}\underset{\underset{\text{CHCOOH}}{|}}{\overset{\overset{CH_3}{|}}{}}$

图 11-16 布洛芬

四、构型的表示方法

对映体在结构上的区别在于原子或基团在空间的相对位置不同，所以一般的平面表达式无法表示原子或基团在空间的相对位置，一般可采用透视式和费歇尔投影式表示。

1. 透视式

透视式是将手性碳原子置于纸平面，与手性碳原子相连的 4 个键有 3 种不同的表示法：用细实线表示处于纸平面，用楔形实线表示伸向纸面前方，用楔形虚线表示伸向纸面后方。例如，乳酸分子的一对对映体可表示如下：

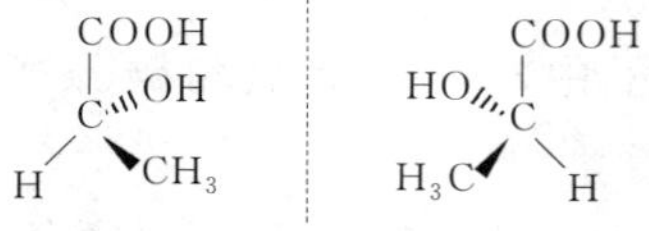

$$\begin{array}{c} COOH \\ | \\ H\text{—}C\text{···}OH \\ | \\ CH_3 \end{array} \qquad \begin{array}{c} COOH \\ | \\ HO\text{···}C\text{—}H \\ | \\ CH_3 \end{array}$$

这种表示方法比较直观，但书写麻烦。

2. 费歇尔投影式

费歇尔投影式是利用分子模型在纸面上投影得到的表达式，其投影原则如下：
① 以手性碳原子为投影中心，画十字线，十字线的交叉点代表手性碳原子。
② 一般把分子中的碳链放在竖线上，且把氧化态较高的碳原子（或命名时编号最小的

碳原子）放在上端，其他原子或基团放在横线上。

③ 竖线上的原子或基团表示指向纸平面的后方，横线上的原子或基团表示指向纸平面的前方。

乳酸分子的一对对映体的透视式和费歇尔投影式对比如下：

  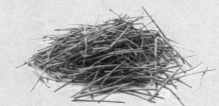

相关资料

许多中药的有效成分也存在对映异构体，如从中药麻黄（图 11-17）中提取得到的麻黄碱和伪麻黄碱（图 11-18），其分子中都含有两个手性碳，经实验研究发现（−）-麻黄碱的升压作用比外消旋体强 1.5 倍。

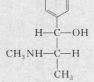

麻黄　　　　　　图 11-17　中药麻黄

（−）-麻黄碱　　（＋）-麻黄碱　　（−）-伪麻黄碱　　（＋）-伪麻黄碱

图 11-18　麻黄碱和伪麻黄碱

感冒药康泰克中就含有伪麻黄碱（图 11-19）。

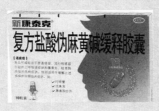 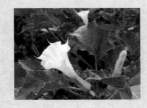

图 11-19　感冒药康泰克　　　　图 11-20　洋金花

东莨菪碱也是一种手性分子，可从洋金花（图 11-20）中提取。中国的中药麻醉剂洋金花制剂，源于公元 2 世纪名医华佗的麻沸散，其有效成分就是东莨菪碱。临床用的一般是它的氢溴酸盐，可用于麻醉、镇痛、止咳、平喘，对晕动症有效，也可用于控制帕金森病的僵硬和震颤。

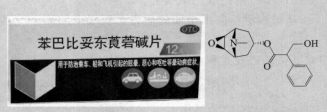

图 11-21 苯巴比妥东莨菪碱片及东莨菪碱分子结构

　　天然存在于植物中的是左旋莨菪碱，在提取过程中，得到比较稳定的消旋莨菪碱，即阿托品。东莨菪碱是左旋体，左旋体较右旋体作用强许多倍（图 11-21）。

　　据考证，大名鼎鼎的"蒙汗药"，其主要成分就是东莨菪碱、莨菪碱和少量阿托品（取自曼陀罗花）。如宋代司马光在《涑水记闻》中载："五溪蛮汉，杜杞诱出之，饮以曼陀罗酒，昏醉，尽杀之。"而且东莨菪碱有抑制汗腺分泌汗液的作用，所以古人称之为"蒙汗药"还是有道理的。

思考与练习 11-2

简答题

什么叫手性碳原子？下列分子是否含有手性碳原子？若有用"＊"标出。

(1) $CH_3CH-CHCH_3$
　　　　$\ \ \ \ |\ \ \ \ \ \ \ |$
　　　　$CH_3\ CH_3$

(2) $CH_2=CHCHCH_3$
　　　　　　　$\ \ \ |$
　　　　　　　C_2H_5

(3)

$\begin{array}{c} CH_3 \\ \diagup \\ \text{环己烷} -OH \\ \diagdown \\ CH(CH_3)_2 \end{array}$

(4) $HOOCCH-CHCOOH$
　　　　　$\ \ |\ \ \ \ \ \ |$
　　　　　$OH\ OH$

(5) CH_3CHCH_2COOH
　　　　$\ \ \ |$
　　　　Br

本章小结

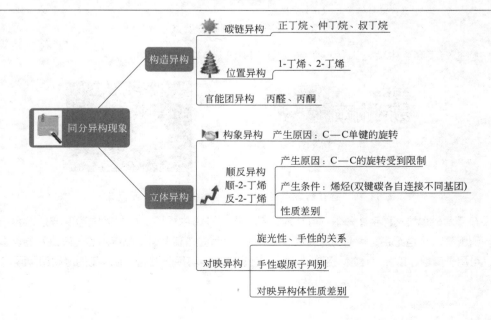

习 题

1. 判断下列化合物是否存在顺反异构体，若有，写出它们的构型式并标出其构型。
   - (1) 2,3-二氯-2-丁烯
   - (2) 1,3-二溴环戊烷
   - (3) 2-甲基-2-戊烯
   - (4) 2,2,5-三甲基-3-己烯
   - (5) 1-苯基丙烯

2. 下列结构式何者为优势构象？

3. 指出下列各组化合物属于哪种构型异构体（包括顺反异构体、对映体），还是同一种化合物。并用 * 标出环状化合物中的手性碳原子。

4. 写出符合下列条件的化合物的构造式。
   - (1) 含有一个手性碳原子、分子式为 C_7H_{16} 的烷烃
   - (2) 含有两个手性碳原子的二氯丁烷

5. 某烯 A（C_6H_{12}）具有旋光性，催化加氢后生成的烷烃 B（C_6H_{14}）没有旋光性，试写出 A 和 B 的结构式。

第十二章
卤代烃

  学习目标

■ 知识目标
1. 掌握卤代烃与烃的结构关系及其取代反应。
2. 掌握卤代烃的分类方法及不同类型卤代烃的反应活性。
3. 理解卤代烃的物理性质及其变化规律。

■ 能力目标
1. 能熟练命名卤代烃。
2. 能利用卤代烃的物理、化学性质及其变化规律鉴别不同结构的卤代烃。

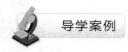 导学案例

塑料之王——聚四氟乙烯

聚四氟乙烯（poly tetra fluoroethylene，简写为 PTFE）（图 12-1）是由四氟乙烯聚合得到的一种高分子化合物，是当今世界上耐腐蚀性能最佳材料之一，具有非常优良的化学稳定性，基本能耐其他一切化学药品（熔融碱金属、三氟化氯、五氟化氯、液氟除外）的腐蚀，在王水中煮沸也不起变化，因此，人们赋予其"塑料王"的称号。

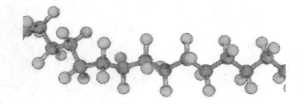

图 12-1　聚四氟乙烯结构

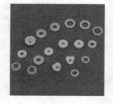

图 12-2　聚四氟乙烯材质的垫圈

聚四氟乙烯的发现源于一个巧合，1936 年，罗伊·普朗克特在美国杜邦公司研究氟利昂的代用品，他们收集了部分四氟乙烯储存于钢瓶中，准备第二天进行下一步实验。可是当第二

天打开钢瓶减压阀后，却没有气体溢出，他们以为钢瓶漏气，将钢瓶称量时，发现钢瓶并没有减重，锯开钢瓶后，却发现了大量的白色粉末，这就是聚四氟乙烯。它的出现解决了化工、石油、制药等领域的许多问题，因其优良的耐化学腐蚀的特点被广泛地用作密封材料和填充材料，现在随处可见聚四氟乙烯材质的密封件、垫圈（图 12-2）、垫片。另外，聚四氟乙烯还为厨具的改良带来新的契机，很多不粘锅（图 12-3）的涂层就是选用聚四氟乙烯材质。

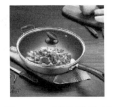

图 12-3　不粘锅涂层

  问题 12-1　四氟乙烯是合成"塑料王"的单体，它的结构与人们熟悉的乙烯有什么联系呢？性质上又有什么差别呢？

烃分子中的氢原子被卤原子取代后生成的一类化合物称为卤代烃，用 **RX** 或 **ArX** 表示，其官能团为卤原子。

第一节　卤代烃的分类和命名

一、卤代烃的分类

根据卤代烃分子中所含卤原子数目不同可将卤代烃分为一卤代烃、二卤代烃和多卤代烃。根据卤代烃分子中所含卤原子种类不同可将卤代烃分为碘代烃、溴代烃、氯代烃、氟代烃。例如，

C_6H_5Br　　　CH_2Cl_2　　　CHI_3
溴苯　　　　二氯甲烷　　　三碘甲烷（碘仿）

根据卤代烃分子中烃基结构的不同可将卤代烃分为饱和卤代烃（卤代烷烃）、不饱和卤代烃、卤代芳香烃。例如，

CH_3CH_2I　　　$CH_2{=}CHCl$　　　邻氯甲苯

1-碘乙烷　　　氯乙烯　　　邻氯甲苯
（卤代烷烃）　（不饱和卤代烃）　（卤代芳香烃）

根据卤代烃分子中与卤原子直接相连的 α-C 类型分类：一级卤代烃、二级卤代烃、三级卤代烃。例如，

CH_3CH_2I　　　$(CH_3)_2CHBr$　　　（环戊基）C_2H_5、Br

一级（伯）卤代烃　　二级（仲）卤代烃　　三级（叔）卤代烃

乙烯（或卤苯）型卤代烃（卤原子与双键碳原子或芳环直接相连）：

$CH_3CH{=}CHBr$　　〇—Br　　〇—Br

烯丙（或卤化苄）型卤代烃（卤原子与双键或芳环的 α-碳原子直接相连）：

〇—$^{\alpha}$Br　　〇—$^{\alpha}CH_2Cl$　　$CH_3\overset{\alpha}{C}HBrCH{=}CH_2$

这一章重点介绍一卤代烃的相关性质。

二、卤代烃的命名

1. 习惯命名法

依据卤原子所连烃基的名称将其命名为"某烃基卤",适用于结构简单、烃基容易描述的情况,局限性较大。例如,

$$CH_3CH(CH_3)-Br \qquad C_6H_5-CH_2Cl$$

正丙基溴　　　　　　　苄基氯(或氯化苄)

2. 系统命名法

结构复杂的卤代烃要用系统命名法命名。把卤代烃看作烃的卤素衍生物,即以烃为母体,卤原子只作为取代基。因此,其命名原则与相应烃的原则相同。例如,

$$CH_3CH(CH_3)CH_2CH(I)CH_3 \qquad CH_3C{\equiv}CCH(Br)CH_2CH_3 \qquad o\text{-}CH_3C_6H_4Cl$$

2-甲基-4-碘-戊烷　　　　　　5-溴-2-己炔　　　　　　2-氯甲苯

思考与练习 12-1

1. 用系统法命名下列化合物。

(1) 3-氯乙苯(结构式:苯环上 Cl 和 C_2H_5)　　(2) $C_6H_5CH(Cl)CH_2Br$　　(3) $CH_3CH(CH_3)CH(CH_3)CH_2CH(CH_3)CHBr$ (带三个甲基)

2. 写出下列化合物的构造式。

(1) 1,4-二氯环己烷　　(2) 氯化苄　　(3) 烯丙基溴　　(4) 丙烯基氯

第二节　卤代烃的物理、化学性质及应用

一、卤代烃的物理性质及应用

在常温常压下,除氯甲烷、溴甲烷、氯乙烷、氯乙烯为气体外,其余多为液体,高级或一些多元卤代烃为固体。多数卤代烃是无色的,但碘代烃见光易产生游离的碘而常带红棕色,因此储存碘代烃需用棕色瓶并且避光。不少卤代烃带香味,但其蒸气有毒,应防止吸入。

卤代烃中的 C—X 键有极性,物质沸点和分子极性有关,极性越大沸点越高,比如在烃基相同的一元卤代烷中,沸点:RI>RBr>RCl,而且卤代烃沸点比分子量相近的烃高。

卤代烃均不溶于水,易溶于醇、醚、烃等有机溶剂,常用作溶剂,比如氯仿、四氯化碳可作为萃取剂从水中提取有机物。一氟代烃、一氯代烃密度比水小,溴代烃、碘代烃密度则比水大,萃取时要注意有机层在上还是在下。需要提醒的是,卤代烃多数毒性较大,目前工业生产中正逐步以绿色溶剂(如超临界二氧化碳流体、碳酸二甲酯、2,5-二甲基己烷等)替

代。此外，卤代烃可用作制冷剂（氟利昂，如 $CHClF_2$、CCl_2F_2）、灭火剂（CCl_4，电器类起火）、麻醉剂等。

> **科学史话**
>
> 1966 年，美国科学家克拉克发现在含碳氟化合物的容器里有只老鼠，当他取出老鼠并排除其呼吸道中的液体时，老鼠竟然苏醒了。出于好奇心，克拉克有意在这类液体里放入老鼠，几小时后取出，结果大大出乎他的意料：老鼠奇迹般地复活了。经过研究发现，这种液体溶解氧气和二氧化碳的能力分别是水的 20 倍和 3 倍。克拉克从中得到启发：可以用这种液体来代替血液。
>
> 1979 年，一种新型的氟碳化合物乳剂作为人造血液（图 12-4），首次在日本应用于人体单肾脏移植手术，并取得成功。时隔不久，美国也报道了用人造血液为一位信仰宗教、拒绝输血的老人治疗血液病获得成功的案例。1980 年 8 月 6 日，中国人造血液的研究在上海获得成功。这是中国科学院上海有机化学研究所和中国人民解放军第三军医大学的科学工作者经过 5 年的研究而试制成功的。
>
>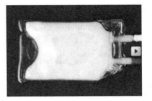
>
> 图 12-4 人造血液
>
> 这种奇妙的人造血液是白色的，注入人体后，同人体正常血液中的红细胞一样，具有良好的载氧能力和排出二氧化碳的能力，可以说，它是一种红细胞的代用品。氟碳化合物像螃蟹的螯那样，能够把氧抓住，在人体里再把氧气放出来，进行人体里的特种氧化还原反应。更为神奇的是这种人造血液不管哪种血型的人都能使用，是名副其实的万能血液。

二、卤代烃的化学性质及应用

1. 卤原子的取代反应

卤代烷中由于卤原子的电负性较强，C—X 键为较强的极性共价键，电子云偏向于卤原子，使得 α-C 带部分正电荷，容易受到带有孤电子对或负电荷的亲核试剂的进攻，C—X 键断裂，卤原子被其他原子或基团取代。各种卤代烷的化学反应活性：RI＞RBr＞RCl。

$$\underset{\underset{H^\beta}{\overset{②消除反应}{|}}}{R-\overset{\beta}{C}-\overset{\alpha}{C}-X}\ \begin{cases}①\ X\ 原子被取代的反应\\ \quad\ 与\ Mg\ 反应\end{cases}$$

（1）水解反应

卤代烷水解，卤原子被羟基取代得到醇，但由于卤代烷不溶于水，其水解反应体系属于两相体系，两者只在相界面接触，反应很慢，并且还是一个可逆反应，产率很低。为了提高反应速率并使反应进行到底，通常在反应体系中加入强碱（NaOH、KOH）。

$$R\!\!-\!\!X + H\!\!-\!\!OH \xrightarrow[\triangle]{NaOH} R\!\!-\!\!OH + NaX + H_2O$$

实际上，卤代烷在自然界中含量很少，因此价格较醇类也高，工业上很少用卤代烷水解合成醇。但也有例外，工业制备戊醇就是利用这个反应。

$$CH_3(CH_2)_3CH_2Cl + H_2O \xrightarrow[\triangle]{NaOH} CH_3(CH_2)_3CH_2OH + NaCl + H_2O$$

（2）氰解反应

卤代烷与氰化钠（或氰化钾）的醇溶液共热，卤原子被氰基（—CN）取代生成腈。

$$R\!-\!X + Na\!-\!CN \xrightarrow[\triangle]{ROH} R\!-\!CN + NaX$$

在有机合成中可以烃为原料合成卤代烃,再氰解就可以得到比原料卤代烃多一个碳原子的碳链。但由于反应条件是强碱性(氰化钠、氰化钾具有较强碱性)的,该方法只适用于卤代甲烷或伯卤代烃增长碳链,因为仲、叔卤代烃在强碱环境中得到的主产物是消除产物——烯烃(详见本节消除反应)。

(3) 氨解反应

卤代烷与氨在醇溶液中共热,卤原子被氨基(—NH$_2$)取代生成胺,例如由1-卤代丁烷制备正丁胺。

$$R\!-\!X + H\!-\!NH_2 \xrightarrow[\triangle]{ROH} R\!-\!NH_2 + HX$$

$$CH_3CH_2CH_2\!-\!X + H\!-\!NH_2(过量) \xrightarrow[\triangle]{ROH} CH_3CH_2CH_2NH_2 + NH_4X$$

正丁胺可用于合成乳化剂、农药及治疗糖尿病的药物。另外,因产物仍具有亲核性,所以可继续进攻体系中剩余的卤代烷,生成各种取代胺及季铵盐的混合物,因此在实际应用中多用于制备伯胺和季铵盐。季铵盐是常见的表面活性剂,常见于清洁剂中。

$$R\!-\!NH_2 \xrightarrow{R\!-\!X} R_2NH \xrightarrow{R\!-\!X} R_3N \xrightarrow{R\!-\!X} R_4N^+X^-$$
$$\text{季铵盐}$$

问题 12-2 应用威廉逊反应制备甲基叔丁醚时选用哪种原料比较合适呢?

(4) 威廉逊(Williamson)反应

卤代烷的 Williamson 反应也称为醇解反应,和水解、氨解不同的是,醇解反应并不是卤代烷和醇反应,而是卤代烷与醇钠反应,用相应的醇作溶液,卤原子被烷氧基(RO—)取代生成醚。

$$R\!-\!X + Na\!-\!OR' \xrightarrow{ROH} R\!-\!OR' + NaX$$

威廉逊反应用于制备醚类化合物,是制备混醚和芳香醚最好的方法。和水解反应一样,使用时最好选用卤代甲烷或伯卤代烃,也是因为醇钠具有强碱性,与仲、叔卤代烃主要发生消除反应得到烯烃。

$$CH_3\!-\!X + Na\!-\!O\!-\!\underset{\underset{CH_3}{|}}{\overset{\overset{CH_3}{|}}{C}}\!-\!CH_3 \xrightarrow{叔丁醇} CH_3O\!-\!\underset{\underset{CH_3}{|}}{\overset{\overset{CH_3}{|}}{C}}\!-\!CH_3 + NaX$$
$$\text{甲基叔丁基醚}$$

甲基叔丁醚是一种新型的高辛烷值汽油调和剂,可以提高汽油的使用安全性和质量,因不含铅而减少了环境污染。

2. 卤代烃的消除反应

由于卤素的强吸电子作用,不仅 α-C 带有部分正电荷,β-C 也会带有少量的正电荷,从而使得 β-H 具有一定的离去趋势。

在强碱条件下分子中的 C—X 键和 β-C—H 键断裂,脱去一分子卤化氢,得到烯烃。**这种从有机物分子中相邻的两个碳上脱去 HX(或 X_2、H_2、NH_3、H_2O)等小分子,形成不饱和化合物的反应,称为消除反应。**例如,

$$CH_3CH_2\underset{\underset{H\ X}{|}}{\overset{\beta\ \ \alpha}{CHCH_2}} \xrightarrow[\triangle]{KOH/C_2H_5OH} CH_3CH_2CH=CH_2 + KX + H_2O$$

仲卤代烷和叔卤代烷在消除卤化氢时，反应可在不同的 β-碳原子上进行，生成多种不同产物。例如，

$$CH_3-\underset{\underset{H}{|}}{\overset{\beta'}{CH}}-\underset{\underset{Br}{|}}{\overset{\alpha}{CH}}-\underset{\underset{H}{|}}{\overset{\beta}{CH_2}} \xrightarrow[\triangle]{KOH/C_2H_5OH} \begin{matrix} CH_3CH_2CH=CH_2 & 1\text{-丁烯} & 19\% \\ CH_3CH=CHCH_3 & 2\text{-丁烯} & 81\% \end{matrix}$$

实验证明，卤代烃主要脱去含氢较少的 β-碳原子上的氢，或者说，主要生成双键碳原子上取代基较多的烯烃，这一经验规律称为查依采夫（Saytzeff）规律。

卤代烷发生消除反应的活性：叔卤代烷＞仲卤代烷＞伯卤代烷。

卤代烷的取代反应、消除反应都在碱性条件下进行，当卤代烷发生消除反应时，不可避免地会有卤代烷水解的副产物生成；同理，在卤代烷水解时，也会有消除反应发生。究竟是取代产物占优势，还是消除产物占优势，一般取决于卤代烷的分子结构以及反应条件（如试剂的碱性、溶剂的极性、反应温度等）。一般规律：伯卤代烷、稀碱、强极性溶剂及较低温度有利于取代反应；叔卤代烷、浓的强碱、弱极性溶剂及高温有利于消除反应。所以卤代烷的水解反应，要在稀碱水溶液中进行，而消除反应在浓强碱的醇溶液中进行更为有利。

问题 12-3 制备格氏试剂为什么要在干醚中进行？查阅资料说出怎么制备干醚？

3. 卤代烷与金属的反应

卤代烷在绝对乙醚（无水、无醇的乙醚，又称无水乙醚或干醚）中与金属镁作用，生成有机镁化合物——烷基卤化镁，称为格利雅（Grignard）试剂，简称格氏试剂，用通式 RMgX 表示。例如，

$$CH_3CH_2CH_2CH_2Br + Mg \xrightarrow{\text{无水乙醚}} CH_3CH_2CH_2CH_2MgBr \quad \text{正丁基溴化镁} \\ (94\%)$$

$$CH_3CH_2\underset{\underset{Br}{|}}{CH}CH_3 + Mg \xrightarrow{\text{无水乙醚}} CH_3CH_2\underset{\underset{CH_3}{|}}{CH}MgBr \quad \text{仲丁基溴化镁} \\ (78\%)$$

一般伯卤代烷产率高，仲卤代烷次之，叔卤代烷最低。由于格氏试剂遇到含活泼氢的化合物（醇、H_2O、NH_3）会立即分解，所以制备格氏试剂要在隔绝空气的条件下，使用无水、无醇的绝对乙醚作溶剂。

科学史话

格氏试剂的发现者法国化学家维克多·格林尼亚（图 12-5）出生在一个很富有的家庭，但他并不爱读书，是当地有名的"花花公子"。1892 年，在一次宴会上，他邀请一位女伯爵跳舞，却被女伯爵拒绝，并说她最讨厌格林尼亚这样的花花公子。格林尼亚感到非常羞愧，悔恨交加，决心抛弃恶习，奋发上进。

格林尼亚离家出走来到里昂，他本想进入里昂大学就读，但是因为从来就没有认真读过书，学业荒废得太多了，这样的基础如何考得上大学呀！幸好有一个叫路易·波尔韦的老教授愿意帮助他补习功课，格林尼亚决定一切从头开始。经过老教授的精心辅导和他自己的刻苦努

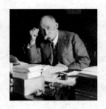

图 12-5 维克多·格林尼亚

力,花了两年的时间,才把耽误的功课补习完了。这样,格林尼亚进入了里昂大学插班读书,他深知得到读书的机会来之不易,求学期间非常刻苦。当时学校有机化学权威巴比尔看中了他的刻苦精神和才能,于是,格林尼亚开始在巴比尔教授的指导下,学习并从事研究工作。1901年,由于格林尼亚发现了格氏试剂而被授予博士学位。

格林尼亚发现格氏试剂时,把它取名格林尼亚-巴比尔试剂,用来表示他对导师的感激之情。但是,巴比尔坚持认为自己没有在发现过程中做出努力,要求把试剂名称改成格林尼亚试剂。巴比尔公正淡泊,为人称颂,格林尼亚与巴比尔的师生情谊也可见一斑。也是因为发现了格氏试剂,1912年,维克多·格林尼亚获得了诺贝尔化学奖。

思考与练习 12-2

1. 用 $CH_2(OH)CH_2Br$ 能制备出 $CH_2(OH)CH_2MgBr$ 吗?为什么?
2. 用化学方法鉴别下列化合物。

   1-溴-2-丁烯、2-氯-丙烷、1-溴环己烯、氯苯
3. 完成下列化学反应式。

   (1) $CH_2=CH-C_2H_5 \xrightarrow{HI} \xrightarrow{NaCN}$

   (2) $CH_2=CH-C_2H_5 \xrightarrow{Br/CCl_4} \xrightarrow{\dfrac{EtONa}{EtOH}}$

   (3) ![甲苯] $+Cl_2 \xrightarrow{h\nu} \xrightarrow{Mg}$

本章小结

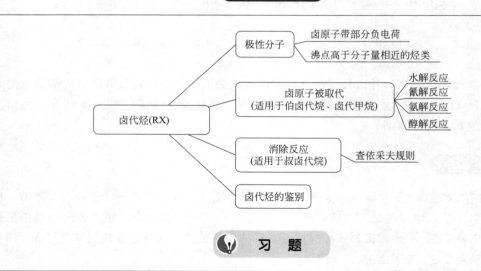

习 题

1. 填空题

   (1) 卤代烃分子中的 C—X 键为_____共价键,α-C 原子带有部分_____电荷,容

易受到亲核试剂进攻，可以发生_____反应。同时，由于 β-C 受官能团影响导致与其相连的 β-H 可以和卤原子一起脱去，发生_____反应。

（2）碱性条件下卤代烃的消除反应和取代反应是竞争关系，_____（填"伯""仲"或"叔"）卤代烃更倾向于发生取代反应，而_____（填"伯""仲"或"叔"）卤代烃更倾向于发生消除反应。

（3）不对称烯烃和极性试剂加成时遵循_____规则；卤代烃在消除时遵循_____规则，即消除含氢较_____β-C 上的氢原子。

（4）氟利昂可以破坏臭氧层，其主要成分为_____。

2. 写出 CH₃CH₂Br 转变为下列化合物的反应式。

（1）CH_3CH_2OH　　（2）$CH_3CH_2OCH_3$　　（3）CH_3CH_2MgBr　　（4）乙烯

3. 用简单方法鉴别下列化合物。

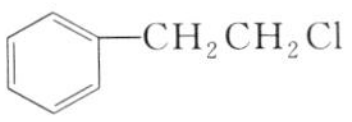

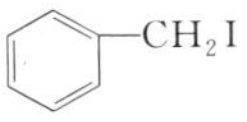

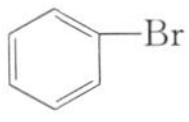

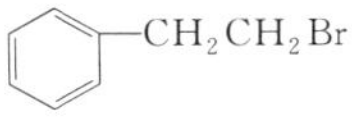

Ph—CH₂CH₂Cl　　Ph—CH₂I　　Ph—Br　　Ph—CH₂CH₂Br

4. 推断题

某仲卤代烃 A 的分子式为 $C_5H_{11}Br$。A 与热的 $NaOH/H_2O$ 反应得到化合物 B，其分子式为 $C_5H_{12}O$。A 与热的 $NaOH/ROH$ 反应所得主要产物再与 HBr 加成得到 2-甲基-2-溴丁烷，试推断 A、B、C 的构造式。

第十三章
烃的重要含氧衍生物

  学习目标

■ 知识目标　1. 掌握几类重要含氧衍生物的官能团、结构特点。
　　　　　　2. 掌握重要含氧衍生物的特征化学变化及鉴别方法。
　　　　　　3. 掌握几类重要含氧衍生物间的氧化还原关系。
　　　　　　4. 理解各类含氧衍生物的分类原则、物理性质及变化规律。

■ 能力目标　1. 能快速区分各类含氧衍生物并准确运用命名规则对其命名。
　　　　　　2. 能运用化合物的特征反应鉴别化合物。

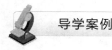 **导学案例**

药酒——中药有效成分提取

酒素有"百药之长"之称,将强身健体的中药与酒"溶"于一体的药酒(图 13-1),不仅配制方便、药性稳定、安全有效,而且因为酒精是一种良好的极性有机溶剂,中药的各种有效成分都易溶于其中,药借酒力、酒助药势而充分发挥其效力,提高疗效。

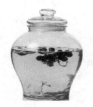
图 13-1　药酒

酒文化、呼吸分析仪与醇

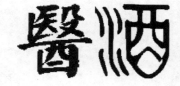
图 13-2　医和酒的繁体字

从酿酒、饮酒到赏酒、论酒,酒已渗透到人类的各个方面,并逐步形成了自身独特的文化——酒文化。酒与医素有不解缘,繁体"醫"从"酉",酉者酒也(图 13-2)。这大概是因为先祖们无意中食用了发酵后的瓜果汁,发现它可以治疗一些虚寒、腹痛之类的疾病,从而让酒与原始医疗活动结下了缘。《黄帝内经》有"汤液醪醴论篇",专门讨论用药之道。所谓"汤液"即今之汤煎剂,而"醪醴"即药酒。显然在战国时代对药酒的医疗作用已有了较为深刻的认识。

现代研究表明,酒的主要成分乙醇(俗称酒精)是一种良好的极性有机溶剂,许多药物用其他加工方法难以使其有效成分析出,可借助酒的这一特性而提取出来。中药的多种成分如生物碱、盐类、鞣质、挥发油、有机酸、树脂、糖类及部分色素(如叶绿素、叶黄素)等均较易溶解于乙醇中。乙醇不仅具有良好的穿透性,易于进入药材组织细胞中,发挥溶解作用,促进置换、扩散,有利于提高浸出速度和浸出效果;还具有防腐作用,可延缓许多药物的水解,增强药剂的稳定性。如鹿茸酒和蛤蚧酒等可有效治疗腰膝酸冷、小腹不温、四肢怕冷、大便溏泻等症;人参酒、参芪酒等可有效治疗体倦神疲、少气懒言、面黄肌瘦、饮食减少、四肢乏力、表虚自汗等病症。

药酒有冷浸法、热浸法、煎膏兑酒法、淬酒法、酿酒法等多种制作方法,家庭配制则以冷浸法最为简便。近年来,越来越多的高新技术应用到中药提取、分离领域,比如超临界流体萃取法、膜分离技术、半仿生提取法、超声提取法、大孔树脂吸附法等。

 问题 13-1 有机物种类众多,为什么选用醇类中的乙醇作为中药的提取剂呢?它有哪些优势呢?

第一节 醇、酚、醚

醇、酚、醚可看作烃分子(R—H)中氢原子被羟基、烃氧基(—OR)取代的衍生物。烃分子中(芳环上的氢原子除外)的氢原子被羟基取代形成醇(R—OH);芳环上的氢原子被羟基取代形成酚(Ar—OH);若烃分子中的氢原子被烃氧基取代,所得的衍生物就是醚(R—O—R′,Ar—O—Ar′,Ar—O—R)。

$$烃(R-H) \rightarrow \begin{matrix} 醇(R-OH) \\ 酚 \\ 醚(R-O-R', Ar-O-Ar', Ar-O-R) \end{matrix}$$

换一个角度,醇、酚、醚也可看作水分子中的氢被烃基取代得到的衍生物。结构相似则性质有相通之处,在学习醇、酚、醚的相关知识过程中可以以烃和水作为参照物。

$$\underset{水}{H-O-H} \quad \underset{醇}{H-O-R} \quad \underset{酚}{H-O-Ar} \quad \underset{醚}{R-O-R'}$$

一、醇、酚、醚的结构及命名

1. 醇、酚、醚的结构

(1)醇的结构

重点研究饱和一元醇的结构。与卤代烃类似,按照羟基所连接的碳原子种类醇可划分为一级醇、二级醇、三级醇。

$$\underset{一级醇}{R-\underset{\underset{OH}{|}}{C}H_2} \quad \underset{二级醇}{R-\underset{\underset{OH}{|}}{C}H-R'} \quad \underset{三级醇}{R-\underset{\underset{OH}{|}}{\overset{\overset{R''}{|}}{C}}-R'}$$

醇分子中，C—O 键和羟基中的 O—H 键均为极性共价键，由于氧的电负性比碳和氢大，使得碳氧键和氢氧键都具有较大的极性，氧带部分负电荷，而 α-C 和羟基中的氢带部分正电荷，因此，醇为极性分子。乙醇分子结构见图 13-3。

（2）酚的结构

酚中的羟基通常称为酚羟基。酚羟基中氧原子与苯环相连，一方面，使得苯环电子云密度增加，苯环受到活化更易发生取代反应；另一方面，导致了氢氧之间的电子云进一步向氧原子转移，使氢更易离去。苯酚分子结构见图 13-4。

（3）醚的结构

C—O—C 叫醚键，是醚的官能团，醚分子中两个烃基相同，称"单醚"，如乙醚（图 13-5）；两个烃基不同，则称"混醚"。若氧所连接的两个烃基形成环状，则称"环醚"。

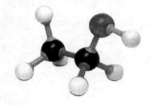

图 13-3　乙醇分子球棍模型

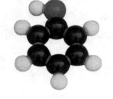

图 13-4　苯酚分子结构

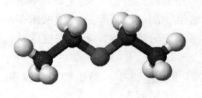

图 13-5　乙醚分子球棍模型

2. 醇、酚、醚的命名

（1）醇、酚、醚的系统命名法

① 醇的命名。选择含有羟基的最长碳链为母体，如果分子中存在不饱和键，则选择包括羟基和不饱和键在内的最长碳链为母体。

根据母体所含碳原子数命名为"某醇"；首先，从靠近羟基的一端开始编号，其次考虑使不饱和键编号尽量小，最后考虑其他取代基符合"最低系列原则"，如

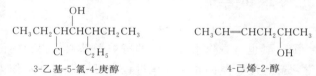

3-乙基-5-氯-4-庚醇　　　　　　　　4-己烯-2-醇

② 酚的命名。当苯环上酚羟基为优先基团，则酚羟基与苯环一起作为母体，芳环名称后面加上"酚"，芳环上所连接的其他基团作为取代基，其位次和名称写在母体前面，称为"某酚"；若苯环上有比—OH 优先的基团，则—OH 作为取代基，如

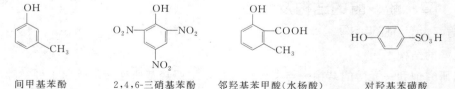

间甲基苯酚　　2,4,6-三硝基苯酚　　邻羟基苯甲酸（水杨酸）　　对羟基苯磺酸

③ 醚的命名。通常以烃基为母体，烷氧基作取代基，如

2-甲基-4-乙氧基戊烷　　　　　3-甲氧基苯酚

(2) 其他命名法

① 简单醇、酚、醚的命名。以烃基为基础命名，如甲(基)醇、甲(基)乙(基)醚、二甲(基)醚。

$$CH_3OH \qquad CH_3OC_2H_5 \qquad CH_3OCH_3$$
甲(基)醇　　　　　甲(基)乙(基)醚　　　　二甲(基)醚

② 环醚的命名。环醚一般称为"环氧某烷"，如

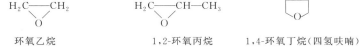

环氧乙烷　　　　　1,2-环氧丙烷　　　　1,4-环氧丁烷(四氢呋喃)

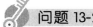 **问题 13-2** 能不能用无水氯化钙干燥乙醇？为什么？

二、醇的物理、化学性质及应用

1. 醇的物理性质及应用

直链的饱和一元醇中，C_4 以下的醇是无色透明、带酒味的挥发性液体，由于水与醇均具有羟基，彼此可形成氢键，甲醇、乙醇和丙醇可与水以任意比例相溶，但烃基部分越大溶解度越低，如正丁醇，在水中溶解度只有 8%；$C_5 \sim C_{11}$ 的醇是油状液体，仅部分溶于水，具有不愉快气味；高级醇的是无臭无味的蜡状固体。多元醇的羟基越多，溶解度越大。

醇也能溶于强酸（H_2SO_4、HCl），这是由于它能和酸中的质子结合成鲜盐 $\left[\begin{array}{c} H \\ | \\ R-O-H \end{array} \right]^+ X^-$。如正丁醇在水中溶解度不高，但它却能和浓硫酸混溶。

直链饱和一元醇的沸点随分子量的增加而有规律地增高，每增加一个系差 CH_2，沸点约升高 18~20℃。在醇的异构体中，直链伯醇沸点最高，支链越多，沸点越低；多元醇羟基越多，沸点越高。

另外，低级醇可与一些无机盐（$CaCl_2$、$CuSO_4$）作用形成结晶状的结晶醇，它们可溶于水，但不溶于有机溶剂。利用这个性质可使醇与其他化合物分离，或从反应产物中除去少量醇。如工业用的乙醚中常含有少量乙醇，可利用乙醇与氯化钙作用生成结晶醇的性质，除去乙醚中少量的乙醇。

2. 醇的化学性质及应用

饱和一元醇的活性部位在其官能团羟基附近，H—O 键和 C—O 键都是极性键，容易断裂发生取代反应。

$$\begin{array}{c} H \quad H \\ \beta | \quad \alpha |\, \delta^+ \, \delta^- \quad \delta^+ \\ R-C-C-O-H \\ | \quad | \\ H \quad H \end{array}$$

另外，由于羟基的影响，α-碳上的氢原子和 β-碳上的氢原子也比较活泼，伴随着 C—O 键断裂 C—H 键也断裂，发生消除反应。

(1) 取代反应

① 羟基氢的取代反应。醇与水相似，可以与活泼金属钠、钾等作用，放出氢气，生成相应的醇钠、醇钾等物质，如

$$CH_3CH_2OH + Na \longrightarrow CH_3CH_2ONa + H_2 \uparrow$$

醇与金属钠作用比醇与水作用缓和得多，说明醇羟基的氢原子不如水分子中的氢原子活泼，不如水中的氢容易夺取，所以醇是比水弱的酸，相应的醇钠是比氢氧化钠更强的碱。醇钠遇水立刻水解成原来的醇和氢氧化钠。

$$RONa + H-OH \rightleftharpoons ROH + NaOH$$

所以，醇钠在保存及使用时都要严格防水，避免遇水分解失效。

② 醇的鉴别反应。醇与 HX 反应，卤原子被羟基取代生成卤代烃，也是一卤代烷水解反应的逆反应，是制备卤代烃的重要方法，如

$$ROH + H-X \rightleftharpoons R-X + H_2O$$

醇的结构会影响反应的速度，醇的反应活性：叔醇＞仲醇＞伯醇＞甲醇。实验室中使用 Lucas 试剂（无水氯化锌的浓盐酸溶液）可以鉴别 $C_4 \sim C_6$ 的伯、仲、叔醇。

问题 13-3 查阅资料说出三硝酸甘油酯有哪些应用。

③ 酯化反应。醇与含氧无机酸如硝酸、硫酸、磷酸等作用，脱去水分子生成无机酸酯（醇与有机羧酸的酯化反应在本章第三节介绍）。

$$\begin{array}{c} CH_2-OH \\ | \\ CH-OH \\ | \\ CH_2-OH \end{array} + 3H-ONO_2 \xrightarrow{H_2SO_4} \begin{array}{c} CH_2-ONO_2 \\ | \\ CH-ONO_2 \\ | \\ CH_2-ONO_2 \end{array} + 3H_2O$$

甘油　　　　　　　　　　　　　三硝酸甘油酯

三硝酸甘油酯是一种烈性炸药，同时它还有扩张血管的作用，是心绞痛的急救药。

高级一元醇（含 8～18 个碳原子）的酸性硫酸酯盐（$ROSO_2ONa$）具有去垢能力，可作洗涤剂，如常用的表面活性剂十二烷基硫酸钠（月桂醇硫酸钠）就是以此方法制得的：

$$C_{12}H_{25}OH + H_2SO_4 \xrightarrow{45\sim55\,℃} C_{12}H_{25}OSO_3H + H_2O$$

$$C_{12}H_{25}OSO_3H + NaOH \longrightarrow C_{12}H_{25}OSO_3Na + H_2O$$

（2）脱水反应

醇在酸性条件下能发生脱水反应，可以在分子内进行也可以在分子间进行。若在分子间进行则属于取代反应，若在分子内进行则属于消除反应。

分子间脱水：醇在酸催化下，低温加热发生分子间脱水生成醚，这样的醚两端的烃基结构相同（对称醚）。常用的脱水剂有硫酸、氧化铝等。例如，

$$CH_3CH_2\dashv OH + H\dashv OCH_2CH_3 \xrightarrow[\text{或}\ Al_2O_3, 240\,℃]{\text{浓}\ H_2SO_4, 140\,℃} CH_3CH_2OCH_2CH_3 + H_2O$$

分子内脱水生成烯烃，这就属于消除反应。实验表明，当存在两种 β-C—H 时，消除产物符合查依采夫规则。

$$CH_3CH_2CH_2CH_2CH_2OH \xrightarrow[140\,℃]{75\%\ H_2SO_4} CH_3CH_2CH_2CH=CH_2$$

$$\underset{\underset{OH}{|}}{CH_3CH_2CHCH_3} \xrightarrow[100\,℃]{60\%\ H_2SO_4} CH_3CH=CHCH_3$$

问题 13-4 查阅资料说出目前使用的便携式呼气式酒精检测仪有哪几种。它们的工作原理是什么？

（3）氧化反应

含 α-H 的醇易发生氧化反应，其氧化的一般规律如下：

伯醇：先被氧化成醛，醛继续被氧化为羧酸。

$$RCH_2OH \xrightarrow{[O]} RCHO \xrightarrow{[O]} RCOOH$$

仲醇：被氧化成含有相同数目碳原子的酮。

$$\underset{\underset{OH}{|}}{R-CH-R'} \xrightarrow{[O]} \underset{\underset{O}{\|}}{R-C-R'}$$

醇的氧化

而叔醇分子中没有 α-H 原子，在通常情况下不被氧化，如果氧化条件剧烈则碳链发生断裂，氧化产物非常复杂，没有研究意义。

常用的氧化能力较强的氧化剂有 $KMnO_4$、$K_2Cr_2O_7$。醇被重铬酸钾、硫酸混合物氧化时，六价铬被还原为三价铬，溶液由橙红色转变为绿色，可用于鉴别醇。老式的检查司机酒后驾车的呼吸分析仪就是据此原理设计的。

$$3C_2H_5OH + 2K_2Cr_2O_7 + 8H_2SO_4 \longrightarrow 3CH_3COOH + 2Cr_2(SO_4)_3 + 2K_2SO_4 + 11H_2O$$

橙红　　　　　　　　　　　　　　　　　　　　　绿色

知识应用

呼气式酒精检测仪（图 13-6）是酒精测试仪器中最常用的一种，只需呼入被检测者的气体即可快速检测出酒精含量，被交警等需要检测酒精的部门、行业所使用。湿化学法是其工作原理之一。

湿化学法工作原理是酒精蒸气被酸性重铬酸钾溶液氧化，根据溶液褪色的时间来推测乙醇的浓度。呼气中酒精被置于特殊设计的小瓶中的重铬酸钾和硫酸混合物氧化，瓶中的混合剂会从橙红色变成绿色，而化学反应产生的电阻也会令指针移动，精确标示出呼气中酒精的浓度，并通过微电脑将其换算成血液中酒精的浓度。现在很多国家还在使用这种酒精测试仪。

目前普遍使用的酒精测试仪有燃料电池型（电化学型）和半导体型两种。这两种能够制造成便携型呼气酒精测试器，适合于现场使用。燃料电池型呼气酒精测试仪因其材料成本高（相当于半导体酒精传感器的几十倍），导致燃料电池型酒精测试仪的价格是半导体型酒精测试仪的好几倍。

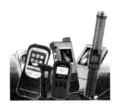

图 13-6　呼气式酒精检测仪

为了生命安全，谨记开车不喝酒，喝酒不开车！

问题 13-5　多酚是一种什么结构的化学物质？中药中含不含有多酚物质呢？多酚有哪些应用？

三、酚的物理、化学性质及应用

1. 酚的物理性质及应用

酚多为结晶性固体。除硝基酚外，多数酚是无色的，但由于酚易被氧化往往带有红色甚至褐色。

酚的性质

酚分子间能形成氢键，所以酚类化合物的沸点较高。另外，一元酚微溶于水，分子中羟基越多，形成的氢键越多，水溶性越大。酚能溶于乙醇、乙醚等有机溶剂。

酚具有杀菌和防腐作用，杀菌能力随羟基数目的增多而增大，例如，苯酚配成一定浓度的水溶液，可治疗中耳炎，起到杀菌目的。

2. 酚的化学性质及应用

酚容易发生化学变化的部位有两个：苯环和羟基。

(1) 羟基氢取代反应

① 酚的弱酸性。苯酚羟基中的氢可以以 H^+ 的形式离去，所以酚显弱酸性，生成的酚钠盐与水互溶。苯酚在冷水中溶解度有限，但却可以溶解在碱液中。

$$\text{C}_6\text{H}_5\text{OH} + \text{NaOH} \longrightarrow \text{C}_6\text{H}_5\text{ONa} + \text{H}_2\text{O}$$

苯酚俗称石炭酸（$pK_a = 9.98$），如果向酚钠水溶液中通入二氧化碳，酚即从碱液中游离出来，因此苯酚是比碳酸（$pK_a = 6.38$）还弱的弱酸。

$$\text{C}_6\text{H}_5\text{ONa} + \text{CO}_2 + \text{H}_2\text{O} \longrightarrow \text{C}_6\text{H}_5\text{OH} + \text{NaHCO}_3$$

利用酚的弱酸性，可鉴别、分离提纯苯酚。工业上利用此性质来回收和处理含酚污水。用稀的氢氧化钠溶液处理含酚污水，使酚变成钠盐溶于水，分离后再向水层通入二氧化碳，酚即析出。

② 酯化反应。醇可以与羧酸作用生成酯，但酚却不易与羧酸直接作用生成酯，需以活泼性更强的酸酐或酰氯为原料。

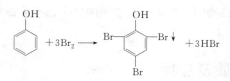

水杨酸　　　乙酸酐　　　　　阿司匹林

阿司匹林即乙酰水杨酸，是白色针状晶体，是常见的解热镇痛药，也用于防治心脑血管病。

(2) 苯环上的亲电取代反应

酚芳环上的亲电取代反应比苯更易进行，同样可以发生卤化、磺化等取代反应。

在室温下苯酚与溴水立即反应，生成 2,4,6-三溴苯酚白色沉淀。这个反应非常灵敏，只要酚羟基的邻、对位上含有氢，就可以发生，可用于鉴别苯酚。

$$\text{C}_6\text{H}_5\text{OH} + 3\text{Br}_2 \longrightarrow \text{C}_6\text{H}_2\text{Br}_3\text{OH} \downarrow + 3\text{HBr}$$

苯酚的显色反应

(3) 与氯化铁的显色反应

酚与氯化铁溶液发生显色反应，不同的酚类化合物呈现不同的特征颜色（见表13-1），大多数酚、烯醇类化合物能与氯化铁溶液反应生成配合物。

$$6\text{C}_6\text{H}_5\text{OH} + \text{FeCl}_3 \longrightarrow [\text{Fe}(\text{OC}_6\text{H}_5)_6]^{3-} + 3\text{HCl} + 3\text{H}^+$$

根据反应后溶液颜色变化可以鉴别酚。

表 13-1 酚类化合物与氯化铁作用的颜色

化合物	显 色	化合物	显 色
苯酚	蓝紫色	邻苯二酚	绿色
邻甲苯酚	红色	间苯二酚	蓝色~紫色
对甲苯酚	紫色	对苯二酚	暗绿色
邻硝基苯酚	红色~棕色	α-萘酚	紫色
对硝基苯酚	棕色	β-萘酚	黄色~绿色

（4）氧化反应

酚比醇容易氧化，在空气中就可以发生氧化反应，颜色逐渐变为粉红、红直至红褐色。羟基及其对位的碳氢键也被氧化，生成对苯醌：

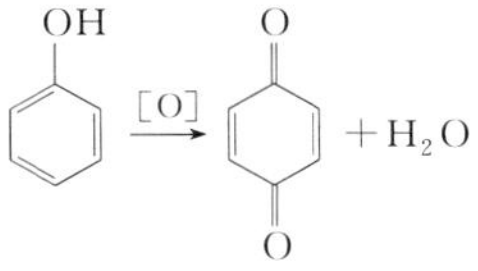

$$\text{C}_6\text{H}_5\text{OH} \xrightarrow{[O]} \text{对苯醌} + H_2O$$

因此，石油、橡胶和塑料等工业中，常加入少量酚作抗氧化剂。

阅读材料

氧化损伤是导致许多慢性病如心血管病、癌症和衰老的重要原因。多酚的抗氧化功能可以对这些慢性病起到预防作用。多酚是一类广泛存在于植物体内的具有多元酚结构的次生代谢产物。多酚常存在于一些常见的植物性食物如可可豆、爆米花、茶、大豆、红酒、蔬菜和水果中。绝大多数多酚类化合物为水溶性物质，存在于植物细胞的液泡中，天然存在的多酚多与糖相结合形成糖苷。

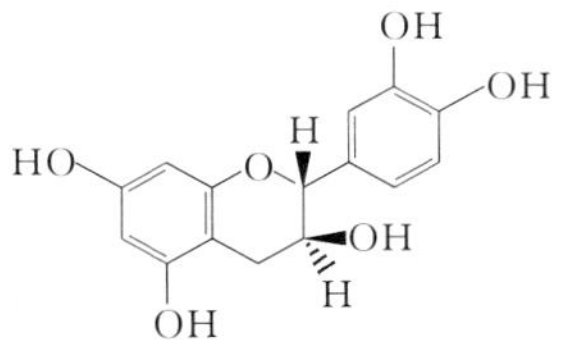

许多中药中也含有含量不等的多酚，可以起到抗氧化和预防心血管疾病的作用，如黄酮醇类的槲皮素、堪非醇、儿茶素（图13-7），异黄酮类的染料木素、黄豆黄素-1、白藜芦醇、木酚素等。

图 13-7 （+）-儿茶素

现代研究表明，多酚类物质可以阻止和抑制癌症。多酚对一些细菌、真菌、酵母菌有明显的抑制作用。多酚对动物体内和其他环境中多种微生物的生长都产生明显的抑制作用。

四、醚的物理、化学性质及应用

1. 醚的物理性质及应用

在常温下除甲醚和甲乙醚为气体外，大多数醚为易燃的无色液体并常用作溶剂，有特殊气味。

醚的沸点比分子量相当的烷烃略高，但由于醚分子之间不存在氢键，所以低级醚的熔、沸点比分子量相近的醇低得多。

醚有极性，可与水分子形成氢键，所以醚在水中的溶解度与醇相似，并能溶于许多有机溶剂中。

问题 13-6 "安全大于天，责任重于山。"无论化工还是制药生产过程中，安全生产是第一要务。醚是一种常用的有机溶剂，在使用时一定要严格按照操作规程进行，首先要做的就是使用之前一定要检验醚中是否有过氧化物存在，那么使用什么方法进行检验呢？为什么要进行这项检验呢？

2. 醚的化学性质及应用

链状醚中的 C—O—C 键是很稳定的，醚与碱、氧化剂、还原剂均不发生反应，所以在许多反应中，用醚作溶剂。由于醚中没有羟基氢，所以常温下醚也不与金属钠作用，可用金属钠干燥醚类化合物。但在一定条件下，醚也可发生其特有的反应。

在较高温度下，浓的氢卤酸能使醚键断裂，生成醇（酚）和卤代烷。其中，氢碘酸效果最好。反应中若氢碘酸过量，则生成的醇可进一步转化为碘代烃。

$$CH_3-O-CH_2CH_3 + HI \xrightarrow{\triangle} CH_3CH_2OH + CH_3I$$
$$\downarrow HI$$
$$CH_3CH_2I$$

若生成酚，则无此转化。

$$C_6H_5-OCH_3 + HI \xrightarrow{\triangle} C_6H_5-OH + CH_3I$$

醚键在断裂时，通常是含碳原子较少的烷基形成碘代烷。若是芳香烷基醚与氢碘酸作用，总是烷氧键断裂，生成酚和碘代烷。

醚的 α-C 原子上连有氢时，长期存放易被空气中氧气氧化产生过氧化物，过氧化物不稳定受热易分解爆炸。久置的醚在蒸馏前要检验是否含有过氧化醚，若有应除去，以免发生爆炸事故。

$$CH_3CH_2OCH_2CH_3 \xrightarrow{O_2} CH_3CHOCH_2CH_3$$
$$\qquad\qquad\qquad\qquad\quad |$$
$$\qquad\qquad\qquad\qquad\ OOH$$

醚的安全使用：醚类化合物应存放在深色玻璃瓶中，并加入少量活泼金属（如 Na、Zn 等）防止过氧醚生成。在蒸馏前必须检验是否有过氧化物存在。用淀粉碘化钾试纸（或硫氰亚铁溶液）检验，若试纸变蓝（容易变血红色），说明有过氧化物存在，应加入硫酸亚铁、亚硫酸钠等还原性物质处理后再使用。

思考与练习 13-1

1. 填空题

（1）醇分子的结构特点是羟基直接和_____相连；醇分子中由于氧原子的电负性强，故 C—O 键或 O—H 键都是_____键。

（2）酚具有酸性，但它的酸性比醇_____，比碳酸_____。

（3）醚的沸点比分子量相近的醇低是因为醚分子中没有活泼氢，醚分子间不能形成_____。

（4）检验醚中是否有过氧化物存在的常用方法是用_____试纸（或试液）检验，若试纸（或试液）出现____色，则说明过氧化物存在；除去过氧化物用_____等还原性物质。储存乙醚时，常加入少量的_____或_____以避免过氧化物生成。

2. 完成下列化学反应式。

（1）$\underset{\underset{OH}{|}}{CH_3CHCH_2CH_3} \xrightarrow{HBr} \xrightarrow{NaOH}$

(2) 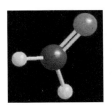 $\xrightarrow{\text{NaOH}}$ $\xrightarrow{CO_2 + H_2O}$

(3) $CH_2=CH_2 + H_2O \xrightarrow[\text{7MPa, 300℃}]{\text{磷酸硅藻土}}$ $\xrightarrow[\text{140℃}]{\text{浓 } H_2SO_4}$

3. 鉴别下列各组化合物。

(1) 正丁醚、正丁醇、仲丁醇、叔丁醇

(2) 戊烷、乙醚、环戊醇、1-甲基环戊醇

第二节　醛、酮

醛、酮结构中都含有官能团羰基（ $\diagdown\!\!\!\!\diagup \!\!\!\!C\!=\!O$ ），统称为羰基化合物。其中醛的羰基碳原子还连有一个氢原子，醛的官能团（—CHO）也叫醛基；酮的羰基则都连有烃基，酮羰基也叫酮基。分子式相同的醛和酮互为官能团异构体。

$$\underset{\text{醛基}}{HC-\overset{O}{\|}} \qquad \underset{\text{酮基}}{R-\overset{O}{\underset{\|}{C}}-R'}$$

根据分子中烃基结构不同可将醛（酮）分为脂肪醛（酮）、脂环醛（酮）和芳香醛（酮）。又可根据烃基是否饱和将醛（酮）分为饱和醛（酮）和不饱和醛（酮）。还可根据分子中所含的羰基数目将醛（酮）分为一元醛（酮）、二元醛（酮）和多元醛（酮）。本节的重点研究对象为一元醛、酮。

一、醛和酮的结构和命名

1. 醛和酮的结构

羰基是一个平面三角形结构，羰基碳氧双键与碳碳双键的不同之处在于氧原子电负性较大，使得氧原子周围电子云密度较高，带有部分负电荷，而碳原子带部分正电荷，因此，羰基是一个极性不饱和键。醛（图 13-8）、酮分子是极性分子（图 13-9）。

图 13-8　甲醛的结构　　　　图 13-9　羰基的结构

 问题 13-7　中药桂皮中含有肉桂醛，请写出肉桂醛的构造式。

2. 醛和酮的命名

(1) 系统命名法

① 选主链（母体）。选择含有羰基的最长碳链作为主链，如含有不饱和键则主链须包含不饱和键。

② 编号。从靠近羰基的一端开始给主链编号，使羰基位次最小。
③ 写名称。将取代基的位次、数目、名称及羰基的位次依次写在醛、酮母体名称之前（因为醛基总在碳链的一端，所以不用标识位次）。若含有不饱和键则要注明不饱和键的位次。

$$CH_3CHCHO \atop \quad\ \ CH_3 \qquad CH_3CH=CHCHO \qquad C_6H_5CH_2CHO$$

2-甲基丙醛　　　　　　2-丁烯醛　　　　　　苯乙醛

（2）其他命名法

烃基结构简单的醛也使用习惯命名法。醛命名为"某基醛"，例如，

$$CH_3CH_2CH_2CHO \qquad (CH_3)_2CHCHO \qquad (CH_3)_3CCHO$$

正丁（基）醛　　　　　　异丁醛　　　　　　新戊醛

酮的命名是在羰基所连接的两个烃基名称后再加上"甲酮"。脂肪混酮命名时，要把次序规则中较优烃基写在后面。

二苯（基）甲酮　　　　　　甲基乙基甲酮

另外，对于一些醛、酮也依据其来源给出了俗名。

巴豆醛　　　　　　肉桂醛　　　　　　水杨醛

二、醛、酮的物理、化学性质及应用

1. 醛、酮的物理性质及应用

常温下，除甲醛是气体外，C_{12} 以下的醛、酮都是液体，高级醛和酮是固体。低级醛具有强烈的刺激性气味，但 $C_8 \sim C_{13}$ 的中级脂肪醛和一些芳醛、芳酮有花果香味，常用于香精香料、食品添加剂、医药及饲料等中。值得注意的是，作为最简单的醛——甲醛，在常温下是气态，有较高毒性，具有强烈的致癌和促癌作用。

由于羰基极性较大，分子间作用力强，故它们的沸点高于相应的烃和醚；又因为醛和酮分子间不能形成氢键，没有缔合现象，因此沸点低于相应的醇。

低级醛和酮在水中的溶解度较大，37%的甲醛水溶液也称福尔马林。但随着分子中碳原子数的增加，形成氢键的难度加大，醛和酮在水中的溶解度也逐渐减小，直至不溶。醛、酮在苯、醚、四氯化碳等有机溶剂中容易溶解。除此之外，丙酮、丁酮能溶解很多有机化合物，所以醛和酮也是良好的有机溶剂。

一元脂肪醛（酮）的相对密度小于1，比水轻；多元脂肪醛（酮）和芳香醛（酮）的相对密度大于1，比水重。

问题 13-8 麝香是一种名贵的中药，古代都是猎杀野生动物麝以获取麝香。其有效成分是麝香酮，麝香酮具有扩张冠状动脉、增加冠脉血流量的药理作用，现在使用的麝香都是人工合成的。请查阅资料写出麝香酮的构造式，并说出它能发生哪些化学反应。

2. 醛、酮的化学性质及应用

醛和酮分子中都含有活泼的羰基，由于结构上的共同特点，它们具有许多相似的化学性质。但醛和酮结构又不完全相同，因此化学性质也就表现出一些差异。

（1）羰基上的加成反应

① 羰基中的键容易断裂，与醇加成得到缩醛。该反应为可逆反应，分两步进行，先与一分子醇发生加成反应生成半缩醛，半缩醛不稳定，继续与另一分子醇发生脱水反应生成缩醛。反应只在无水条件下进行，需要干燥氯化氢气体或其他强酸催化。

$$\underset{H}{\overset{R}{C}}=O + H-OR' \underset{\mp HCl}{\rightleftharpoons} \underset{H}{\overset{R}{C}}\underset{OR'}{\overset{OH}{\vert}} \underset{\mp HCl}{\overset{R'OH}{\rightleftharpoons}} \underset{H}{\overset{R}{C}}\underset{OR'}{\overset{OR'}{\vert}} + H_2O$$

（半缩醛）　　（缩醛）

缩醛可以看作一个同碳二元醚，性质与醚相似，不受碱的影响，对还原剂及氧化剂也很稳定。但与醚不同的是，醚需要强酸条件断裂醚键，而缩醛在稀酸溶液中就很容易水解成原来的醛和醇，不如醚键稳定。例如，

$$CH_3CH_2CH(OCH_3)_2 \xrightarrow{H_2O}{H^+} CH_3CH_2CHO + 2CH_3OH$$

② 羰基的鉴别反应。羰基化合物可以和氨的衍生物（如苯肼、2,4-二硝基苯肼）发生缩合反应（加成再消除的过程），得到含有碳氮双键的化合物。分子结构中只要存在羰基，这个反应即可发生，不受空间位阻限制。其中，羰基化合物与2,4-二硝基苯肼作用会生成黄色的2,4-二硝基苯腙晶体，现象明显，便于观察，常被用来鉴别羰基。所以上述氨的衍生物又称为羰基试剂。这一组反应可用下列通式表示：

$$\overset{}{C}=O + H-N-Y \underset{}{\overset{加成}{\rightleftharpoons}} \left[\overset{OH\ H}{\underset{}{-C-N-Y}}\right] \xrightarrow{-H_2O} \overset{}{C}=N-Y$$

不稳定

—Y：—OH、—NH$_2$、—NH—C$_6$H$_5$、—NH—C$_6$H$_3$(NO$_2$)$_2$

上式也可直接写成

$$\overset{}{C}=O + H_2N-Y \rightleftharpoons \overset{}{C}=N-Y + H_2O$$

具体到丙酮，反应如下：

$$(CH_3)_2C=O + \begin{cases} H_2N-OH \text{ 羟胺} \\ H_2N-NH_2 \text{ 肼} \\ H_2N-NH-C_6H_5 \text{ 苯肼} \\ H_2N-NH-C_6H_3(NO_2)_2 \text{ 2,4-二硝基苯肼} \end{cases} \longrightarrow \begin{cases} (CH_3)_2C=N-OH + H_2O \text{ 丙酮肟} \\ (CH_3)_2C=N-NH_2 + H_2O \text{ 丙酮腙} \\ (CH_3)_2C=N-NH-C_6H_5 + H_2O \text{ 丙酮苯腙} \\ (CH_3)_2C=N-NH-C_6H_3(NO_2)_2 + H_2O \text{ 丙酮-2,4-二硝基苯腙} \end{cases}$$

问题 13-9 鱼腥草中主要有效成分为鱼腥草素,根据其以下构造式判断鱼腥草素中有几种官能团。它具有哪些化学性质?

$$CH_3(CH_2)_8-\overset{O}{\underset{\|}{C}}-CH_2-\overset{O}{\underset{\|}{C}}-H$$

鱼腥草素

(2) 氧化、还原反应

① 还原反应。醛或酮性质活泼,都很容易被还原,选择不同的还原剂会得到不同的还原产物。在镍、钯、铂等催化剂存在下,醛和酮可与氢催化加成生成醇,分子中的其他不饱和基团(如双键、三键、羧基)也将同时被还原。

$$R-\overset{O}{\underset{\|}{C}}-H(R') \xrightarrow{[H]} R-\overset{OH}{\underset{|}{C}}H-H(R')$$

$$CH_3CH=CHCHO \xrightarrow[Ni]{H_2} CH_3CH_2CH_2CH_2OH$$

选用金属氢化物[如硼氢化钠($NaBH_4$)、氢化铝锂($LiAlH_4$)]作还原剂,选择性较高,不影响碳碳双键和碳碳三键。

$$CH_3CH=CHCHO \xrightarrow{KBH_4} CH_3CH=CHCH_2OH$$

② 氧化反应。酮在一般条件下不与氧化剂反应,但在强烈条件下碳链可断裂;而醛的羰基碳原子上的氢原子很活泼,易被氧化,即使弱的氧化剂也可以将醛氧化成同碳原子数的羧酸。因此,可以利用弱氧化剂鉴别醛和酮,常用的弱氧化剂有托伦试剂、费林试剂。

ⅰ. 与托伦(Tollen)试剂反应。托伦试剂是硝酸银的氨溶液,氧化性较弱。它与醛共热时,醛被氧化为羧酸,同时Ag^+被还原成金属Ag析出。如果反应器壁非常洁净,会在容器壁上形成光亮的银镜,因此这一反应又称为银镜反应。

$$RCHO+2[Ag(NH_3)_2]OH \longrightarrow RCOONH_4+2Ag\downarrow+3NH_3\uparrow+H_2O$$

托伦试剂氧化性弱,不能氧化碳碳双键和碳碳三键,但选择性较好。

$$CH_3CH=CHCHO \xrightarrow{[Ag(NH_3)_2]OH} CH_3CH=CHCOOH$$

ⅱ. 与费林试剂(Fehling)反应。费林试剂是由硫酸铜与酒石酸钾钠的碱溶液等体积混合而成的蓝色溶液。其中起氧化作用的是二价铜离子。费林试剂能将脂肪醛氧化成脂肪酸,但费林试剂不能氧化芳香醛,因此可用费林试剂来区别脂肪醛和芳香醛。

$$RCHO+2Cu^{2+}+NaOH+H_2O \xrightarrow{\triangle} RCOONa+Cu_2O\downarrow+4H^+$$
蓝色　　　　　　　　　　砖红色

甲醛的还原性强,与费林试剂反应可生成铜镜,此性质可将甲醛和其他醛区分开。

$$HCHO+Cu^{2+}+NaOH \xrightarrow{\triangle} HCOONa+Cu\downarrow+2H^+$$

费林试剂实验

阅读材料

香草味的冰淇淋里真的有香草吗?你吃到的香草味冰淇淋里大多加入了食品级的添加剂——香兰素,也叫香草醛(图13-10),化学名称为3-甲氧基-4-羟基苯甲醛。

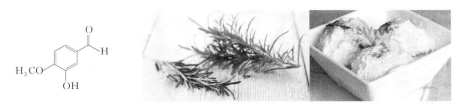

图 13-10　香草醛

香兰素由德国的哈尔曼博士与泰曼博士于 1874 年成功合成，是人类合成的第一种香料。目前，香兰素和乙基香兰素已成为世界上使用最广泛的食品添加剂之一。普遍受人们喜爱的含奶油、香草的食品或多或少都含有香兰素或乙基香兰素。除此之外，香兰素系列产品在饲料、制药、日化和电镀方面的应用也不断得到扩展。索尔维公司旗下的香兰素和乙基香兰素产品符合全球最严格的食品安全标准，因其优秀和稳定的品质，在国际上获得一致好评和良好声誉。

思考与练习 13-2

1. 填空题

（1）醛和酮都是含有_____官能团的化合物，醛的官能团又叫_____，酮的官能团又叫_____，同碳数的醛和酮互为_____异构体。

（2）醛和酮的沸点低于分子量相近的醇，这是因为醛、酮分子间不能形成_____的缘故，但它们的沸点又比相应烷烃和醚的高，这是因为醛、酮分子的_____大于烷烃和醚。

（3）甲醛又名_____，37%～40%的甲醛水溶液称为_____，广泛用作消毒剂和_____剂，对_____起到保护作用。

（4）只氧化醛基不氧化碳碳双键的氧化剂是_____，只还原羰基不还原碳碳双键的还原剂是_____，既还原羰基又还原碳碳双键的方法是_____。

2. 完成下列化学反应式。

（1）$\text{C}_6\text{H}_5\text{CHO} + \text{CH}_3\text{OH} \xrightarrow{\text{干 HCl}} \xrightarrow{\text{干 HCl}}$

（2）环己酮 $\xrightarrow{\text{H}_2\text{NNH}_2,\ \text{KOH}}$

（3）环戊醇—OH $\xrightarrow{\text{K}_2\text{Cr}_2\text{O}_7,\ \text{H}^+} \xrightarrow{\text{HCN}}$

（4）$\text{C}_6\text{H}_5\text{COCH}_2\text{CH}=\text{CH}_2 \xrightarrow{\text{LiAlH}_4}$

3. 用化学方法鉴别下列各组化合物。

（1）乙醇、正丙醇、丙酮　　　　（2）丙醛、丁酮、3-戊烯-2-酮

（3）甲醛、乙醛、丙醛、丙酮　　（4）苯乙酮、苯甲醛、正戊醛

第三节　羧酸及其衍生物

分子中含有羧基（—COOH）的化合物叫羧酸，常用 RCOOH 表示。羧基中的羟基被

其他原子或基团取代后的化合物称为羧酸衍生物，主要指酰卤、酸酐、酯、酰胺四类化合物，很多药物中就含有羧酸及其衍生物。

$(CH_3)_2CHCH_2-C_6H_4-CH(CH_3)COOH$

布洛芬

邻-COOH，OCCH₃（O）苯环

阿司匹林

根据分子中所含羧基的个数将羧酸分为一元、二元和多元羧酸；又可按照羧基所连烃基的种类将羧酸分为脂肪族羧酸、脂环族羧酸和芳香族羧酸；还可按烃基是否饱和，将羧酸分为饱和羧酸和不饱和羧酸。在此重点研究饱和一元羧酸及其衍生物的结构和相关性质。

一、羧酸及其衍生物的命名

1. 羧酸的命名

（1）系统命名法

羧酸的系统命名可参照醛，主链必须含有羧基，若分子中含有重键，则选含有羧基和重键的最长碳链为主链；从羧基中的碳原子开始给主链上的碳原子编号，根据主链上碳原子的数目称某酸。

$CH_3-CH-CH-COOH$
　　　　$|$　$|$
　　　CH_3 CH_3

2,3-二甲基丁酸

$CH_3CH=CHCOOH$

2-丁烯酸

（2）俗名

羧酸在自然界中很常见，也常根据它们的来源命名。如甲酸，因最初从一种蚂蚁中得到，称为蚁酸，乙酸又叫醋酸，乙二酸又叫草酸，邻羟基苯甲酸又叫水杨酸等。

2. 羧酸衍生物的命名

羧酸分子中去掉羟基后剩余的基团称为酰基。重要的羧酸衍生物有酰卤、酸酐、酯和酰胺。

$CH_3-\overset{O}{\underset{\|}{C}}-$　　$CH_3CH_2-\overset{O}{\underset{\|}{C}}-$　　$C_6H_5-\overset{O}{\underset{\|}{C}}-$

乙酰基　　　　丙酰基　　　　苯甲酰基

（1）酰卤

酰卤由酰基和卤原子组成，其通式为 $R-\overset{O}{\underset{\|}{C}}-X$（X＝F、Cl、Br、I）。酰卤的命名是以相应的酰基结合卤素的名称得来的，称为"某酰卤"。例如，

$CH_3CH_2-\overset{O}{\underset{\|}{C}}-Cl$　　$CH_2=CH-\overset{O}{\underset{\|}{C}}-Cl$　　$CH_3-\underset{CH_3}{\overset{|}{C}H}-\overset{O}{\underset{\|}{C}}-Br$　　$C_6H_5-\overset{O}{\underset{\|}{C}}-Br$

丙酰氯　　　丙烯酰氯　　　2-甲基丙酰溴　　苯甲酰溴

（2）酸酐

酸酐的命名由相应的羧酸加"酐"组成，通式为 $R-\overset{O}{\underset{\|}{C}}-O-\overset{O}{\underset{\|}{C}}-R'$。乙酸脱水得到乙酸酐。R 和 R′相同的酐称为单酐；R 和 R′不同的酐称为混酐，如乙丙酐；二元羧酸分子内失水形成环状酐，称为环酐或内酐。例如，

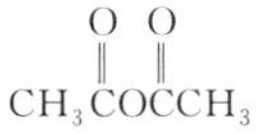

乙酸酐（单酐） 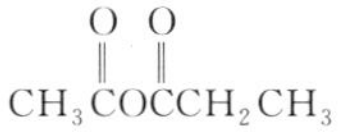　　　乙丙酐（混酐） 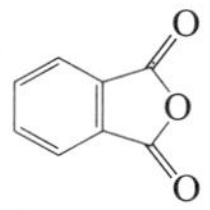　　　邻苯二甲酸酐（内酐）

（3）酯

酯由酰基和烷氧基（RO—）组成，通式为 R—C(=O)—OR'。酯的命名结合相应的羧酸和烃基名称，称"某酸某酯"。例如，

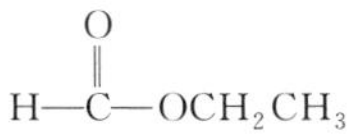

甲酸乙酯 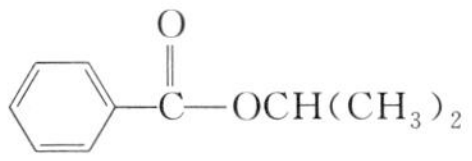　　　　苯甲酸异丙酯 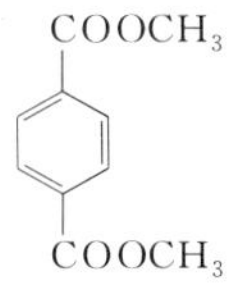　　　　对苯二甲酸二甲酯　　　　酯和酯化反应

（4）酰胺

酰胺由酰基和氨基（包括取代氨基—NHR、—NR$_2$）组成，通式为 R—C(=O)—NH$_2$。酰胺的命名根据酰基的名称，称为"某酰胺"。例如，

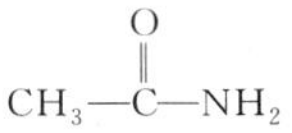

乙酰胺 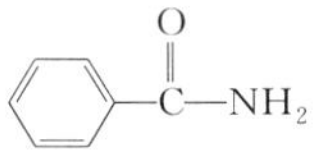　　　　苯甲酰胺

酰胺分子中含有取代氨基，命名时，将氮原子上所连的烃基作为取代基，写名称时用"N"表示其位次。例如，

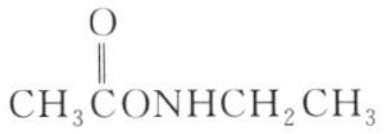

CH$_3$CONHCH$_2$CH$_3$　　　　HCN(CH$_3$)$_2$（含C=O）

N-乙基乙酰胺 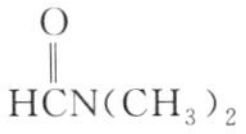　　　　N,N-二甲基甲酰胺（简称 DMF）

二、羧酸的物理、化学性质及应用

1. 羧酸的物理性质及应用

低级脂肪酸是液体，溶于水，有刺激性气味；中级脂肪酸也是液体，在水中的溶解度降低，有难闻的气味；高级脂肪酸是蜡状固体，不溶于水，无味；芳香酸是结晶固体，水中溶解度不大。

羧酸分子间以氢键缔合，比醇分子之间的氢键还强。分子量较小的羧酸如甲酸、乙酸即使在气态时也以二缔合体形式存在。因此，分子量相近的不同类物质沸点：羧酸＞醇＞醛（酮）＞醚＞烷烃（表 13-2）。

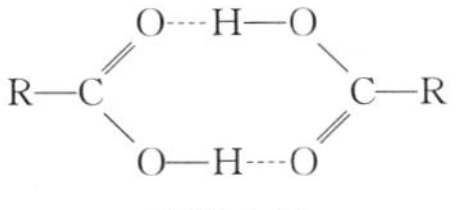

二缔合体

表 13-2　分子量相近不同类物质的沸点、熔点比较

有机化合物	分子量	沸点/℃	熔点/℃
乙酸	60.05	118	16.6
丙醇	60.06	97	−126.5
氯乙烷	64.51	12	−136
正丁烷	58.12	−0.5	−138.3

问题 13-10　乙酸是强酸还是弱酸？乙酸与苯酚相比，谁的酸性强？

2. 羧酸的化学性质及应用

(1) 酸性

羧酸在水溶液中能够解离出氢离子，呈现弱酸性。一般羧酸的 pK_a 在 3～5 之间，比碳酸（$pK_a=6.38$）的酸性强。羧酸可与 NaOH、Na_2CO_3、$NaHCO_3$ 作用生成羧酸盐。

$$RCOOH + NaOH \longrightarrow RCOONa + H_2O$$

$$RCOOH + NaHCO_3 \longrightarrow RCOONa + H_2O + CO_2 \uparrow$$

羧酸盐与强无机酸作用，又转化为羧酸，利用这个过程可以分离、回收和提纯羧酸。

$$RCOONa + HCl \longrightarrow RCOOH + NaCl$$

(2) 羧基中羟基的取代反应

羧基上的羟基被其他原子或基团取代后的产物称为羧酸衍生物。

① 酰卤的生成。羧酸（甲酸除外）与三氯化磷、五氯化磷、亚硫酰氯（$SOCl_2$）等作用时，分子中的羟基被卤原子取代，生成酰卤。例如，

$$3R-\underset{O}{\overset{\parallel}{C}}-OH + PCl_3 \longrightarrow 3R-\underset{O}{\overset{\parallel}{C}}-Cl + H_3PO_3$$

$$R-\underset{O}{\overset{\parallel}{C}}-OH + PCl_5 \longrightarrow R-\underset{O}{\overset{\parallel}{C}}-Cl + POCl_3 + HCl \uparrow$$

$$R-\underset{O}{\overset{\parallel}{C}}-OH + SOCl_2 \longrightarrow R-\underset{O}{\overset{\parallel}{C}}-Cl + SO_2 \uparrow + HCl \uparrow$$

反应生成的酰氯性质活泼，易水解，所以反应需要在无水条件下进行，否则生成的酰氯就会水解。

② 酸酐的生成。羧酸（除甲酸外）在脱水剂（如五氧化二磷、乙酐等）作用下分子间脱水生成酸酐。例如，

$$RCOO-H + HO-\underset{O}{\overset{\parallel}{C}}-R \xrightarrow{P_2O_5} RCOO-\underset{O}{\overset{\parallel}{C}}-R + H_2O$$

$$CH_3-\underset{O}{\overset{\parallel}{C}}-O-H + HO-\underset{O}{\overset{\parallel}{C}}-CH_3 \xrightarrow[\triangle]{P_2O_5} CH_3-\underset{O}{\overset{\parallel}{C}}-O-\underset{O}{\overset{\parallel}{C}}-CH_3 + H_2O$$

某些二元酸（如丁二酸、邻苯二甲酸等）加热就可发生分子内脱水生成酸酐。

$$\text{邻苯二甲酸} \xrightarrow{196～199℃} \text{邻苯二甲酸酐} + H_2O$$

问题 13-11 从酯化反应特点判断，采取哪些措施可以提高酯的产率呢？

③ 酯的生成。羧酸与醇在酸的催化作用下生成酯的反应，称为酯化反应。

$$R-\underset{O}{\overset{\parallel}{C}}-OH + HO-R' \underset{}{\overset{H^+}{\rightleftharpoons}} R-\underset{O}{\overset{\parallel}{C}}-OR' + H_2O$$

酯化反应是可逆反应，为了提高产率，一种方法是加入过量的反应物，通常加入过量的酸，因它与碱作用形成盐溶于水，易分离。另一种方法即实验室常采用分水器装置，将反应生成的水移走，使平衡向右移动。

④ 酰胺的生成。羧酸与氨或胺反应，生成铵盐，羧酸铵在脱水剂存在下，受热脱水生成酰胺。

$$\underset{\text{R—C—OH}}{\overset{O}{\parallel}} + NH_3 \longrightarrow \underset{\text{R—C—ONH}_4}{\overset{O}{\parallel}} \xrightarrow[\triangle]{P_2O_5} \underset{\text{R—C—NH}_2}{\overset{O}{\parallel}} + H_2O$$

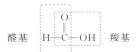

（3）特殊羧酸的不稳定性

一般饱和脂肪酸性质很稳定，不能被高锰酸钾氧化，但甲酸、草酸除外。甲酸分子结构比较特殊，羧基和氢原子直接相连，不但有羧基结构，同时也含有醛基的结构，是一个具有双官能团的化合物。因此，甲酸既有羧酸的一般通性，也有醛类的某些性质。例如，甲酸有还原性，不仅容易被高锰酸钾氧化，还能被弱氧化剂如托伦试剂氧化而发生银镜反应，这也是甲酸的鉴定反应。

$$\text{醛基} \quad H-\underset{}{\overset{O}{\underset{\parallel}{C}}}-OH \quad \text{羧基}$$

草酸分子中两个羧基直接相连，羧基是吸电子基，使得碳碳键稳定性降低，易被氧化而断裂生成二氧化碳和水。

甲酸的还原性
（银镜反应）

三、羧酸衍生物的物理、化学性质及应用

1. 羧酸衍生物的物理性质及应用

低级酰氯和酸酐是具有刺激性气味的无色液体，高级酰氯和酸酐为固体。低级酯是具有水果香味的无色液体，广泛存在于水果和花草中。酰胺除甲酰胺外都是固体。

酰氯、酸酐本身不溶于水，低级的遇水易分解；酯在水中的溶解度很小；低级酰胺可以溶于水，DMF 是很好的非质子性溶剂，与水以任意比例互溶。这几类衍生物都可以溶于有机试剂。

2. 羧酸衍生物的化学性质及应用

羧酸衍生物分子结构中都含有酰基，具有相似的化学性质，但因酰基所连接的原子或基团不同，所以它们的反应活性存在差异。反应活性：$\underset{\text{R—C—Cl}}{\overset{O}{\parallel}} > \underset{\text{R—C—O—C—R}'}{\overset{OO}{\parallel\parallel}} > \underset{\text{R—C—OR}'}{\overset{O}{\parallel}} > \underset{\text{R—C—NH}_2}{\overset{O}{\parallel}}$。

（1）水解

羧酸衍生物都能发生水解反应生成羧酸，由反应条件也能看出从酰氯到酰胺，水解的反应活性依次降低。

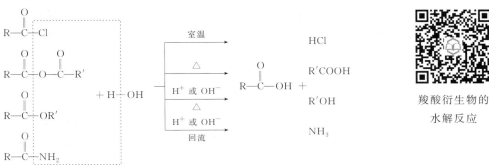

羧酸衍生物的
水解反应

酯在碱性溶液（如 NaOH 水溶液）中水解时，得到羧酸盐（钠盐），其中硬脂酸钠、软脂酸钠是肥皂的有效成分，故高级酯在碱性条件下水解为高级脂肪酸盐的反应也称为皂化反应。

（2）醇解

酰卤、酸酐和酯与醇作用生成酯的反应，称为醇解，酰胺不能发生醇解反应。

$$\left.\begin{array}{l} R\text{-}\overset{O}{\underset{\|}{C}}\text{-}Cl \\ R\text{-}\overset{O}{\underset{\|}{C}}\text{-}O\text{-}\overset{O}{\underset{\|}{C}}\text{-}R' \\ R\text{-}\overset{O}{\underset{\|}{C}}\text{-}OR' \end{array}\right\} + H\text{-}OR'' \xrightarrow[\Delta]{H^+ \text{ 或 } OH^-} \begin{array}{l} HCl \\ R\text{-}\overset{O}{\underset{\|}{C}}\text{-}OR'' + R'COOH \\ R'OH \end{array}$$

酯与醇反应的结果是生成另外的酯和醇，称为酯交换反应。

（3）氨解

酰卤、酸酐和酯与氨或胺作用生成酰胺的反应，称为氨解。

$$\left.\begin{array}{l} R\text{-}\overset{O}{\underset{\|}{C}}\text{-}Cl \\ R\text{-}\overset{O}{\underset{\|}{C}}\text{-}O\text{-}\overset{O}{\underset{\|}{C}}\text{-}R' \\ R\text{-}\overset{O}{\underset{\|}{C}}\text{-}OR' \end{array}\right\} \xrightarrow[\Delta]{NH_3} \xrightarrow[\Delta]{H^+ \text{ 或 } OH^-} \begin{array}{l} NH_4Cl \\ R\text{-}\overset{O}{\underset{\|}{C}}\text{-}NH_2 + R'COONH_4 \\ R'OH \end{array}$$

羧酸衍生物的水解、醇解和氨解反应相当于在水、醇、氨分子中引入酰基。**凡是向其他分子中引入酰基的反应都叫酰基化反应。提供酰基的试剂叫酰基化试剂。酰氯、酸酐是常用的酰基化试剂。**

科学史话

矿泉水瓶、碳酸饮料瓶的瓶身上都有一个标志，这是什么意思呢？ 1988 年，美国工业协会发布了一套塑料标识方案，用数字 1~7 和对应英文缩写来指代不同的塑料，把标志打印在容器上，这样在清理塑料垃圾时更容易分类，便于塑料回收处理获得新生。这个标志就是塑料制品的身份证，右图表示这种塑料瓶的材质是对苯二甲酸二乙二醇酯（polyethylene terephthalate），也叫涤纶聚酯。

生产涤纶聚酯，有酯交换法和直接酯化法两种合成技术。如果用对苯二甲酸直接酯化，对原料纯度要求很高，而受先前合成对苯二甲酸的技术限制，生产的对苯二甲酸纯度达不到要求，因此多采用酯交换法。将对苯二甲酸制成甲酯，再分馏提纯，之后与乙二醇共熔，催化剂作用下就可得到涤纶聚酯。

$$\underset{\text{对苯二甲酸二甲酯}}{\text{CH}_3\text{OOC-C}_6\text{H}_4\text{-COOCH}_3} + 2\text{HOCH}_2\text{CH}_2\text{OH} \xrightarrow[200℃]{\text{ZnAc}_2} \underset{\text{对苯二甲酸二乙二醇酯}}{\text{HOCH}_2\text{CH}_2\text{OOC-C}_6\text{H}_4\text{-COOCH}_2\text{CH}_2\text{OH}} + 2\text{CH}_3\text{OH}$$

现在的技术已经能生产出符合要求的对苯二甲酸，因此也可用直接酯化法制备涤纶聚酯了。

思考与练习 13-3

1. 正确命名下列化合物或写出构造式。

(1) 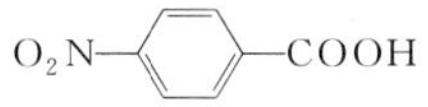 O_2N—⟨⟩—COOH (2) 苯基-C(O)-N(C_2H_5)(CH_3) (3) $CH_3CH_2CHCOOH$ 带 Cl

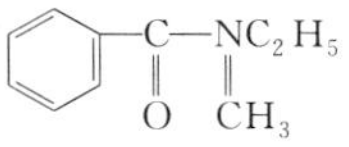

(4) 乙酸 (5) DMF (6) 1,2,3-丙三羧酸 (7) 草酸

2. 完成下列化学方程式。

(1) 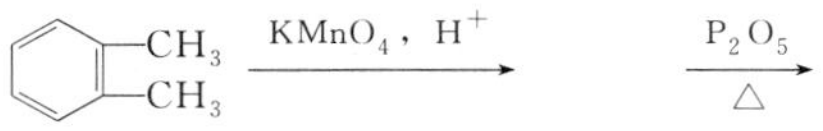 邻二甲苯 $\xrightarrow{KMnO_4, H^+}$ $\xrightarrow[\triangle]{P_2O_5}$

(2) $CH_3CH_2COOH \xrightarrow{SOCl_2}$

(3) 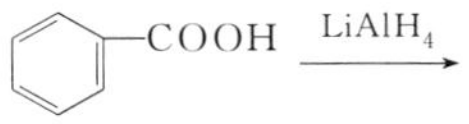 苯-COOH $\xrightarrow{LiAlH_4}$

本章小结

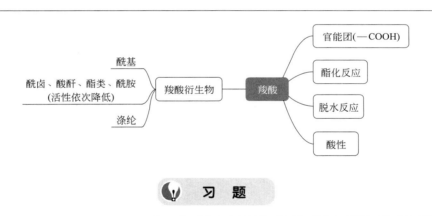

习 题

1. 完成下列化学反应式。

(1) $CH_3CH_2\underset{OH}{CH}\underset{}{CH}(CH_3)CH_2C_2H_5 \xrightarrow[170℃]{H_2SO_4} \xrightarrow{KMnO_4}{H^+}$

(2) 苯-$CH_2OH \xrightarrow{Lucas 试剂}$

(3) 苯 + $CH_3COCl \xrightarrow{Lucas 试剂}$ $\xrightarrow{CH_2OH}$

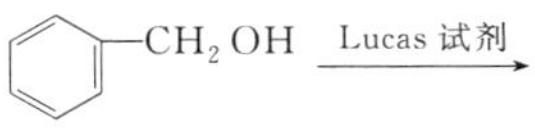

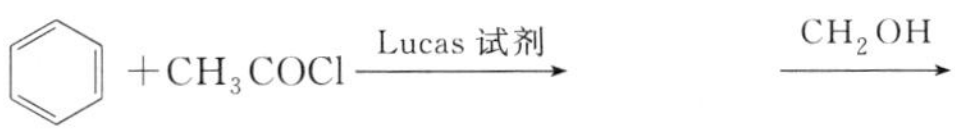

(4) $CH\equiv CCH_3 + H_2O \xrightarrow[H_2SO_4]{HgSO_4} \xrightarrow{HCN}$

(5) $H_2C=CHCH(COOH)CH_2CHO \xrightarrow{LiAlH_4}$

2. 用化学方法鉴别下列各组化合物。

（1）甲酸、乙醛、丙酮

（2）正丁醇、正丁醚、正丁醛、正丁酸

（3）苯甲酸、水杨酸、水杨醛

3. 推断题

（1）用简便的化学方法判断分子式为 $C_4H_{10}O$ 的物质是醇还是醚，是伯醇、仲醇，还是叔醇。

（2）某化合物 A 和 B 分子式均为 C_7H_8O。A 可溶于氢氧化钠溶液生成 C，A 与溴水作用立即得化合物 D，B 不溶于氢氧化钠溶液，但可溶于浓硫酸，试写出 A、B、C、D 的构造式和各步反应式。

（3）化合物 A 和 B 的分子式均为 $C_8H_8O_3$。A 可溶于氢氧化钠和碳酸氢钠溶液，B 则仅溶于氢氧化钠溶液。A 用氢碘酸处理得邻羟基苯甲酸，B 与稀酸溶液共热也得邻羟基苯甲酸。推测 A 和 B 的结构。

第十四章
烃的重要含氮衍生物

学习目标

知识目标
1. 掌握芳香族硝基化合物、胺的性质及应用。
2. 理解含氮化合物的不同分类方法及其结构特点。
3. 理解硝基对芳环化学性质的影响。

能力目标
1. 能快速识别含氮衍生物的特征官能团并运用命名规则对其进行正确命名。
2. 能通过对芳环结构的分析比较苯环上连有硝基时对苯环反应活性的影响。

导学案例

三聚氰胺事件带给我们的启示

2008年中国奶制品污染事件是一起严重的食品安全事故,虽已过去多年,大家还是记忆犹新。事故起因是很多食用三鹿集团生产的奶粉的婴儿被发现患有肾结石,随后在其奶粉中发现化工原料三聚氰胺(图14-1)

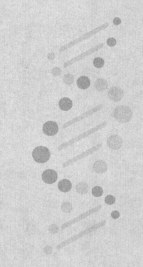
图14-1 三聚氰胺

三聚氰胺俗称密胺、蛋白精,化学名称为1,3,5-三嗪-2,4,6-三胺,是一种化工原料,对人体有害,不可用于食品加工或食品添加物。2017年10月27日,世界卫生组织国际癌症研究机构公布的致癌物清单中三聚氰胺属于2B类致癌物。

为什么奶制品厂要将三聚氰胺添加到奶制品当中呢?奶制品品质的重要检测标准之一就是蛋白质含量,由于当时检测手段存在缺陷,用检测到氮元素的含量衡量蛋白质的含量,而三聚氰胺就是一个含氮元素很高的化合物,因此无良商家才会想到在奶制品中添加三聚氰胺,以次充好。

食品安全无小事。食品安全质量取决于整个食品生产过程中的每一个环节。生产企业要严于律己,诚信生产、诚信经营、加强管理,做老百姓信得过的放心食品。政府相关部门更要加强监管,确保人民生命安全。

有机含氮化合物可以看作烃分子中的氢原子被各种含氮原子的官能团取代而生成的化合物。它们广泛存在于自然界，许多有机含氮化合物具有生物活性，有些甚至是生命活动不可缺少的物质，如生物碱、氨基酸、蛋白质等。本章主要讨论芳香硝基化合物，胺的相关物理、化学性质。

第一节 芳香硝基化合物

烃分子中的一个或多个氢原子被硝基（—NO_2）取代生成的一类化合物，称为硝基化合物。按烃基结构可将硝基化合物分为脂肪硝基化合物和芳香硝基化合物，其中，芳香硝基化合物及其还原产物芳胺在工业生产中广泛应用，因此本节重点介绍芳香硝基化合物，可用通式 Ar—NO_2 来表示。

一、芳香硝基化合物的结构和命名

在硝基化合物中，—NO_2 是官能团，其结构可表示为 —N⟨O/O，其中，一个是氮氧双键，另一个是氮氧单键（配位键）。从形式看，两者应是不同的，但是经电子衍射法测定表明，硝基具有对称结构，两个氮氧键是相同的，键长均为 0.121nm（介于 N—O 和 N=O 之间），如图 14-2 所示。

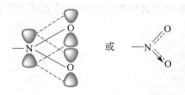

图 14-2 硝基的结构

命名芳香硝基化合物时，硝基只能作取代基，如芳环上还连有其他官能团，注意观察官能团优先级。例如，

1,3,5-三硝基苯（俗称 TNB）　　2,4,6-三硝基甲苯（俗称 TNT）

二、芳香硝基化合物的物理性质及应用

硝基极性强，因此硝基化合物分子的极性较大，具有较高的沸点。一元芳香硝基化合物为无色或淡黄色液体，多数是有机化合物的良好溶剂；多硝基化合物为黄色固体，受热易分解，具有爆炸性，有的还具有强烈香味（如人造麝香 3,5-二甲基-2,4,6-三硝基叔丁苯），可用作香料。硝基化合物的相对密度都大于 1。

注意：芳香硝基化合物一般有毒性，它的蒸气能透过皮肤被肌体吸收造成慢性中毒，使用时应注意防护。

三、芳香硝基化合物的化学性质及应用

1. 还原反应

在化工生产中,常用 Cu、Ni 或 Pt 等作催化剂,在一定温度和压力下通过催化加氢的方法还原芳香硝基化合物。催化加氢法在产品质量和收率等方面均优于其他还原法,是目前生产苯胺最常用的方法。

$$\text{C}_6\text{H}_5\text{NO}_2 + \text{H}_2 \xrightarrow{\text{Cu}} \text{C}_6\text{H}_5\text{NH}_2 + \text{H}_2\text{O}$$

2. 芳环上的取代反应

硝基是间位定位基、强致钝基团。因此,硝基苯环上的取代反应主要发生在间位,且发生卤代、硝化和磺化反应的难度更大,也不能发生傅-克(Friedel-Crafts)反应。

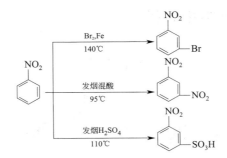

四、重要的芳香硝基化合物

1. 硝基苯

硝基苯为淡黄色油状液体,具有苦杏仁味,俗称苦杏仁油,沸点 210.8℃,闪点 87.8℃(闭杯),相对密度为 1.203;遇明火、高热会燃烧、爆炸;不溶于水,可溶于苯、乙醇等有机溶剂,有毒。它是强极性液体,不仅可以溶解有机物也可以溶解部分无机物,是常用的有机溶剂、温和的氧化剂,在傅-克反应中用硝基苯作溶剂可使反应在均相进行。硝基苯是重要的化工原料,可由苯直接硝化得到,主要用于制备苯胺、染料、医药、农药等产品。

2. 2,4,6-三硝基苯酚

2,4,6-三硝基苯酚为黄色晶体,熔点 121.8℃,味苦,俗称苦味酸;不溶于冷水,可溶于热水、乙醇和乙醚等有机溶剂;有毒,并有强烈的爆炸性。苦味酸是一种强酸,其酸性与无机强酸相近,由 2,4-二硝基氯苯经水解再硝化制得。苦味酸是制备硫化染料的原料,也可作为生物碱的沉淀剂,医药上用作外科收敛剂。

思考与练习 14-1

写出下列化合物的构造式。
(1) 间硝基甲苯　　(2) 邻二硝基苯

第二节　胺

胺也可以看作氨分子中的氢原子被烃基取代而生成的一系列衍生物，氨基（—NH_2、—NHR、—NR_2）是胺的官能团。胺类广泛存在于生物界，胺类化合物和生命活动有着密切的关系，例如构成生命的基本物质——蛋白质，此外，核酸、许多激素、抗生素也是含氨基的化合物。

问题 14-1　胆碱最初是在胆汁中发现的，所以叫胆碱，但其却在动物的卵和脑髓中含量最多，能调节肝脏中脂肪的代谢，有抗脂肪肝的作用。你知道胆碱属于有机物中的哪一家族吗？

一、胺的结构、分类和命名

1. 胺的结构

胺可以看作氨的烃基衍生物，其构型成棱锥形（图14-3）。

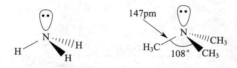

图 14-3　胺的结构

2. 胺的分类

根据分子中烃基的结构不同，可将胺分为脂肪胺和芳香胺；根据氨分子被烃基取代的氢原子的数目不同，又可将胺分为伯胺、仲胺和叔胺。例如，

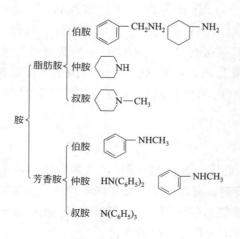

胺的分类

3. 胺的命名

(1) 简单胺

简单的胺以胺为母体，在烃基名称后面加"胺"，称为"某胺"。如果氮原子同时连有其他基团，命名时在基团的名称前加符号"N"（简单烷基时"N"可略），表示烷基与氮相连。

$C_6H_5CH_2NH_2$ $(C_6H_5)_3N$ $C_6H_5N(CH_3)_2$
苯甲胺   三苯胺 N,N-二甲基苯胺

(2) 复杂胺

复杂的胺命名时则以烃为母体，氨基及取代氨基作为取代基。

$CH_3CH_2CHCH_2CHCH_3$ $CH_3CH_2CHCH_2CHCH_3$
      | | | |
     NH_2 CH_3 $(H_3C)_2N$ CH_3
2-甲基-4-氨基己烷   2-甲基-4-二甲氨基己烷

> **问题 14-2** 溴化四甲基铵是一种季铵盐，请问季铵盐有哪些用途？

(3) 季铵盐和季铵碱

胺能与酸作用生成铵盐，铵盐分子中的所有氢原子均被烃基取代生成的化合物叫季铵盐，其相应的氢氧化物叫季铵碱。

$[(CH_3)_4N]^+X^-$ $[(CH_3)_4N]^+OH^-$ $[(CH_3)_3NH]^+X^-$
    季铵盐   季铵碱   铵盐

它们的命名与无机盐、无机碱的命名相似，在"铵"前加上每个烃基的名称。

$[(CH_3)_4N]^+Br^-$ $[(CH_3)_2N(C_2H_5)_2]^+OH^-$
    溴化四甲铵   氢氧化二甲基二乙铵

注意："氨""胺"及"铵"的用法，当表示氨基及取代氨基时，用"氨"，如甲氨基（—$NHCH_3$）；表示氨的烃基衍生物或胺衍生物时，用"胺"，如乙酰胺（CH_3CONH_2）；表示季铵类化合物和铵盐时，则用"铵"。

二、胺的物理性质及应用

胺除易燃外，其他物理性质和氨很像。低级胺是气体或易挥发的液体，有类似氨的气味；高级胺为固体，无味。芳胺有特殊气味且毒性较大，与皮肤接触或吸入其蒸气都会引起中毒，所以使用时应注意防护。有些芳胺（如萘胺、联苯胺等）还能致癌。

胺的沸点比分子量相近的烃和醚高，比醇和羧酸低。在分子量相同的脂肪胺中，伯胺的沸点最高，仲胺次之，叔胺最低。这是因为伯胺、仲胺分子中存在极性的 N—H 键，可以形成分子间氢键，而叔胺不能形成分子间氢键，所以其沸点远远低于伯胺和仲胺。但由于氮的电负性小于氧，N—H 键的极性比 O—H 键弱，形成的氢键也较弱，因此伯胺、仲胺的沸点比分子量相近的醇和羧酸低。

低级胺易溶于水，随着分子量的增加胺的溶解度降低。这是因为低级胺与水分子间能形成氢键，而随着胺分子中烃基的增大，空间阻碍作用增强，难与水形成氢键。甲胺、二甲胺、乙胺、二乙胺等可与水以任意比例混溶，C_6 以上的胺则不溶于水。

> **相关资料**
>
> **警惕苯丙胺类毒品的危害**
>
> 苯丙胺类毒品是一种中枢神经兴奋剂,属于精神药物。它包括三大类:一、传统型苯丙胺类兴奋剂,主要代表药物为甲基苯丙胺和苯丙胺(图 14-4、图 14-5);二、减肥型苯丙胺类兴奋剂,主要代表药物为芬氟拉明、苯丁胺和硫酸苯丙胺;三、致幻性苯丙胺类兴奋剂,主要代表药物为替甲基苯丙胺(MDMA)、替苯丙胺(MDA)、二甲基苯乙胺(MDEA)。由于滥用苯丙胺类兴奋剂能够成瘾并对人的身心造成危害而受到国家管制。
>
>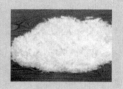
>
> 图 14-4 甲基苯丙胺(冰毒)　　图 14-5 苯丙胺与甲基苯丙胺构造式
>
> 三类毒品都会对人体的精神、脏器造成巨大的损害:一是精神损害作用,滥用苯丙胺类兴奋剂后最常出现的后果是精神病样症状;二是生理(主要是对心脏)损害作用,苯丙胺类兴奋剂能对心血管产生兴奋性作用,导致心肌细胞肥大、萎缩、收缩带坏死,小血管内皮细胞损伤和小血管痉挛,从而导致急性心肌缺血、心肌病和心律失常,是吸毒者猝死的原因。
>
> 吸毒、贩毒害人害己,一旦染上苯丙胺类毒品,要根治就需要一个长期复杂的过程。千万不要吸毒,更不要贩毒,要遵纪守法,珍爱生命,远离毒品!

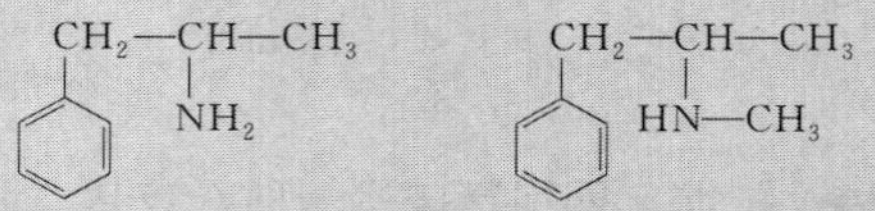

三、胺的化学性质及应用

这里着重研究发生在官能团氨基上的相关化学反应。对于芳香胺来讲,氮原子与苯环直接相连,使得芳香胺的反应活性与脂肪胺有所不同。

1. 碱性

胺与氨相似,由于氮原子上有一对未共用电子对,容易接受质子,因而呈碱性,能与大多数酸作用形成盐。脂肪胺的碱性比氨强,芳香胺的碱性比氨弱。

苯胺的弱碱性

胺是一种弱碱,可与酸发生中和反应生成盐而溶于水中,生成的弱碱盐与强碱作用时,胺又重新游离出来。例如,

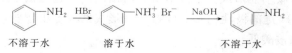

利用胺的这一性质可分离、提纯和鉴别不溶于水的胺类化合物。此外,由于铵盐的水溶性较大,所以含有氨基、亚氨基或取代氨基的有机物常以铵盐的形式使用。

问题 14-3 扑热息痛即对乙酰氨基酚，泰诺、白加黑等常用的药品中都含这种成分。查阅资料说明用什么原料制备扑热息痛。

2. 酰基化反应

伯胺、仲胺与酰卤、酸酐等酰基化试剂反应，氨基上的氢原子被酰基取代，生成 N-取代酰胺的反应，称为酰基化反应。

$$HO-\underset{}{\underset{}{\bigcirc}}-NH-H + CH_3\underset{O}{\underset{\|}{C}}O\underset{O}{\underset{\|}{C}}CH_3 \xrightarrow{\triangle} HO-\underset{}{\underset{}{\bigcirc}}-NH-\underset{O}{\underset{\|}{C}}CH_3 + CH_3COOH$$
对乙酰氨基酚

对乙酰氨基酚即扑热息痛，是一种常用的解热镇痛药，泰诺、白加黑等常用的药品中都含这种成分。

另外，酰胺类化合物多为无色晶体，具有固定的熔点，通过测定其熔点，能推测出原来胺的结构，因此可用于鉴定伯胺和仲胺。叔胺氮上没有氢原子，所以不能发生酰基化反应，此法也可用于伯、仲胺与叔胺的鉴别。例如，鉴别苯胺和 N,N-二甲基苯胺。

$$\left.\begin{array}{l}\bigcirc-NH_2 \\ \bigcirc-N(CH_3)_2\end{array}\right\} \xrightarrow[\triangle]{乙酸酐} \begin{array}{l}\rightarrow \downarrow 白色 \\ \\ \rightarrow 无沉淀生成\end{array}$$

3. 芳环上的取代反应

芳胺中的氨基使芳环活化，是很强的邻、对位定位基，因此芳胺比苯更容易发生环上的取代反应。值得注意的是，进行硝化、傅-克反应时，因氨基易氧化、有碱性（氮原子和 $AlCl_3$ 能形成配合物，使催化剂活性下降），反应不可直接进行，因此需将氨基酰基化保护后再进行硝化、傅-克反应。

(1) 卤化

苯胺与溴水反应，立即生成 2,4,6-三溴苯胺白色沉淀。

$$\bigcirc-NH_2 + Br_2 \longrightarrow \underset{Br}{\underset{|}{\underset{\bigcirc}{Br\diagdown\diagup NH_2}}}\diagup Br \downarrow_{白色} + HBr$$

由于苯胺活性较强，卤化反应很难停留在一元取代阶段，一般得到多取代产物。若要制备一卤代苯胺，必须降低氨基的活性。一般通过酰基化反应，先将氨基转变成中等活性的酰氨基。

(2) 硝化

苯胺很容易被氧化，而硝酸又具有强氧化性，为防止苯胺被氧化，可先将氨基酰基化或变成硫酸盐保护起来，然后再进行硝化反应。

$$\bigcirc-NH_2 \xrightarrow{乙酸酐} \bigcirc-NHCOCH_3 \xrightarrow{HNO_3} \underset{NO_2}{\bigcirc}-NHCOCH_3 \xrightarrow{H_2O/OH^-} \underset{NO_2}{\bigcirc}-NH_2$$

四、季铵盐和季铵碱

1. 季铵盐

季铵盐为无色晶体，是强酸强碱盐，具有一般盐的性质，能溶于水，不溶于非极性有机溶剂。它可用叔胺和卤代烷制备，但加热时又会分解成叔胺和卤代烷。如

$$[(CH_3)_4N]^+X^- \xrightarrow{\triangle} (CH_3)_3N + CH_3X$$

季铵盐溶于水，生成的季铵离子既含亲油基团又含亲水基团，并具有润湿、起泡和去污等作用，因此含适量长度碳链的季铵盐常用作相转移催化剂、表面活性剂、杀菌消毒剂、抗静电剂、柔软剂、毛发整理剂、洗涤剂等。

2. 季铵碱

季铵碱是强碱，其碱性与氢氧化钠相近，具有一般碱的性质，能溶于水，易潮解；受热易分解，生成叔胺和醇或烯烃。例如，

$$[(CH_3)_4N]^+OH^- \xrightarrow{\triangle} (CH_3)_3N + CH_3OH$$

季铵碱分子中烃基如有 β-H 时，受热分解的产物为叔胺和烯烃（以反查依采夫规则的烯烃为主要产物）。例如，

$$[(CH_3)_3NCH(CH_3)CH_2CH_3]^+OH^- \xrightarrow{\triangle} (CH_3)_3N + CH_2=CHCH_2CH_3 + H_2O$$

季铵碱可由季铵盐与湿的氧化银或氢氧化钾的醇溶液反应制得。例如，

$$[(CH_3)_3NCH_2CH_3]^+X^- \xrightarrow{\text{湿} Ag_2O} [(CH_3)_3NCH_2CH_3]^+OH^- + AgX\downarrow$$

用过量的碘甲烷与胺作用生成季铵盐，然后转化成季铵碱，最后降解成烯烃的反应称为 Hofmann 彻底甲基化或降解反应。生成的产物主要是与查依采夫规则相反的烯烃，称为 Hofmann 规则。在胺类化合物结构分析（多用于草药有效成分的分析）中用该规则来确定伯、仲或叔胺及胺的结构。

> **阅读材料**
>
> 新洁尔灭的化学名称为溴化二甲基十二烷基苄基铵，在常温下为白色或淡黄色胶状体或粉末，低温时逐渐形成蜡状固体，有芳香气味及苦味，水溶液呈碱性，振动时产生大量泡沫。
>
>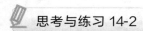
>
> 溴化二甲基十二烷基苄基铵
>
> 新洁尔灭是季铵盐类消毒液的优秀代表，属于低毒杀菌剂。作为一种常用的表面活性剂，其杀菌效果为苯酚的 300~400 倍。杀菌机理是通过改变细菌细胞膜通透性，阻碍细菌代谢从而起到灭菌作用。稀释后可用于皮肤表面消毒，医生手术前也可以用它的稀溶液浸泡双手杀菌。
>
> 另外，新洁尔灭在工业水处理上，用作杀菌灭藻剂和黏泥剥离剂，是一种广谱性的杀菌剂，对藻类、真菌、异养菌等均有较好的杀菌效果。

思考与练习 14-2

如何利用芳胺的酰基化反应鉴别伯、仲、叔胺？

本章小结

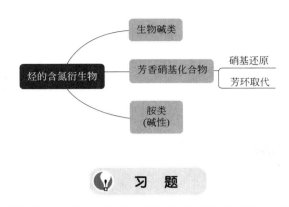

习 题

1. 命名下列化合物对应的构造式。

　　（1）苦味酸　　　（2）苄胺　　（3）N,N-二甲基环戊胺　　（4）TNT

2. 用化学方法鉴别下列化合物。

　　苄胺、苯酚、苯胺、N-甲基环己胺

3. 完成下列化学反应方程式。

（1）$O_2N-\underset{}{\bigcirc}-CH_3 \xrightarrow{H_2, Pt}$

（2）$\underset{}{\bigcirc}-NO_2 \xrightarrow{发烟混酸}$

（3）$\bigcirc \xrightarrow{\boxed{}} \underset{}{\bigcirc}-NO_2 \xrightarrow{\boxed{}} \underset{}{\bigcirc}-NH_2 \xrightarrow{溴水}$

（4）邻苯二甲酸酐 $+ CH_3NHC_2H_5 \longrightarrow$

第十五章
杂环化合物

  学习目标

知识目标
1. 掌握呋喃、吡咯、噻吩、吡啶的化学性质及应用。
2. 理解五元杂环和六元杂环的结构特征及它们的亲电取代反应与苯环上的反应的异同。
3. 了解杂环化合物的分类,熟悉重要杂环化合物的性能及应用。

能力目标
1. 能正确命名典型杂环化合物及其简单衍生物。
2. 能利用五元杂环和六元杂环的性质差异将其鉴别或分离。
3. 学会应用物质的量及物质的量浓度在化学方程式中进行计算。
4. 能区分五元杂环和六元杂环的亲电取代反应与苯环上的取代反应的异同。

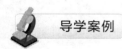 **导学案例**

自然界中的碱性有机物——生物碱

生物碱大量存在于自然界（主要为植物,但也有动物）中,是一类含氮的碱性有机化合物,具有类碱的性质,又称为赝碱。大多数生物碱有复杂的环状结构,有的环内还包含氮元素,而且具有显著的生物活性,许多生物碱还是草药中重要的有效成分,例如,从苦参中提取的苦参碱,属于双稠哌啶类生物碱,具有一定的抗癌作用;黄连中的黄连素（图 15-1）则属于异喹啉类生物碱,有抑制痢疾杆菌、链球菌和葡萄球菌的作用,可用于治疗肠胃炎和细菌性痢疾;从金鸡纳霜树皮中提取的金鸡纳碱（图 15-2)属于喹啉系生物碱,对某些疟疾原虫有杀灭作用;从茶叶、咖啡中提取的咖啡碱（又名咖啡因）属于嘌呤类生物碱,咖啡因具有利尿、止痛和兴奋中枢神经的作用,常用于慢性支气管炎和支气管哮喘等症的治疗,也可用来消除各种水肿症。

苦参

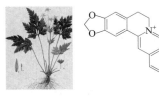
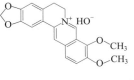

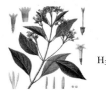
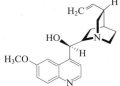

图 15-1　黄连素　　　黄连　　　　　　　　　　图 15-2　金鸡纳碱

问题 15-1　黄连素、金鸡纳碱属于生物碱，从分子结构上看它还可以划分为哪一类物质呢？

在有机化学中将非碳原子统称为杂原子（不包括氢原子），氧、硫、氮等是常见的杂原子。环上含有杂原子的有机物称为杂环化合物，这类化合物数目庞大，广泛存在于自然界中，它们大都具有生理活性，如叶绿素、血红蛋白、生物碱、核酸等都含有杂环结构。

一般可以将杂环化合物分为两类：脂杂环类和芳杂环类。前面章节接触到的内酯、内酐都属于脂杂环，性质与相应开链化合物相似，且容易开环。本章重点研究芳杂环化合物，结构与芳环相似，分子具有芳香性，环比较稳定，不容易开环。

第一节　杂环化合物的分类和命名

一、杂环化合物的分类

杂环化合物可按环的形式分为单杂环和稠杂环两大类，其中单杂环又按环的骨架主要分为五元杂环和六元杂环。还可按环中杂原子的数目将杂环化合物分为含有一个杂原子的杂环和含有多个杂原子的杂环。如表 15-1 所示。

表 15-1　常见杂环化合物的分类及名称

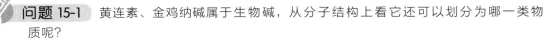

分类		含一个杂原子			含多个杂原子	
单杂环	五元杂环	呋喃 (furan)	噻吩 (thiophene)	吡咯 (pyrrole)	噻唑 (thiazole)	咪唑 (imidazole)
	六元杂环	吡啶 (pyridine)	吡喃 (pyran)		嘧啶 (pyrimidine)	吡嗪 (pyrazine)
稠杂环		吲哚 (indole)	喹啉 (quinoline)	异喹啉 (isoquinoline)	嘌呤 (purine)	苯并噻唑 (benzothiazole)

二、杂环化合物的命名

杂环化合物的命名比较复杂，我国一般采用两种方法：译音法和系统命名法。

1. 译音法

译音法即根据杂环化合物的英文名称，选择带偏旁"口"的同音汉字来命名。如表 15-1 中的呋喃（furan）、吡咯（pyrrole）等。

2. 系统命名法

对杂环的衍生物命名时，结合系统命名方法。

（1）选母体

与芳香族化合物命名原则类似，当杂环上连有—R、—X、—OH、—NH$_2$ 等简单取代基时，以杂环为母体；如果连有—CHO、—COOH、—SO$_3$H 等复杂基团时，则官能团为母体，杂环作取代基。

（2）杂环编号

杂环上连有取代基时，需要给杂环编号，编号规则如下：

① 从杂原子开始编号，杂原子位次为 1。当环上只有一个杂原子时，通常把靠近杂原子的碳原子记为 α 位，其后依次为 β 位和 γ 位。例如，

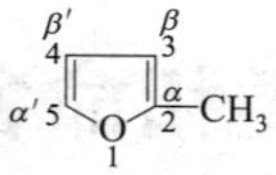

2-甲基呋喃 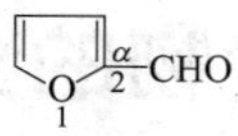　　2-呋喃甲醛（糠醛）　　4-甲基吡啶　　3-吡啶甲酸
　　　　　　　　（α-呋喃甲醛）　　　　（γ-甲基吡啶）　（β-吡啶甲酸）

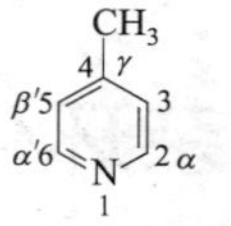

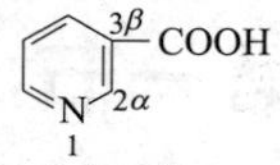

② 若含有多个相同的杂原子，则从连有氢或取代基的杂原子开始编号，而且要使其他杂原子的位次尽可能最小。

③ 若含有不相同的杂原子，按 O、S、N 的顺序编号。例如，

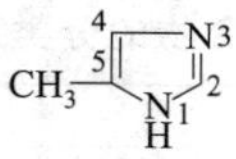

5-甲基咪唑 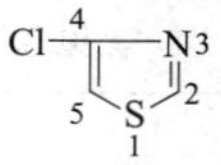　　4-氯噻唑

当 N 上连有取代基时，往往用"N"表示取代基的位置。如

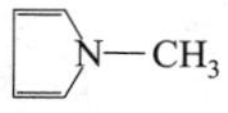

N-甲基吡咯

知识应用

生活中，患痛风的人越来越多，很多人都对痛风的发病机制有所了解，但是对痛风与尿酸、尿酸与嘌呤之间的关系却知之不多，下面就来梳理一下三者之间的关系。

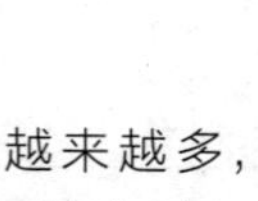

腺嘌呤 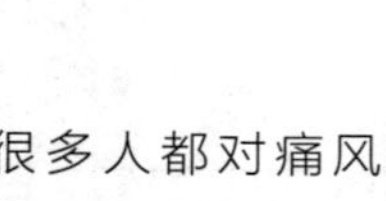　　鸟嘌呤 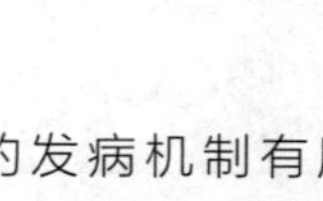　　尿酸

人体内的嘌呤 80% 主要来自人体自身核酸的氧化分解，20% 主要从食物中摄取。嘌呤在经

过氧化代谢后就会产生尿酸，而尿酸在人体内没有什么生理功能。正常情况下，2/3 的尿酸由肾脏排出体外，余下的 1/3 则从肠道排出。

人体每天产生的尿酸量与排泄出的尿酸量大约保持相等，才能使机体维持一定的平衡。如果生产过剩或排泄不良，就会造成尿酸堆积过多，使血液中尿酸含量升高。当高度浓缩的尿酸析出结晶并沉积在关节、软组织和肾脏中引起周围组织发生红肿、疼痛等炎症反应时，痛风就发作了。所以，要防治好痛风，必须减少核酸的氧化分解、嘌呤的摄入，同时加强尿酸的排泄。

思考与练习 15-1

1. 将下列化合物分类，并注明类型。

(1) ～ (6) [结构式]

2. 命名下列化合物或写出构造式。

(1) ～ (4) [结构式]

(5) N-甲基吡咯　　(6) α-呋喃甲酸　　(7) α,α′-二硝基呋喃

第二节　五元杂环化合物

具有代表性的含有一个杂原子的五元杂环化合物是呋喃、噻吩、吡咯。

一、呋喃、噻吩、吡咯的结构

五元杂环化合物呋喃、噻吩、吡咯在结构上有共同点：组成五元杂环的 5 个原子都位于同一个平面上，杂原子与 4 个碳原子的 p 轨道相互重叠，形成了一个闭合共轭大 π 键（图 15-3）。因此五元杂环化合物都具有芳香性，但呋喃、噻吩、吡咯环的键长区别于一般的单、双键，也并不像苯一样完全平均化。

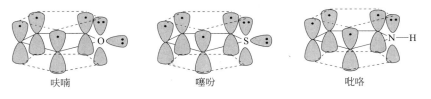

图 15-3　呋喃、噻吩、吡咯的原子轨道示意图

问题 15-2 从官能团上区分，呋喃属于哪一类有机化合物？

二、呋喃、噻吩、吡咯的性质及应用

呋喃存在于松木焦油中，是无色易挥发的液体，沸点 31.36℃，难溶于水，易溶于有机溶剂，有类似氯仿的气味。呋喃的蒸气遇到浸过盐酸的松木片时呈绿色，叫松木片反应。呋喃极易燃，主要用于有机合成或用作溶剂。

噻吩存在于煤焦油的粗苯及石油中，是无色、有特殊气味的液体，沸点 81.16℃。噻吩在浓硫酸存在下，与靛红一同加热显示蓝色，反应灵敏。噻吩在许多反应中可代替苯，用作制取染料和塑料的原料，但由于性质较为活泼，一般不如由苯制造出来的产品性质优良。噻吩也可用作溶剂。

吡咯存在于煤焦油和骨焦油中，为无色油状液体，沸点 131℃，有弱的苯胺气味，难溶于水，易溶于醇或醚中。吡咯的蒸气或其醇溶液能使浸过盐酸的松木片呈红色，此反应可用来鉴定吡咯。

1. 杂环上的亲电取代反应

呋喃、噻吩、吡咯都具有芳香性，与芳烃类似，容易发生亲电取代反应，但活性与芳烃有所不同。

由于呋喃、噻吩、吡咯环中杂原子上的未共用电子对参与了环的共轭，π 电子云密度高于苯，所以它们都比苯更容易发生亲电取代反应，取代主要发生在 α 位，反应活性：吡咯＞呋喃＞噻吩＞苯。

（1）卤化

呋喃、噻吩、吡咯都容易发生卤化反应。例如，

$$\text{呋喃} + Br_2 \xrightarrow[\text{二氧六环}]{25℃} \text{2-溴呋喃(75\%)} + HBr$$

$$\text{噻吩} + Br_2 \xrightarrow{CH_3COOH} \text{2-溴噻吩} + HBr$$

（2）硝化

由于呋喃、噻吩、吡咯活性很强，很容易被氧化，甚至在空气中就可以被氧化，所以不能采用一般的硝化试剂（如硝酸）硝化，而是使用比较缓和的硝化剂（硝酸乙酰酯），并且在低温下进行。例如，

$$\text{呋喃} + CH_3COONO_2 \xrightarrow{-5\sim30℃} \text{α-硝基呋喃(35\%)} + CH_3COOH$$
硝酸乙酰酯

$$\text{噻吩} + CH_3COONO_2 \xrightarrow[\text{乙酸或乙酐}]{0℃} \text{α-硝基噻吩(60\%)} + CH_3COOH$$

$$\text{吡咯} + CH_3COONO_2 \xrightarrow[\text{乙酐}]{-10℃} \text{α-硝基吡咯 (51\%)} + CH_3COOH$$

（3）磺化

同样，呋喃、噻吩、吡咯磺化时也需要避免直接使用硫酸，通常使用更温和的磺化试

剂，比如吡啶和三氧化硫的混合物。例如，

$$\text{furan} + \text{N·SO}_3 \xrightarrow{ClCH_2CH_2Cl} \text{furan-SO}_3H + \text{N}$$

三氧化硫吡啶　　　　　　α-呋喃磺酸

$$\text{pyrrole(NH)} + \text{N·SO}_3 \longrightarrow \text{pyrrole(NH)-SO}_3H + \text{N}$$

噻吩相对稳定，也可以用硫酸直接磺化，但产率不如上述方法高。生成的 α-噻吩磺酸发生水解反应，又得到噻吩。

$$\text{thiophene} + \text{浓 } H_2SO_4 \longrightarrow \text{thiophene-SO}_3H + H_2O$$

α-噻吩磺酸 (70%)

$$\text{thiophene-SO}_3H + H_2O \xrightarrow{100\sim150℃} \text{thiophene} + H_2SO_4$$

煤焦油的苯中通常含有少量的噻吩，可以在室温下反复用硫酸处理，噻吩常温即可溶于硫酸生成 α-噻吩磺酸，与苯分离，然后水解就分离出了煤焦油中少量的噻吩。

2. 杂环上的加成反应

呋喃、噻吩、吡咯在催化剂存在下，都能进行加氢反应，生成相应的四氢化物。

$$\text{furan} + 2H_2 \xrightarrow[100℃, 5MPa]{Ni} \text{四氢呋喃}$$

$$\text{thiophene} + 2H_2 \xrightarrow[0.2\sim0.4MPa]{Pd} \text{四氢噻吩}$$

$$\text{pyrrole} + 2H_2 \xrightarrow[200℃]{Ni} \text{四氢吡咯}$$

四氢呋喃是一种优良的溶剂，也是合成医药咳必清、黄体酮的原料，维生素类药物中称为新 B_1 的呋喃硫胺就是四氢呋喃的衍生物。四氢噻吩也是一种优良的溶剂，另外，由于其气味难闻，有刺激作用，可用于天然气加臭，以便检漏。

思考与练习 15-2

1. 呋喃、噻吩、吡咯在结构上有何异同之处？为什么它们都具有芳香性？
2. 购买的甲苯中含有少量噻吩，应如何除去？
3. 完成下列化学反应式。

(1) $\text{thiophene-CHO} + 3H_2 \xrightarrow[\triangle, P]{Ni}$

(2) $\text{furan-CH}_3 + CH_3COONO_2 \longrightarrow$

(3) $\text{thiophene} + Br_2 \xrightarrow{CH_3COOH}$

第三节　六元杂环化合物

本节以吡啶为代表介绍六元杂环化合物。吡啶的各种衍生物广泛存在于生物体中，并且大都具有强的生物活性。

问题 15-3 颠茄碱是一种莨菪烷型生物碱，即 D, L-莨菪碱，又称阿托品，存在于颠茄、曼陀萝等茄科植物中，颠茄碱硫酸盐有镇痛及解痉挛等作用，常用作麻醉前给药、扩大瞳孔药及有机磷中毒用药。请问颠茄碱属于杂环化合物中的哪一类物质呢？

一、吡啶的结构

吡啶的结构与苯的结构非常相似，是一个平面六元环。组成环的氮原子和 5 个碳原子的 p 轨道侧面相互重叠形成一个闭合共轭大 π 键（见图 15-4），因此吡啶也具有芳香性。此外，氮原子的原子轨道上还有一对电子未参与成键，可以与质子结合，所以吡啶具有碱性。

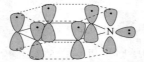

图 15-4　吡啶原子轨道示意图

二、吡啶的性质及应用

吡啶存在于煤焦油及页岩油中，是无色、有特殊气味的液体，沸点 115℃，熔点 42℃，可与水、乙醇、乙醚、苯等混溶，能溶解大部分有机化合物和许多无机盐类，是一种良好的溶剂。另外，吡啶能与无水氯化钙作用生成配合物，所以不能使用氯化钙干燥吡啶。

1. 碱性

吡啶是一种弱碱，因为吡啶氮原子上有一对孤对电子没有参与共轭，可与质子结合。不同化合物的碱性：

四氢吡咯 ＞ 氨 ＞ 吡啶 ＞ 苯胺 ＞ 吡咯

吡啶能与无机酸作用生成盐，生成的吡啶盐再用碱处理又可得到吡啶。利用此反应可分离、提纯吡啶，也可用吡啶吸收反应中生成的酸。吡啶也能使湿润的石蕊试纸变蓝，该现象可用于鉴定吡啶。

$$\text{吡啶} + H_2SO_4 \longrightarrow [\text{吡啶}H]^+ HSO_4^- \xrightarrow{2NaOH} \text{吡啶} + Na_2SO_4 + 2H_2O$$

吡啶硫酸盐

2. 取代反应

吡啶环上电子云密度大，可以发生卤化、磺化、硝化等亲电取代反应。由于氮原子的电负性较强，吡啶环上的电子云密度向氮原子转移而降低，这与硝基使苯环的反应活性降低类似，导致的结果就是吡啶亲电取代比苯更难。发生亲电取代时环上有两个活性部位：氮和碳，这里重点介绍碳取代反应。

吡啶的碳取代反应主要发生在 β 位，也就是氮原子的间位，其反应活性与硝基苯相似，弱于吡咯、呋喃、噻吩。另外,吡啶和硝基苯一样不发生傅-克反应。

$$\text{吡啶} \xrightarrow[\text{浮石,气相}]{Br_2,300℃} \text{3-溴吡啶}\ \beta\text{-溴吡啶}$$

$$\xrightarrow[300℃]{HNO_3+H_2SO_4} \text{3-硝基吡啶}\ \beta\text{-硝基吡啶}$$

$$\xrightarrow[350℃]{浓H_2SO_4} \text{3-吡啶磺酸}\ \beta\text{-吡啶磺酸}$$

3. 加成反应

吡啶比苯容易还原,经催化氢化或用化学试剂如醇钠还原都可以得到六氢吡啶。

$$\text{吡啶} + H_2 \xrightarrow[CH_3COOH]{Pt} \text{六氢吡啶}$$

4. 侧链 α-氢的氧化反应

相对于苯,吡啶更不容易被氧化剂氧化,但和苯一样,当环上连有含 α-氢的侧链时,侧链容易被氧化成羧基或醛基。

$$\text{3-甲基吡啶} \xrightarrow[\triangle]{KMnO_4,H^+} \text{烟酸}\quad \beta\text{-吡啶甲酸(烟酸)}$$

$$\text{2-甲基吡啶} \xrightarrow{SeO_2} \text{2-吡啶甲醛}$$

烟酸也称作维生素 B_5 或维生素 PP,属 B 族维生素,有较强的扩张血管作用,临床用于治疗头痛、偏头痛、耳鸣、内耳眩晕症等,缺乏烟酸则会引起癞皮病。

相关资料

雷米封是一种很好的医治结核病的药物,又名异烟肼,为无色或白色结晶,可由异烟酸与水合肼缩合制得。

$$\text{4-甲基吡啶} \xrightarrow{KMnO_4} \text{4-吡啶甲酸}\quad \gamma\text{-吡啶甲酸(异烟酸)}$$

$$\text{4-吡啶甲酸} \xrightarrow{NH_2NH_2} \text{4-吡啶甲酰肼} + H_2O\quad \gamma\text{-吡啶甲酰肼}$$

结核俗称痨病,几乎一直伴随人类的历史,曾在全世界猖獗流行,夺去了数亿人的生命,人们称之为"白色瘟疫"。1952 年的纽约,一种能治愈肺结核的神奇新药的消息迅速地占领了各大报纸的头版,这种神奇的药物就是异烟肼,又叫雷米封。异烟肼问世之后没有多久,从 19 世纪后期到 20 世纪前半段曾经遍布欧洲和美国的结核病疗养院就纷纷关门了。

在异烟肼等特效药发明之前,人类对付结核病几乎没有什么有效手段。在西方国家,大半个世纪里医生们通常让病人们待在疗养院里通过休息和呼吸新鲜空气来治疗。如果这种疗法没有效果的话,医生们就只有采用萎陷疗法(用人工气胸、人工气腹等方法,使肺有病变的部分萎缩,减少活动而逐渐愈合,也叫压缩疗法)。中国著名作家冰心在美国留学的时候就因为被诊断为肺结核而不得不在疗养院住了很久。

在接近 50 年的使用历史中,虽然有的病人所感染的结核菌已经产生了耐药性,但绝大多数医生仍认为它是一个治疗结核病不可缺少的主药。

思考与练习 15-3

1. 硝基苯中混有少量吡啶,应如何除去?

2. 完成下列化学反应式。

(1) 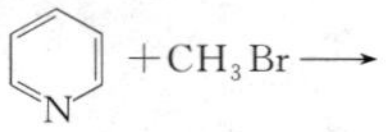 $+CH_3Br \longrightarrow$

(2) 3-甲基吡啶 $+ H_2 \xrightarrow[CH_3COOH]{Pt}$

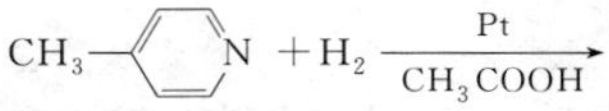

(3) 3-乙基吡啶 $\xrightarrow[\triangle]{KMnO_4, OH^-}$

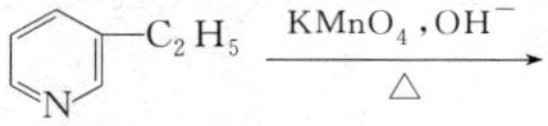

本章小结

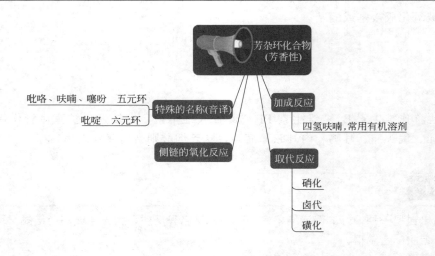

习 题

1. 填空题

(1) 杂环化合物是指成环原子由碳原子和_____等杂原子共同组成,具有与____相似的结构和_____性的化合物。

(2) 呋喃、吡咯、噻吩的亲电取代反应比苯_____,反应位置主要在____位。

(3) 吡啶的亲电取代反应比苯_____进行,反应位置主要在____位。

(4) 由于呋喃十分活泼,遇酸容易发生环的破裂和树脂化,因此硝化反应使用硝化剂_____,磺化反应使用磺化剂_____。

(5) 噻吩经过催化氢化得到的_____可用于天然气加臭,以便检漏。

2. 单选题

(1) 下列化合物中,具有芳香性的是 ( )。

A. 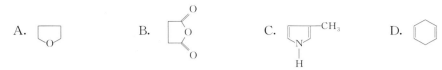 B. C. D.

(2) 要除去苯中少量的噻吩可采用的方法是（　　）。
A. 用稀 NaOH 洗涤　　　　　　　B. 用浓 H_2SO_4 洗涤
C. 用稀 HCl 洗涤　　　　　　　　D. 用乙醚洗涤

(3) 下列化合物中，芳香性最强的是（　　）。
A.  B. C.  D.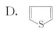

(4) 下列对吡咯化学性质描述完全正确的是（　　）。
A. 吡咯具有芳香性，同苯一样稳定　　B. 吡咯比苯活泼，容易发生氧化反应
C. 吡咯是仲胺，碱性较强　　　　　　D. 吡咯碱性较弱，遇强碱时表现出弱酸性

3. 完成下列反应方程式。

(1) 噻吩 $\xrightarrow{Br_2}{CH_3COOH}$ $\xrightarrow{NaCN}$ $\xrightarrow{H_2O}{H^+}$

(2) 呋喃-CHO $\xrightarrow{浓\ NaOH}$ ＋

(3) 吡啶-CHO $\xrightarrow{H_2, Ni}$ $\xrightarrow{C_2H_5I}$

(4) 吡啶 ＋$SO_3 \longrightarrow$ 呋喃

(5) 吡啶 ＋$HCl \longrightarrow$

(6) 吡啶-$CH(CH_3)_2$ $\xrightarrow{KMnO_4}$ $\xrightarrow{PCl_5}$ $\xrightarrow{C_2H_5OH}{H^+}$

4. 推断题

某杂环化合物 A 的分子式为 $C_6H_6O_2$，不发生银镜反应，但能与羟胺作用生成肟。A 与次氯酸钠反应生成羧酸 B，B 的钠盐与碱石灰作用，转变为 C，C 可发生松木片反应。试推测 A、B、C 的构造式。

第十六章
糖类

学习目标

知识目标
1. 掌握单糖的组成、结构及变旋光现象。
2. 掌握单糖的化学性质,糖苷的形成,还原糖与非还原糖。
3. 理解单糖的开链式结构和环状结构之间的转化。

能力目标
1. 学会书写葡萄糖的开链式及哈乌斯式表达式。
2. 能利用各种糖的特性差异鉴别各种糖。
3. 能用糖类的变旋现象解释相应性质。

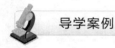
导学案例

中国古老的制糖技艺

中国是世界上最早掌握制糖技艺的国家之一,早期制得的糖主要有麦芽糖、蔗糖。

米或麦芽经过糖化熬煮成的糖,呈黏稠状,称为麦芽糖,也叫饴糖。这种制糖技艺自西周创制以来,民间普遍流传。西周的《诗经·大雅》中有"周原膴膴,堇荼如饴"的诗句,意思是周的土地十分肥美,连堇菜和苦苣也像饴糖一样甜,说明西周时古人就掌握了提取麦芽糖的方法;北魏贾思勰所著的《齐民要术》(图 16-1)更是对麦芽糖制作的方法、步骤、要点等都做了叙述,为后人沿用。

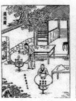

图 16-1 《齐民要术》

到了战国时期,古人开始研究从甘蔗中提取麦芽糖。屈原的《楚辞·招魂》中有这样的诗句:"胹鳖炮羔,有柘浆些"。这里的"柘"即是蔗,"柘浆"是从甘蔗中取得的汁。东汉张衡著的《七辨》中有"沙饴石蜜"之句,"沙饴"是指制得的糖有微小的晶体,可看作砂糖的雏形。

自战国时代从甘蔗中取得蔗浆以后，种植甘蔗日益兴盛，甘蔗制糖技术也逐步提高。公元 647 年，唐太宗派人去印度学习熬糖法。欧阳修、宋祁撰的《新唐书》中有这样的记载："贞观二十一年，始遣使自通天子，献波罗树，树类白杨。太宗遣使取熬糖法，即诏扬州诸蔗，柞沈如其剂，色味愈西域远甚。"公元 674 年，中国发明滴漏法制取土白糖(图 16-2)。该法用一套漏斗形的陶器(瓦溜)，配以瓦缸和其他小设施，将蔗汁熬至相当浓度后倒入瓦溜中，从上淋入黄泥浆，借助黄泥浆吸附脱色制取土白糖。白糖的出现，标志着制糖技术达到了一个新的高度。这种土法制糖在中国沿用了千余年。

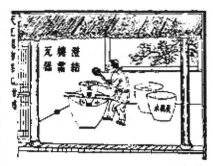

图 16-2 古法制土白糖

中华民族还将这种对甜味的享受传播出去，8 世纪中叶，中国制糖技术传到日本；13 世纪左右，传入爪哇，成为该岛糖业的起源；15～16 世纪，中国的侨民开始在菲律宾、夏威夷等地传播制糖法。

问题 16-1 糖类是人体主要的能源之一，维持人体正常生命活动的重要物质。糖类进入人体后，经过一系列复杂的分解过程，最后转变成二氧化碳和水，释放出能量，作为生命的能源，保证生命活动的需要，那么什么样的物质是糖类呢？具有甜味的物质就属于糖类吗？糖精很甜，是糖类吗？

糖类是自然界中分布最广的一类有机化合物，如木材、棉花、大米、小麦中都富含糖类，糖类也是中药中普遍存在的成分。自然界中存在的糖类是由绿色植物通过光合作用合成的，在日光的作用下，植物中的叶绿素将吸收的二氧化碳和水经过一系列复杂的反应过程转变成糖类，所吸收的太阳能储存在糖类分子中。

第一节 糖类的含义和分类

一、糖类的含义

如何判断一种物质是否属于糖类？甜的都是糖吗？判断糖类的标准主要看物质分子结构，而不是靠口味。糖类都含有碳、氢和氧三种元素，最初发现的糖类，分子中氢原子与氧原子数目之比与水分子相同，可用通式 $C_m(H_2O)_n$ 表示，所以长期以来人们将糖类称为碳水化合物。但后来发现有的糖类如鼠李糖（$C_6H_{12}O_5$）和脱氧核糖（$C_5H_{10}O_4$）并不符合上述通式，而某些符合这一通式的化合物如乙酸（$C_2H_4O_2$）和乳酸（$C_3H_6O_3$）又不是糖类，所以"碳水化合物"这个名称已不能代表糖类确切的含义，但在有的资料上仍称糖类为碳水化合物，是一种习惯。

从结构上分析，糖类是多羟基醛或酮，以及水解能生成多羟基醛或酮的一类有机化合物。自然界动植物体中存在的糖类都具有旋光性，而且是 D 型糖，不存在左旋的 L 型葡萄糖。

二、糖类的分类

根据能否水解以及水解生成的物质不同，可将糖类分为单糖、二糖和多糖。

糖类 { 单糖（不能水解，如葡萄糖、果糖）
二糖（水解为两分子单糖，如麦芽糖、蔗糖）
多糖（可彻底水解为多分子单糖，如纤维素、淀粉）

1. 单糖

单糖是指多羟基醛或酮，按官能团不同分为醛糖（分子中含有醛基）和酮糖（分子中含有酮基）。碳原子数相同的醛糖和酮糖互为同分异构体，例如，葡萄糖（醛糖）和果糖（酮糖）都是重要的单糖，分子式都为 $C_6H_{12}O_6$，互为同分异构体。

2. 二糖

二糖是指水解能生成两个单糖分子的化合物，常见的有蔗糖和麦芽糖，分子式都为 $C_{12}H_{22}O_{11}$，互为同分异构体。蔗糖水解生成一分子葡萄糖和一分子果糖，麦芽糖水解生成两分子葡萄糖。

3. 多糖

多糖是指水解能生成多个单糖分子的化合物。多糖又分为同多糖和杂多糖两类。水解只产生一种单糖的多糖叫同多糖（如淀粉和纤维素）；水解产生两种或两种以上单糖的多糖叫杂多糖（如透明质酸和树胶）。

多糖是重要的天然高分子化合物，性质与单糖和二糖有较大差别，一般为无定形固体，不溶于水，无甜味。淀粉和纤维素都是重要的多糖，分子式可用 $(C_6H_{10}O_5)_n$ 表示。

思考与练习 16-1

1. 填空题

二糖是指水解能生成两个单糖分子的化合物，常见的有_____糖和_____糖，_____糖水解生成一分子葡萄糖和一分子果糖，_____糖水解生成两分子葡萄糖。

2. 单选题

淀粉属于（　　）。

A. 单糖　　B. 二糖　　C. 多糖　　D. 醛糖

第二节　单　糖

不能水解成更简单的多羟基醛或多羟基酮的糖叫单糖。根据分子的结构可将单糖分为醛糖和酮糖；根据分子中所含碳原子的数目，又可将单糖分为丙糖、丁糖、戊糖和己糖等。这两种分类方法常合并使用。例如，

$$\begin{array}{c} CHO \\ | \\ CHOH \\ | \\ CH_2OH \end{array} \quad \begin{array}{c} CH_2OH \\ | \\ C=O \\ | \\ CHOH \\ | \\ CH_2OH \end{array} \quad \begin{array}{c} CHO \\ | \\ (CHOH)_3 \\ | \\ CH_2OH \end{array} \quad \begin{array}{c} CHO \\ | \\ (CHOH)_4 \\ | \\ CH_2OH \end{array} \quad \begin{array}{c} CH_2OH \\ | \\ C=O \\ | \\ (CHOH)_3 \\ | \\ CH_2OH \end{array}$$

丙醛糖　　　丁酮糖　　　戊醛糖　　　己醛糖　　　己酮糖

自然界的单糖主要是戊糖和己糖，最重要的戊糖是核糖（戊醛糖），最重要的己糖是葡萄糖（己醛糖）和果糖（己酮糖）。

一、单糖的结构及表达形式

单糖的结构是根据它们的化学性质推导出来的，现在已经证明单糖有开链结构，也有环

状结构。

1. 单糖的链状结构

通过一系列化学反应，可以推知单糖是多羟基醛或多羟基酮，并且具有开链结构。例如，葡萄糖是开链的五羟基己醛糖，其构造式为

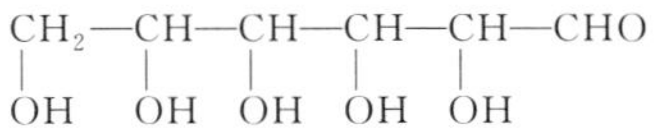

$$CH_2-CH-CH-CH-CH-CHO$$
$$\ \ |\ \ \ \ \ \ |\ \ \ \ \ \ |\ \ \ \ \ \ |\ \ \ \ \ \ |$$
$$\ \ OH\ \ \ OH\ \ OH\ \ OH\ \ OH$$

果糖是开链的五羟基-2-己酮，其构造式为

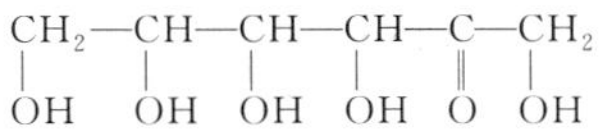

$$CH_2-CH-CH-CH-C-CH_2$$

天然葡萄糖构型用费歇尔投影式表示如下：

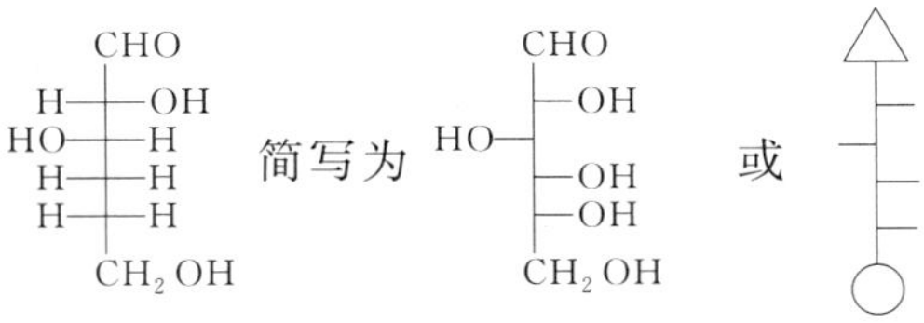

在书写单糖的开链结构时，一般将碳链竖写，羰基写在上端。碳链的编号从靠近羰基的一端开始。

单糖可用 R/S 标记法命名，表示时需要把每一个手性碳原子标记出来。如天然葡萄糖的名称是 $(2R, 3S, 4R, 5R)$-2,3,4,5,6-五羟基己醛。单糖的名称还可以用 D/L 标记法表示，就是凡分子中离羰基最远的手性碳原子的构型，与 D-甘油醛的构型（—OH 在右侧）相同的糖，其构型属于 D 型。反之，则属于 L 型。

天然存在的单糖大多数是 D 型的，例如，天然的葡萄糖和果糖都是 D 型糖。

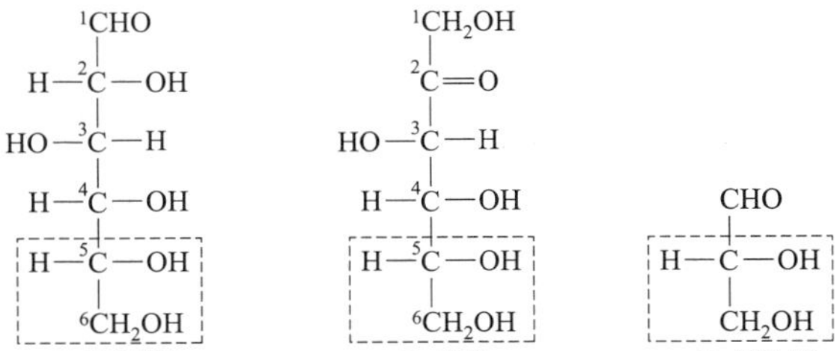

D-葡萄糖　　　D-果糖　　　D-甘油醛

2. 单糖的环状结构

单糖的开链结构虽然是根据它的性质推断出来的，但此结构还不能很好地解释以下性质和现象：

① 葡萄糖不能与亚硫酸氢钠饱和水溶液反应。

② 葡萄糖与乙醇反应时，1mol 葡萄糖仅与 1mol 乙醇而不是 2mol 乙醇作用生成缩醛。

③ 测得新配制的葡萄糖水溶液的比旋光度是 $+112°$，且随着时间的推移，比旋光度连续下降，直至降到 $+52.7°$ 才不发生变化。**这种比旋光度会发生变化的现象，叫变旋光现象。这个现象用开链式结构无法解释。**

为解释以上现象，人们提出了单糖为环状结构的假设，现已得到证实。在溶液中单糖的开链式结构可转化为环状结构，形成一个互变的平衡体系。用费歇尔投影式表示的单糖的环状结构，不能反映出原子和基团在空间的相互关系。因此，哈乌斯（Haworth）提出把直立

的开链结构改写成平面的环状结构（称作哈乌斯式），对观察糖的基团之间的立体化学关系更为方便。

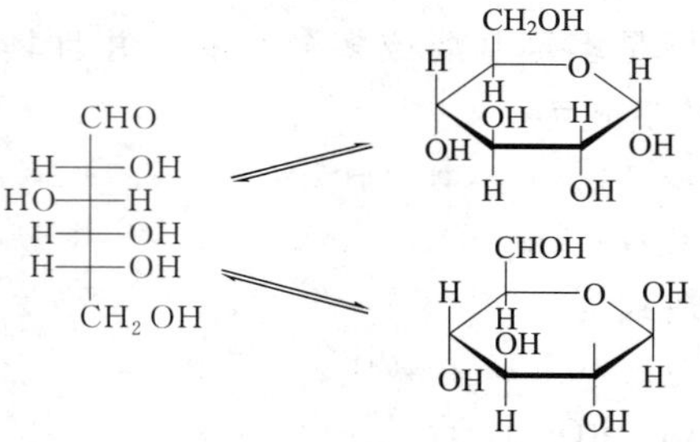

α-D-葡萄糖（36.4%）

β-D-葡萄糖（63.6%）

D-葡萄糖（0.026%）　　哈乌斯式结构

所有的单糖与 D-葡萄糖一样，在溶液中都以两种环状结构与开链式结构相互转化的平衡态存在，即都具有变旋现象。

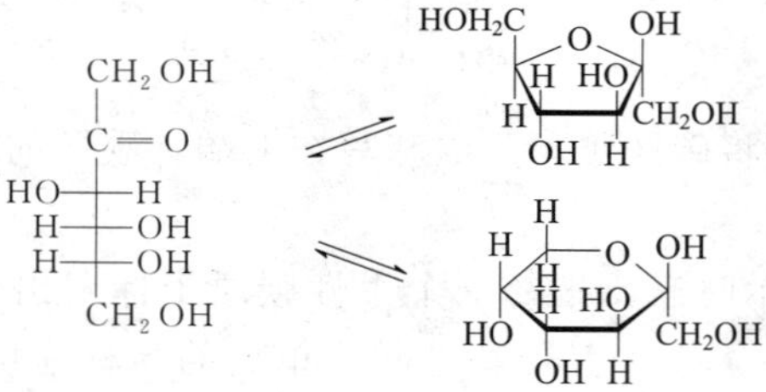

β-D-呋喃果糖

β-D-吡喃果糖

D-果糖　　哈乌斯式

环状结构的确定，就可以合理解释糖的某些性质和变旋现象：

① 不能与亚硫酸氢钠饱和水溶液反应：葡萄糖主要以环状结构的形式存在，链式醛式结构在溶液中的浓度很低，因此与亚硫酸氢钠反应不灵敏。

② 只与 1mol 乙醇反应：醛可以和 2mol 醇形成缩醛，但糖的醛基已经和分子内的一个羟基形成半缩醛，所以只能和 1mol 醇缩合得到缩醛。

③ 变旋现象：因为单糖的 α-构型和 β-构型在水溶液中可以通过开链式互变，在未达到平衡之前，各种形式的单糖的浓度不断变化，所以旋光度也在变化，直至最后建立平衡，旋光度才稳定。

问题 16-2 有什么办法可以区分葡萄糖和果糖呢？

二、单糖的性质及应用

单糖都是无色晶体，易溶于水，难溶于乙醇，不溶于醚，有吸湿性。单糖都有不同程度的甜味，果糖最甜。除二羟基丙酮外单糖都有旋光性，具有环状结构的单糖都具有变旋现象。

单糖具有羟基和羰基，能够发生这些官能团的特征反应。但因它们处于同一分子中相互影响，所以又显示某些特殊性质。

1. 氧化反应

葡萄糖是醛糖，具有醛的相关性质，比如还原性，可被弱氧化剂（溴水、

糖的氧化反应

托伦试剂、费林试剂）氧化，生成葡萄糖酸。

（1）与溴水的反应

醛糖可以被溴水氧化成糖酸，酮糖不与溴水反应，因此可用溴水来区别醛糖和酮糖。

$$\begin{array}{c}\text{CHO}\\|\\\text{(CHOH)}_4\\|\\\text{CH}_2\text{OH}\end{array} \xrightarrow{\text{Br}_2\text{-H}_2\text{O}} \begin{array}{c}\text{COOH}\\|\\\text{(CHOH)}_4\\|\\\text{CH}_2\text{OH}\end{array}$$
葡萄糖酸

（2）与托伦试剂、费林试剂的反应

单糖都可与托伦试剂、费林试剂反应，分别生成银镜和氧化亚铜红棕色沉淀。酮糖能在弱碱性条件下转变为醛糖，所以酮糖也能发生银镜反应和费林反应。

$$\begin{array}{c}\text{CHO}\\|\\\text{(CHOH)}_4\\|\\\text{CH}_2\text{OH}\end{array} + 2[\text{Ag(NH}_3)_2]\text{OH} \longrightarrow \begin{array}{c}\text{COONH}_4\\|\\\text{(CHOH)}_4\\|\\\text{CH}_2\text{OH}\end{array} + 2\text{Ag}\downarrow + 3\text{NH}_3\uparrow + \text{H}_2\text{O}$$

$$\begin{array}{c}\text{CHO}\\|\\\text{(CHOH)}_4\\|\\\text{CH}_2\text{OH}\end{array} + 2\text{Cu(OH)}_2 + \text{NaOH} \longrightarrow \begin{array}{c}\text{COONa}\\|\\\text{(CHOH)}_4\\|\\\text{CH}_2\text{OH}\end{array} + \text{Cu}_2\text{O}\downarrow + 3\text{H}_2\text{O}$$

凡是能被托伦试剂和费林试剂氧化的糖叫还原糖，不能被氧化的糖称为非还原糖。 以上试剂也可将酮糖中 α-羟基酮氧化为 α-二酮，所以酮糖都是还原糖。

$$\begin{array}{c}-\text{CH}-\text{C}-\\|\quad\;\,\|\\\text{OH}\;\;\text{O}\end{array} \xrightarrow{[\text{O}]} \begin{array}{c}-\text{C}-\text{C}-\\\|\quad\;\,\|\\\text{O}\;\;\;\text{O}\end{array}$$

（3）与稀硝酸的反应

在温热的稀硝酸作用下，醛糖可被氧化成糖二酸，酮糖碳链易断裂，生成小分子二元酸。

$$\begin{array}{c}\text{CHO}\\|\\\text{(CHOH)}_4\\|\\\text{CH}_2\text{OH}\end{array} \xrightarrow[100\text{℃}]{\text{HNO}_3,\text{H}_2\text{O}} \begin{array}{c}\text{COOH}\\|\\\text{(CHOH)}_4\\|\\\text{COOH}\end{array}$$
葡萄糖二酸

2. 还原反应

葡萄糖分子中含有醛基，可以发生还原反应，经催化加氢或用金属还原剂（$NaBH_4$）还原得到己六醇（又叫葡糖醇或山梨糖醇），该醇属于糖醇。例如，

$$\begin{array}{c}\text{CHO}\\|\\\text{(CHOH)}_4\\|\\\text{CH}_2\text{OH}\end{array} \xrightarrow{\text{NaBH}_4} \begin{array}{c}\text{CH}_2\text{OH}\\|\\\text{(CHOH)}_4\\|\\\text{CH}_2\text{OH}\end{array}$$
葡糖醇（山梨糖醇）

山梨糖醇为无色晶体，略有甜味，存在于各种植物果实中，主要用于合成维生素 C、表面活性剂和炸药等，也可用作牙膏、烟草和食物等的水分控制剂。

3. 成脎反应

葡萄糖与过量的苯肼作用生成糖脎。例如，

成脎反应

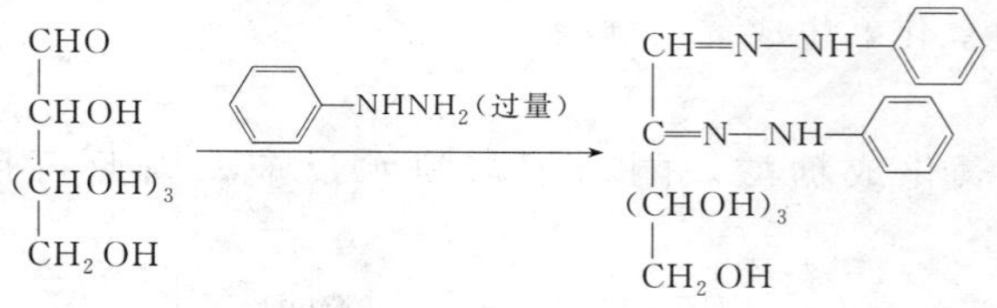
CHO
CHOH
(CHOH)3
CH2OH
NHNH2(过量)
CH═N—NH—
C═N—NH—
(CHOH)3
CH2OH
葡萄糖脎

糖脎为黄色晶体，不溶于水，具有固定的熔点，不同的糖脎晶形不同。一般说来，不同的糖生成糖脎的速度、析出脎的时间以及生成糖脎晶体的形状、熔点均不同。因此，我们可用成脎反应来鉴别糖。在早期研究糖类时，遇到的一个大问题就是糖类很难结晶，容易形成浆状物质，因此，可以使其先形成糖脎，提纯之后再分解为糖。

4. 成苷反应

在酸的催化下，单糖环状结构中的半缩醛羟基可与其他含羟基的化合物（醇或酚）反应，生成的化合物称为苷。

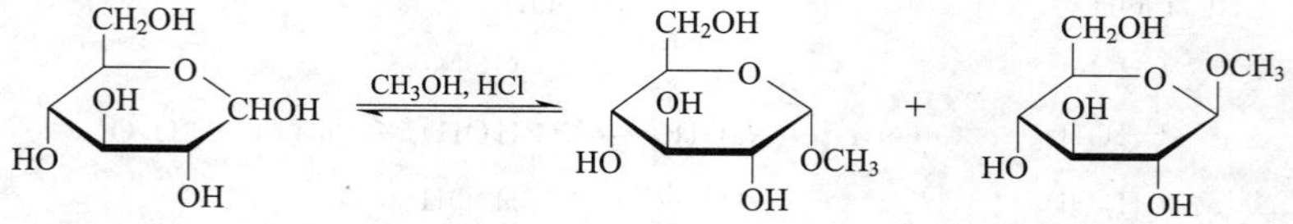
CH2OH
O
OH
CHOH
HO
OH
CH3OH, HCl
OCH3
+
（α-构型和β-构型的混合物）　α-D-葡萄糖甲苷　β-D-葡萄糖甲苷

这种由糖的半缩醛羟基转化而形成的衍生物，叫糖苷。原羰基碳上的半缩醛羟基就叫苷羟基。苷由糖和非糖部分组成，非糖部分叫糖苷配基。**糖和糖苷配基之间的键（如—O—）称为苷键。**所以葡萄糖与甲醇生成的化合物就叫葡萄糖甲苷。葡萄糖在溶液中有α-半缩醛和β-半缩醛两种结构，因此其与甲醇作用所生成的苷也有α-糖苷和β-糖苷两种。糖苷分子中没有苷羟基，因此糖苷不再具有还原糖的性质（即没有变旋光现象、不能成脎，也不能发生银镜反应等）。

阅读材料

维生素 C 也称为抗坏血酸。某些动物如人类由于缺乏其合成关键酶 L-古洛糖内酯氧化酶，所以不能在体内合成维生素 C，只能不断从食物中获取。维生素 C 是一种抗氧化剂，保护身体免受自由基的威胁，其广泛来源于各类新鲜蔬果。

关于维生素 C 的结构测定及合成是糖化学中的一项重大成就。 1933 年，瑞士化学家 Tadeus Reichstein 发明了维生素 C 的工业生产法。此法先将葡萄糖还原为山梨醇，经细菌发酵形成山梨糖，加入丙酮制成二丙酮山梨糖，然后再用氯及氢氧化钠氧化，使其成为二丙酮古洛酸，将其溶解在混合有机溶液中，经过酸的催化重组形成维生素 C。

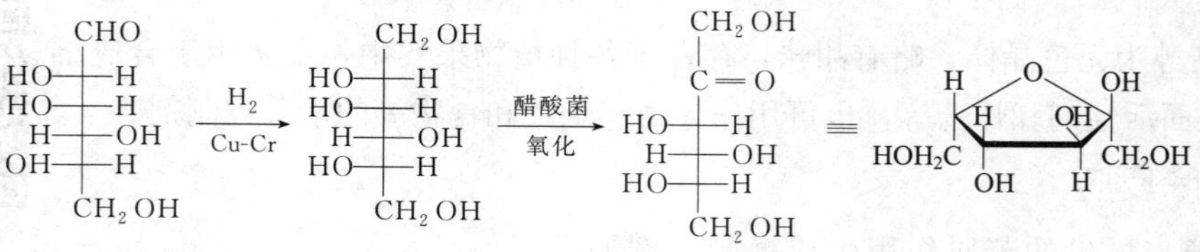
CHO
HO—H
HO—H
H—OH
OH—H
CH2OH
H2
Cu-Cr
CH2OH
HO—H
HO—H
H—OH
HO—H
CH2OH
醋酸菌
氧化
CH2OH
C═O
HO—H
H—OH
HO—H
CH2OH
═
H
O
OH
H
OH
HOH2C
CH2OH
OH
H
D-葡萄糖　L-山梨醇　L-山梨糖

1980 年，中国科学院微生物研究所的研究员尹光琳发明了维生素 C 两步发酵新工艺，大幅改进了 Reichstein 的一步发酵法，降低了维生素 C 的生产成本。此法先将葡萄糖还原为山梨醇，经过第一次细菌发酵形成山梨糖，再经过第二次细菌发酵转化为二丙酮古洛酸，最后异化成为维生素 C。这种二步发酵法是现在生产维生素 C 的主要方法。

思考与练习 16-2

1. 写出下列化合物的构造式。
   （1）丁酮糖　　（2）葡萄糖　　（3）果糖　　（4）葡萄糖脎
2. 用成脎反应能区分葡萄糖和果糖吗？

第三节　重要的二糖

二糖是由两分子单糖脱水生成的化合物。常见的二糖有蔗糖、麦芽糖、纤维二糖和乳糖等。它们的分子式都是 $C_{12}H_{22}O_{11}$。

一、蔗糖

蔗糖主要从甘蔗、甜菜中取得，也是因此而得名，又叫甜菜糖。蔗糖是日常生活中不可缺少的食用糖，属于二糖，在医药上用作矫味剂，常制成糖浆服用，也可用作防腐剂。工业上，甘蔗或甜菜经榨汁、浓缩、结晶等操作即可得到食用蔗糖。

蔗糖为白色晶体，其甜味仅次于果糖，熔点 180℃，易溶于水，具有旋光性，天然蔗糖是右旋糖（图 16-3）。

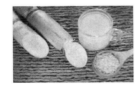

图 16-3　蔗糖

蔗糖是非还原糖，没有变旋现象，不能被托伦试剂、费林试剂氧化，也不能与苯肼作用生成糖脎。蔗糖分子是由一分子葡萄糖和一分子果糖通过糖苷键连接而成的，水解可得到等量的 D-葡萄糖和 D-果糖。

蔗糖是右旋的，水解生成的葡萄糖和果糖的混合物则是左旋的，因而把蔗糖的水解过程称为转化。水解后的混合物叫转化糖，使蔗糖水解的酶叫转化酶。

$$C_{12}H_{22}O_{11} + H_2O \xrightarrow{H^+ \text{或酶}} C_6H_{12}O_6 + C_6H_{12}O_6$$
蔗糖　　　　　　　　　葡萄糖　　果糖

由于转化糖中含有果糖，所以它比蔗糖甜。蜂蜜中大部分是转化糖，所以很甜。

二、麦芽糖

自然界中不存在游离的麦芽糖。麦芽糖（图 16-4）为白色晶体，甜度约为蔗糖的 40%，熔点 102~103℃，可溶于水，微溶于乙醇，不溶于乙醚，具有旋光性，是右旋糖。麦芽糖分子是两分子葡萄糖经糖苷键连接而成的，也可以水解得到葡萄糖。

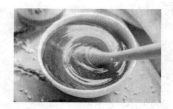

图 16-4　麦芽糖

在人体中，食物中的淀粉被水解生成麦芽糖，再经麦芽糖酶水解为 D-葡萄糖。故麦芽糖是淀粉水解的中间产物。

$$2(C_6H_{10}O_5)_n + nH_2O \xrightarrow{\text{淀粉酶}} nC_{12}H_{22}O_{11}$$
淀粉　　　　　　　　　麦芽糖

$$C_{12}H_{22}O_{11} + H_2O \xrightarrow{\text{麦芽糖酶}} 2C_6H_{12}O_6$$
麦芽糖　　　　　　　　D-葡萄糖

唾液中含有淀粉酶，能使淀粉水解为麦芽糖，所以细嚼淀粉食物后常有甜味感。麦芽糖主要用于食品工业中，是饴糖的主要成分，也可作为微生物的培养基。

麦芽糖属于还原糖，能发生银镜反应、费林反应，也能与苯肼作用生成糖脎。

思考与练习 16-3

1. 用化学方法区别下列两组糖。

　　（1）葡萄糖和蔗糖　　　　（2）蔗糖和麦芽糖

2. 用成脎反应能区分葡萄糖和果糖吗？

问题 16-3 中药中含有淀粉、菊糖、黏液质、纤维素等,请问这些物质是单糖还是多糖?

第四节 重要的多糖

多糖是天然高分子化合物,广泛存在于动植物体中。它是由许多单糖分子脱水缩合而成的聚合物,可用通式 $(C_6H_{10}O_5)_n$ 表示。中药中含有的多糖有淀粉、菊糖、黏液质、纤维素等。多糖的性质与单糖、二糖差别较大,一般为无定形固体,没有甜味,不溶于水,没有还原性和变旋现象。

 问题 16-4 大米的主要成分是淀粉,为什么北方的大米和南方的大米吃起来口感却相差甚远呢?

一、淀粉

淀粉是无臭、无味的白色无定形粉末,广泛存在于植物的种子、茎和块根中,谷类植物中含淀粉较多。淀粉是人类三大营养素之一,也是重要的工业原料。

淀粉有直链淀粉和支链淀粉两种。

1. 直链淀粉

直链淀粉又称可溶性淀粉,在淀粉中占 10%～20%。在玉米、马铃薯中直链淀粉含量较高,为 20%～30%。直链淀粉是由 1000 个以上的葡萄糖分子脱水缩合而成的直链多糖,分子量为 150000～600000,能溶于热水形成透明的胶体溶液。直链淀粉遇碘呈蓝色。

2. 支链淀粉

支链淀粉又称胶淀粉或淀粉精,在淀粉中占 80%～90%,是由 6000～37000 个葡萄糖分子脱水缩合而成且含有支链的多糖,分子量为 1000000～6000000,不溶于冷水,在热水中形成糨糊。支链淀粉遇碘呈紫红色,常利用此性质鉴别这两种淀粉。

直链淀粉和支链淀粉完全水解都生成 D-葡萄糖,部分水解都可生成麦芽糖。水解过程如下:

$$(C_6H_{10}O_5)_n \xrightarrow[\text{淀粉酶}]{H_2O} C_{12}H_{22}O_{11} \xrightarrow[\text{麦芽糖酶}]{H_2O} C_6H_{12}O_6$$

淀粉　　　　麦芽糖　　　　D-葡萄糖

淀粉没有还原性,不发生银镜反应、费林反应,也不能与苯肼生成脎。

淀粉不溶于水、醇和醚等有机溶剂,能吸收空气中的水分。在冷水中容易膨胀,干燥后又收缩为粒状,工业上利用这一性质来分离淀粉。

淀粉除作食物外,也是工业上制造葡萄糖和酒精等的原料。以淀粉为原料生产酒精时,先将淀粉水解成葡萄糖,葡萄糖受酒化酶的作用,转变成酒精,同时放出二氧化碳。

相关资料

方志敏狱中米汤写文稿

1934年10月，时任红十军团军政委员会主席的方志敏（图16-5）率部北上。在国民党军队重兵围追堵截之下，北上部队终因寡不敌众而失利，方志敏不幸被俘。他并没有因身陷囹圄而停止战斗，在短短六个多月中，以惊人的毅力和顽强的意志，克服种种困难和疾病折磨，写下了《我从事革命斗争的略述》《可爱的中国》（图16-6）《清贫》等重要文稿和信件十三万字，用以表达对党和人民的热爱。他真正履行了"我生存一天就要为中国呼喊一天"的铿锵誓言。

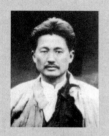

图16-5 方志敏

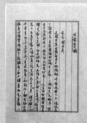

图16-6 《可爱的中国》手稿

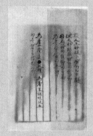

图16-7 《死——共产主义的殉道者的记述》手稿

为了保险起见，方志敏还用米汤密写了部分文稿，比如《死——共产主义的殉道者的记述》（图16-7）的文末，除了密写文稿外，《给中央的信》也是用米汤密写的。收到方志敏密信的胡风用碘酒擦后果然显出字来，因为米汤里面有淀粉，淀粉遇碘就会变成蓝色。

二、菊糖

约35个 D-果糖以 β-2,1-键连接，最后接 D-葡萄糖形成的多糖称为菊糖。这种果聚糖广泛分布于菊科和桔梗科植物中。菊糖可溶解于细胞液中，遇乙醇可形成球状结晶析出，能溶于热水，微溶或不溶于冷水，不溶于有机溶剂，遇碘液不显色。菊糖常用于肾功能检查。菊糖的形态结构可作为生药显微鉴定的特征之一。

桔梗

三、树胶

树胶为高等植物干枝受伤或受菌类侵袭自伤口渗出的分泌物，在空气中干燥后形成半透明的无定形固体。树胶的形成是由于细胞壁、细胞内含物质受酶的作用分解变质（树胶化），主要分布于蔷薇科、豆科、芸香科与梧桐科等多种植物中。

树胶是一种有分支结构的杂多糖，水解产生 L-阿拉伯糖、L-鼠李糖、D-葡糖醛酸等。糖醛酸常与钙、镁、钾结合成盐。树胶在水中膨胀成胶体溶液，不溶于有机溶剂，与醋酸铅或碱式醋酸铅溶液作用产生沉淀。常用的树胶有阿拉伯胶、西黄芪胶、杏胶、桃胶等，主要用作制剂的赋形剂、混悬剂、黏合剂和乳化剂。

四、黏液质

黏液质为存在于种子、果实、根、茎的黏液细胞和海藻中的一类糖胺聚糖，是保持植物水分的基本物质，是植物正常的生理产物。如车前子胶是车前子种子中的黏液质。黏液质的组成与树胶相似，多为无定形固体，在热水中形成胶体溶液，冷却后呈冻状，不溶于有机溶剂，可与乙酸铅溶液作用产生沉淀。

五、纤维素

纤维素是自然界中分布最广的有机化合物，是植物细胞壁的主要成分。木材中含纤维素50%～70%，亚麻约含纤维素80%，棉花含92%～95%。这3种物质是工业上纤维素的主要来源。此外，已经发现某些动物体内也有动物纤维素。

1. 纤维素的物理性质

纤维素纯品是无色、无味、无臭的纤维状物质，不溶于水、稀酸或稀碱，也不溶于一般有机溶剂，但能溶于浓硫酸。

2. 纤维素的化学性质

纤维素水解比淀粉困难，在酸性水溶液中加热、加压水解可以得到纤维二糖，完全水解产物是 D-葡萄糖。

人体内不存在水解纤维素的酶，故纤维素在人体内不能被水解成葡萄糖，从而不能被人体消化吸收。而食草动物如马、牛、羊等的消化道中寄存的微生物能分泌水解纤维素的酶，使之转化为 D-葡萄糖，所以纤维素可以作为它们的食物。

六、动物多糖

1. 糖原

糖原是存在于动物体中的多糖，又称动物淀粉。最初在肝中提取得到，因此，也常把糖原叫肝糖或肝淀粉。糖原水解也生成 D-葡萄糖。动物将食物消化所得的葡萄糖以糖原的形式储存于肝脏和肌肉中，成人体内约含糖原400g。在动物体内，当机体需要时，糖原即转化为葡萄糖。

糖原结构与支链淀粉相似，但分支更多、更密、更短，所以糖原的结构更为复杂，分子量为 1000000～4000000。

糖原是无定形粉末，不溶于冷水，加热不糊化，与碘作用呈蓝紫色或紫红色。它是动物储备糖的主要形式，也是动物体能量的主要来源之一。

2. 肝素

肝素广泛存在于动物体组织中，以肝脏中含量最多，因而得名。它的分子量约为17000，结构单位是 D-葡糖醛酸-2-硫酸酯和 N-磺基-D-氨基葡萄糖-6-硫酸酯。肝素在体内以与蛋白质结合的形式存在。它具有防止血小板集聚和破坏、抑制凝血酶的形成等作用，用于防止血栓形成，是动物体内的一种天然抗凝血物质。肝素对凝血酶活性的抑制作用与它的分子长度有关，分子越长则酶抑制作用越大。

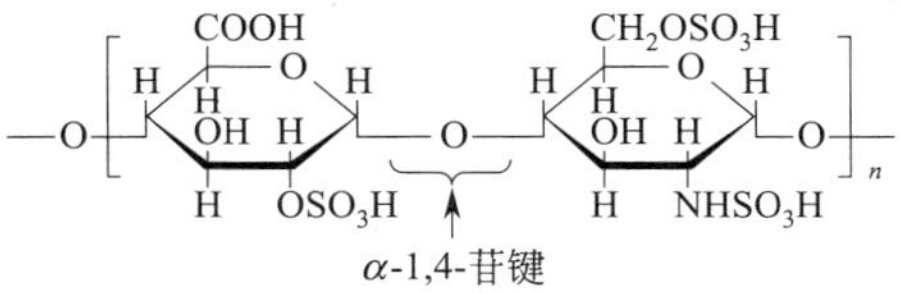

α-1,4-苷键

肝素

临床上肝素主要用于血栓栓塞性疾病的预防和治疗，另外，肝素也有降血脂作用。

3. 甲壳素

甲壳素是组成甲壳类昆虫外壳的多糖。其结构与纤维素类似，不溶于水，对稀酸和碱都很稳定。甲壳素的水解产物葡糖胺是重要的合成原料。

4. 硫酸软骨素

硫酸软骨素为动物组织的基础物质，用以保持组织的水分和弹性，也是软骨的主要成分。它与肝素相似，在动物体内与蛋白质结合而存在，具有降血脂作用。

5. 透明质酸

透明质酸为酸性糖胺聚糖，存在于眼球玻璃体、关节液、皮肤等组织中作为润滑剂，并能阻止微生物入侵。

阅读材料

人类必需的第七营养素——膳食纤维

膳食纤维最早是在1953年由英国流行病学专家菲普斯利提出的。1960年，英国流行病学家楚维尔等研究发现，现代文明病如心、脑血管疾病，糖尿病，癌症及便秘等在英国和非洲有显著差异，非洲居民因天然膳食纤维摄入量高，现代文明病发病率明显低于英国。楚维尔于1972年提出了"食物纤维"的概念，从此，拉开了人类研究膳食纤维的序幕。

目前国际上对膳食纤维还没有通用的定义，一般认为膳食纤维（dietary fiber，简称DF）是植物性食品中不能被人类胃肠道消化酶消化，但能被大肠内某些微生物部分酵解和利用的非淀粉多糖类物质与木质素的合称。膳食纤维具有许多重要的生理功能，被国内外医学家和营养学家列入继蛋白质、脂肪、糖类、矿物质、维生素和水之后影响人体健康所必需的第七大营养素。

膳食纤维种类繁多，包括纤维素、半纤维素、多聚果糖、树胶、难消化糊精、多聚右旋葡萄糖、甲基纤维素、木质素及类似的角质、木栓质、鞣酸等，品种覆盖了谷物纤维、豆类纤维、果蔬纤维、微生物纤维、其他天然纤维和合成纤维类。

膳食纤维具有多种营养功能：

① 增加饱腹感，降低对其他营养素的吸收。DF进入消化道内，在胃中吸水膨胀，增加胃的蠕动，降低了小肠对营养素的吸收速度，同时使人产生饱胀感，对糖尿病和肥胖症患者减少进食有利。

② 降低胆固醇，预防胆结石、高脂血症和心血管疾病。DF表面带有很多活性基团，可以吸附螯合胆汁酸、胆固醇等有机分子，从而改变食物消化速度和消化道分泌物的分泌量，对饮食性高脂血症和胆结石起到预防作用。

③ 预防糖尿病，DF的黏度能延缓葡萄糖吸收，抑制血糖上升，改善糖耐量。

④ 改变肠道菌群，进入大肠的DF能部分地、选择性地被肠内细菌分解与发酵，从而改变肠内微生物菌群的构成与代谢，诱导有益菌群大量繁殖。

⑤ 美容养颜、预防肠癌和乳腺癌。DF能够吸水膨胀使肠内代谢物变软、变松，通过肠道时会更快，减少有害物质的吸收。由于DF的通便作用，可以使肠内细菌的代谢产物，以及一些由胆汁酸转换成的致癌物，如脱氧胆汁酸、石胆酸和突变异原物质等有毒物质被DF吸附而排出

体外。

近年来，全球的食品结构也正朝着纤维食品的方向发展，许多食品专家把膳食纤维食品视为 21 世纪的功能食品、热门食品。在我国人民生活水平日益提高的今天，膳食纤维会让我们越来越健康。

本章小结

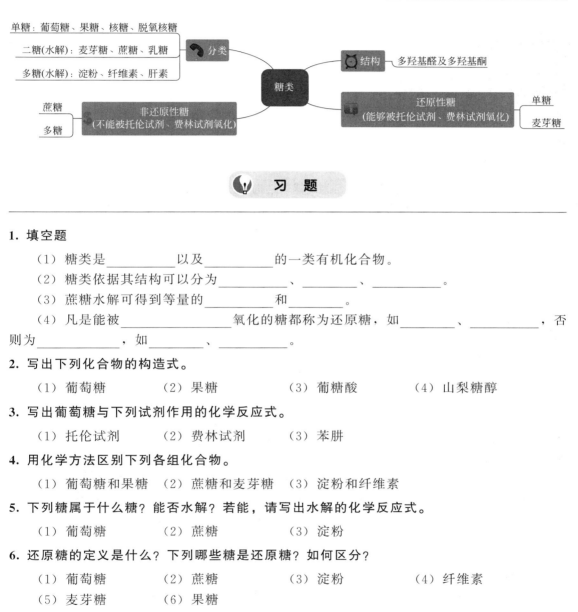

习 题

1. 填空题

(1) 糖类是_____以及_____的一类有机化合物。

(2) 糖类依据其结构可以分为_____、_____、_____。

(3) 蔗糖水解可得到等量的_____和_____。

(4) 凡是能被_____氧化的糖都称为还原糖，如_____、_____，否则为_____，如_____、_____。

2. 写出下列化合物的构造式。

(1) 葡萄糖　　(2) 果糖　　(3) 葡糖酸　　(4) 山梨糖醇

3. 写出葡萄糖与下列试剂作用的化学反应式。

(1) 托伦试剂　　(2) 费林试剂　　(3) 苯肼

4. 用化学方法区别下列各组化合物。

(1) 葡萄糖和果糖　　(2) 蔗糖和麦芽糖　　(3) 淀粉和纤维素

5. 下列糖属于什么糖？能否水解？若能，请写出水解的化学反应式。

(1) 葡萄糖　　(2) 蔗糖　　(3) 淀粉

6. 还原糖的定义是什么？下列哪些糖是还原糖？如何区分？

(1) 葡萄糖　　(2) 蔗糖　　(3) 淀粉　　(4) 纤维素

(5) 麦芽糖　　(6) 果糖

7. 推断题

化合物 A 的分子式为 $C_6H_{12}O_6$，与托伦试剂能发生银镜反应，但不能与溴水反应。A 与硼氢化钠反应生成 B，B 的分子式为 $C_6H_{14}O_6$。A 与过量苯肼反应生成化合物 C。将蔗糖水解可得到化合物 A 和 D。试写出化合物 A、B、C、D 的构造式。

第十七章
萜类化合物

学习目标

知识目标　1. 掌握萜类化合物的基本结构、分类依据。
　　　　　2. 掌握萜类化合物的基本化学反应。
　　　　　3. 了解典型萜类化合物的来源。

能力目标　会识别萜类化合物。

导学案例

频发的四季豆中毒事件

2015 年 1 月，珠海市连续出现两宗四季豆（图 17-1）引起的食物中毒事件，都是企业员工用餐后，出现恶心、呕吐、腹泻等症状。初步调查发现，他们都是在公司食堂吃过四季豆。经有关部门调查，结果显示这两宗事件均因食用未煮熟的四季豆引起。

四季豆又名扁豆、芸豆，是人们喜食的蔬菜，食用一般不引起中毒，但如果没有充分加热、彻底熟透的豆角就会使人中毒，出现头晕、恶心、呕吐等症状。未熟透的四季豆中含有皂苷、植物凝集素、胰蛋白酶抑制剂，皂苷对消化道黏膜有强的刺激性，植物凝集素具有凝血作用，这可能是中毒的主要原因。

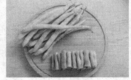

图 17-1　四季豆

家庭预防四季豆中毒的方法非常简单，只要把全部四季豆煮熟焖透就可以了，另外，还要注意不买、不吃老四季豆，四季豆两头含毒素较多，处理食材时也需要摘掉。

第一节　萜类化合物的结构和分类

自然界中的植物、昆虫、微生物体内都存在萜类化合物。一些植物药、香精油、色素和树脂中的有效成分就是萜类化合物，如薄荷醇、冰片、胡萝卜素和维生素 A 等；集动植物精华于一身的蜂胶，具有降血脂、降血糖、降胆固醇、提高人体免疫功能等功效，其最主要的有效成分也含有萜类化合物。

萜类化合物分子中都具有异戊二烯基本单元，其分子结构可以看作两个或更多异戊二烯分子头尾相连接而成的低聚物或其衍生物。其中，将分子中含有双键的萜类化合物称为萜烯类化合物。例如，

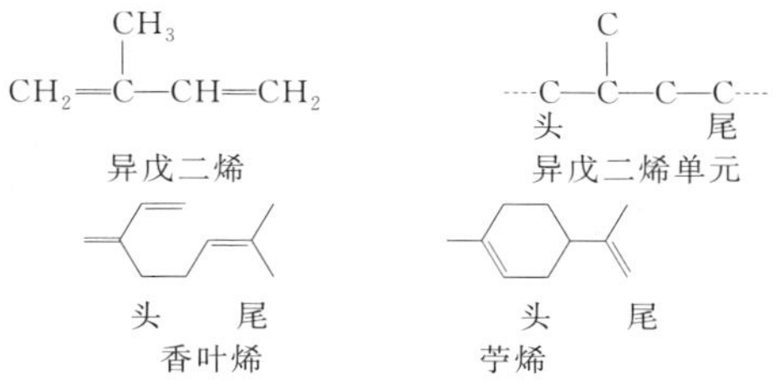

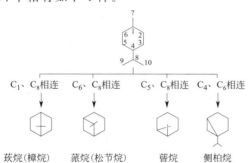

绝大多数萜类分子中的碳原子数目是异戊二烯碳原子数的倍数（有个别例外）。根据分子中所含异戊二烯单元的数目，萜类化合物可以分为单萜（碳原子数 10）、倍半萜（碳原子数 15）、二萜（碳原子数 20）、三萜（碳原子数 30）等，其中单萜的种类最多；根据其碳架分为开链单萜（如香叶烯）、单环单萜（如苧烯）和二环单萜 3 类。

二环单萜的碳骨架可看作由 1-甲基-4-异丙基环己烷（对薄荷烷）分子中不同位置的碳原子环合而成。常见的二环单萜有如下 4 种。

这 4 种化合物都属于桥环化合物，是医学上重要化合物的母体。在自然界存在较多也较重要的是蒎烷和莰烷的衍生物。

 思考与练习 17-1

填空题

萜类化合物都具有_____基本单元，其分子结构可以看作两个或更多_____分子结构头尾相连接而成的低聚物或其衍生物。

问题 17-1 药物连花清瘟胶囊中含有一种薄荷脑成分，在其他一些药物如薄荷喉片、复方薄荷油滴鼻液及日常经常用到的沐浴露、口香糖、牙膏中也添加有含量不等的薄荷脑成分，那么薄荷脑是一种什么样的物质呢？

第二节　重要的萜类化合物

一、单萜

从植物的花、叶、果皮和树皮中提取得到的具有芳香气味的易挥发的液体叫精油，里面

就含有大量单萜。单萜分子中含有两个异戊二烯单元。单萜类化合物多具有较浓的香气和较强的生物活性，常用作芳香剂、矫味剂、皮肤刺激剂、防腐剂、消毒剂及祛痰剂等。以具体的单萜化合物介绍其结构及来源。

1. 香叶烯

香叶烯属于开链单萜。主要存在于月桂树的果实中，最早从月桂油中提取得到，也存在于啤酒花和松节油中。

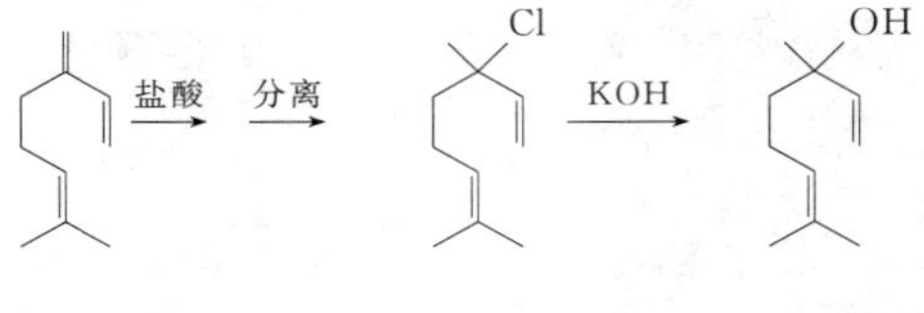

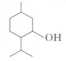

香叶烯　　　　　　　　　　　芳樟醇

将香叶烯用盐酸处理后，再用碱处理得到一种重要的香料芳樟醇。

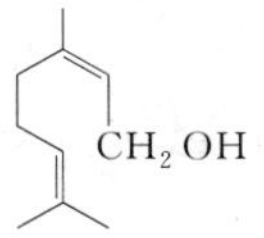

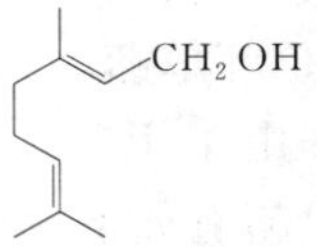

橙花醇　　　　　　香叶醇

又如，存在于玫瑰油、橙花油中的香叶醇和橙花醇，都是无色有玫瑰香气的液体，是重要的化妆品香料，常用于配制香水、皂用花精。

2. 薄荷醇

薄荷醇又叫薄荷脑，属于单环单萜。这类化合物分子结构中都含有一个六元碳环，构造式为

由天然薄荷油冷却、结晶、分离所得的是左旋薄荷醇，具有芸香清凉的气味，有杀菌、防腐的功能，还可以局部止痛，广泛用于医药、日用化妆品、糖果和饮料中。

薄荷

3. 蒎烯

蒎烯属于双环单萜，由一个六元碳环和一个四元碳环共用三个碳原子构成。

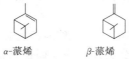

α-蒎烯　　　β-蒎烯

α-蒎烯和β-蒎烯都是无色油状液体，不溶于水，有清快的香气，是松节油的主要成分，含量达到80%。将松节油减压分馏可以分离得到α-蒎烯和β-蒎烯。它们是重要的药物合成中间体，也用作漆、蜡等的溶剂。α-蒎烯还是制备冰片、樟脑及其他萜类化合物的重要原料。

二、倍半萜

倍半萜是由3个异戊二烯单元组成的化合物。其含氧衍生物也常具有较浓的香气和较强

的生物活性，通常可按含氧基分为倍半萜醇、醛、内酯等。倍半萜内酯具有抗炎、解痉、抑菌、强心、降血脂、抗原虫和抗肿瘤等活性。常见的倍半萜化合物如下：

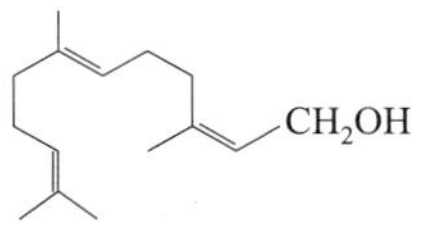

法尼醇 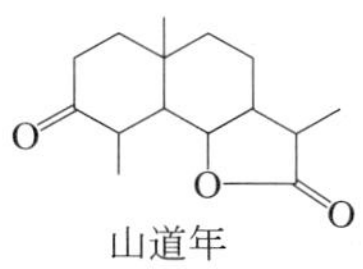　　　　　山道年

1. 法尼醇

法尼醇又名金合欢醇。是无色黏稠液体，有铃兰香气，存在于玫瑰、茉莉及橙花的香精油中。因其含量较低，是一种珍贵的香料，用于配制高档香精。

2. 山道年

山道年是倍半萜内酯化合物。它是从菊科植物山道年草的花蕾中提取的无色晶体，熔点170℃，不溶于水，可溶于有机溶剂。它曾是医药上常用的驱蛔虫药，但对人的毒副作用较大。

三、二萜

叶绿素的组成部分——叶绿醇和维生素 A 都是二萜类化合物，是 4 个异戊二烯单元的聚合体。

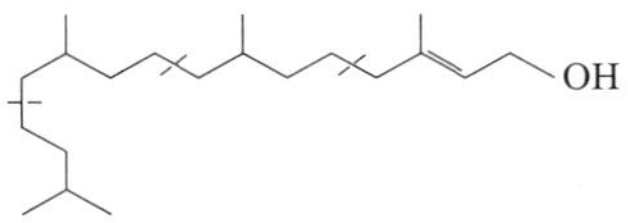

叶绿醇 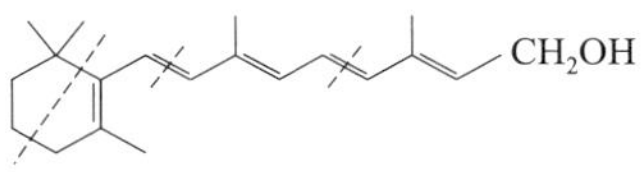　　　　　维生素A

1. 叶绿醇

叶绿醇是叶绿素的碱性水解产物，可作合成维生素 K_1 和维生素 E 的原料。

2. 维生素 A

维生素 A 是一种黄色晶体，不溶于水，易溶于有机溶剂，主要存在于奶油、蛋黄、肝脏、鱼肝油、青菜和水果中。受紫外光照射则失去活性，在空气中易被氧化。

维生素 A 是哺乳动物正常生长和发育所必需的物质，尤其与视觉有密切关系。缺乏维生素 A 易患夜盲症，还会造成儿童角膜软化和生长滞缓，使成人患干皮病、不育等疾病。因此，维生素 A 在医药上常用来防治儿童发育不良、眼干燥症、夜盲症和皮肤干燥等病症，也可用于治疗眼部、呼吸道和肠道的感染等。

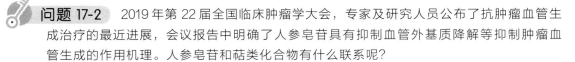

问题 17-2 2019 年第 22 届全国临床肿瘤学大会，专家及研究人员公布了抗肿瘤血管生成治疗的最近进展，会议报告中明确了人参皂苷具有抑制血管外基质降解等抑制肿瘤血管生成的作用机理。人参皂苷和萜类化合物有什么联系呢？

四、三萜

龙涎香是一种动物性香料，来自抹香鲸肠胃的病状分泌物，由抹香鲸排出体外后获得，是一种名贵的定香剂。龙涎香醇是龙涎香的主要成分，分子结构中含有 6 个异戊二烯单元，属于三环三萜类化合物。

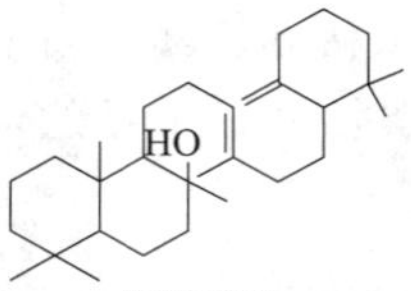

龙涎香醇

角鲨烯同样含有 6 个异戊二烯单元，属于三萜，大量存在于鲨鱼的鱼肝油中，也有少量存在于酵母、麦芽和橄榄油中，是不溶于水的油状液体。角鲨烯是甾族化合物——羊毛固醇生物合成的中间体。在生物体中角鲨烯经氧化、脱氢及重排可形成羊毛固醇，而羊毛固醇又是其他甾族化合物的前身。

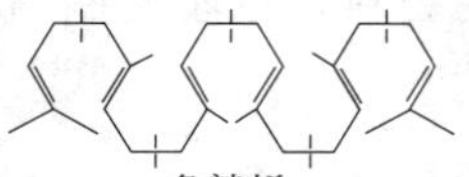

角鲨烯

五、四萜

四萜含有 8 个异戊二烯单元。这类化合物的分子中都含有一个较长的碳碳双键的共轭体系，一般都带有由黄至红的颜色，因此常把它们叫多烯色素。

胡萝卜素就属于这类化合物。它不仅存在于胡萝卜中，也广泛存在于植物的叶、花、果实及动物的脂肪中。胡萝卜素有 α、β、γ 三种异构体，其中以 β-胡萝卜素的含量最高（85％）。

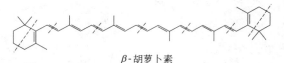

β-胡萝卜素

在动物体中胡萝卜素可以转化为维生素 A，所以胡萝卜素又称为维生素 A 原。它的生理作用与维生素 A 相同。胡萝卜素易被氧化而失去活性。

 思考与练习 17-2

写出下列物质的构造式。

（1）芳樟醇　　（2）香叶醇　　（3）薄荷醇　　（4）山道年

本章小结

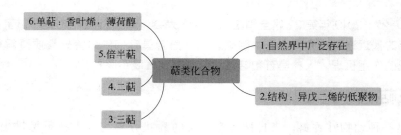

习 题

1. 简述萜类化合物的结构特征。它是如何分类的？
2. 划分出下列化合物中的异戊二烯单元，指出它们各属于哪类萜。

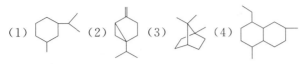

3. 推断题

某单萜 A 的分子式是 $C_{10}H_{18}$，催化氢化得分子式为 $C_{10}H_{22}$ 的化合物。用 O_3 氧化 A，得到 $CH_3COCH_2CH_2CHO$、CH_3CHO 和 CH_3COCH_3，试推测 A 的结构。

第十八章 药用化学基础实验

第一节 实验室基础知识

一、化学试剂

化学试剂是符合一定质量标准的纯度较高的化学物质,是实验工作的物质基础,能否正确选择、使用化学试剂,将直接影响实验的成败、准确度的高低及实验成本。

世界各国的化学试剂分类和分级标准尚不一致,我国根据试剂质量标准及用途将其大体分为标准试剂、普通试剂、高纯试剂和专用试剂四大类。化学实验室常接触的主要为标准试剂、普通试剂。

1. 标准试剂

标准试剂是用于衡量其他物质化学量的标准物质,通常由大型试剂厂生产,并严格按国家标准规定的方法进行检验,其特点是主体成分含量高而且准确、可靠。

我国习惯称滴定分析用标准试剂为基准试剂,它分 C 级(第一基准)与 D 级(工作基准)两个级别。规定基准试剂采用浅绿色瓶签。

2. 普通试剂

普通试剂是实验室广泛使用的通用试剂、生化试剂、指示剂均属于普通试剂。

我国颁布的试剂质量指标主要分三个级别,其规格和适用范围见表 18-1。

表 18-1 普通试剂规格和适用范围

试剂级别	名称	英文名称	符号	标签颜色	适用范围
一级品	优级纯	guaranteed reagent	G. R.	深绿色	主体成分含量最高,杂质含量最低,适用于精密分析及科学研究工作
二级品	分析纯	analytical reagent	A. R.	金光红色	主体成分含量低于优级纯试剂,杂质含量略高,主要用于一般分析测试、科学研究工作
三级品	化学纯	chemical reagent	C. P.	中蓝色	质量较分析纯试剂低,适用于教学或精度要求不高的分析测试工作和无机、有机化学实验

二、试剂的取用

通常固体试剂装在广口瓶内,液体试剂盛在细口瓶或滴瓶中。无论固体试剂还是液体试剂取用时都应注意以下几个方面:

① 取用试剂前核对标签,确认无误后才能取用;
② 取下瓶塞后,将瓶塞倒置在桌面上,防止受到污染;
③ 取用完毕,盖好瓶塞,并将试剂瓶放回原处;
④ 试剂取用量要合适,多取的试剂不能倒回原瓶,以免污染试剂,有回收价值的,可收集在回收瓶中;
⑤ 任何化学试剂都不得用手直接取用。

1. 固体试剂的取用方法

① 取用固体试剂要用洁净、干燥的药匙,专匙专用,用过的药匙必须洗净、干燥后存放在洁净的器皿中。
② 取用一定质量的固体试剂时,可用托盘天平或电子天平等进行称量。称量时,将固体试剂放在洁净的称量纸上,腐蚀性或易潮解的固体,必须放在表面皿、小烧杯或称量瓶内。
③ 向试管中加粉末状固体时,可将试剂放在药匙或对折的纸槽中,伸入平放的试管中约 2/3 处,然后竖直试管使试剂落入试管底部,如图 18-1(a)所示。

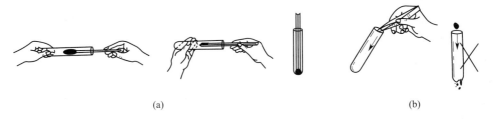

图 18-1 向试管中加入固体试剂

加块状固体时,应将试管斜放,将块状药品放入管口,使其沿管壁缓慢滑下。不得垂直悬空投入,以免碰破管底,如图 18-1(b)所示。

2. 液体试剂的取用方法

(1) 从滴瓶中取用液体试剂

滴管必须保持垂直,避免倾斜,尤忌倒立,否则试剂将流入橡皮头内而被沾污。向试管中滴加试剂时,只能将滴管下口悬在试管上方滴加(见图 18-2)。禁止将滴管伸入试管内或与管器壁接触,以免沾污滴管。滴加完毕将滴管中剩余液体挤回原滴瓶,不能将充有试剂的滴管放置在滴瓶中。当液体试剂用量不要求十分准确时,可以估计液体量,如一般滴管的 20 滴约为 1mL;10mL 试管中试液约占其容积的 1/5 时,则试液约为 2mL。

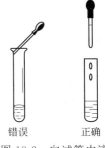

图 18-2 向试管中滴加液体试剂

(2) 从细口瓶中取用液体试剂

当取用的液体试剂不需定量时,一般用左手拿住容器,右手握住试剂瓶,标签朝向手心,倒出所需量试剂后,将试剂瓶口在容器口边靠一下,再缓慢竖起试剂瓶,避免液滴沿瓶外壁流下。

三、化学实验室常用器皿的洗涤

在化学实验中,经常用到各种玻璃仪器,仪器的洁净度往往是决定实验成功及准确度的重要因素。

1. 常用洗涤剂

(1) 洗衣粉

洗衣粉是以十二烷基苯磺酸钠为主要成分的阴离子表面活性剂,可配成较浓的溶液使用,亦可用毛刷直接蘸取洗衣粉刷洗仪器。洗衣粉洗涤高效、低毒,既能溶解油污,又能溶于水,对玻璃器皿的腐蚀性小,不会损坏玻璃,是洗涤一般玻璃器皿的较好选择。

(2) 铬酸洗液

铬酸洗液用于除去仪器上的残留油污及有机物。用铬酸洗液洗涤时,器皿必须先用自来水洗涤,倾尽器皿内水,以免洗液被水稀释降低洗液的效率。洗液可重复使用,用过的洗液不能随意乱倒,应返回原瓶,以备下次再用。若其颜色由深褐色变绿时即失效,要倒入废液缸内另行处理。

铬酸洗液为强氧化剂,腐蚀性强,易灼伤皮肤、烧坏衣服,而且铬有毒害作用,使用时应注意采取防护措施。

(3) 有机溶剂

有机溶剂如乙醇、丙酮、乙醚、二氯乙烷等,可洗去油污及可溶性有机物。但有机溶剂价格较高,只有碱性洗液或合成洗涤剂难以洗涤干净的仪器以及无法用毛刷洗刷的小型或特殊的仪器才用有机溶剂洗涤。

各类仪器的洗涤一般均不使用去污粉,因其细粒易划伤器壁,且不易冲洗干净。

2. 洗涤方法

化学实验所需的器皿必须洗涤干净,玻璃仪器洗净的标志:壁面能被水均匀地润湿成水膜而不挂水珠。洗涤方法一般有下列几种。

(1) 冲洗法

利用水把可溶性污物溶解而除去。洗涤时往仪器中注入少量水,用力振荡后倒掉,依此重复数次。

(2) 刷洗法

仪器内壁有不易冲洗掉的污物,可用毛刷刷洗。先用水润湿仪器内壁,再用毛刷蘸取少量洗涤剂进行刷洗。刷洗时要选用大小合适的毛刷,不能用力过猛,以免损坏仪器。

(3) 浸泡法

对于不溶于水、刷洗也不能除掉的污物,可利用洗涤液与污物反应转化成可溶性物质而除去。倒入少量洗涤液,旋转使仪器内壁全部润湿,浸泡一段时间后再洗涤效果更好。

无论何种器皿,通常总是先用水洗涤,再用洗涤剂洗涤。洗涤完毕,应用自来水冲净,再用纯水润洗3次。一般容器和普通量器,可用毛刷蘸上洗涤剂刷洗,但精密量器和不宜使用毛刷刷洗的及难以刷洗干净的仪器,则须采用相应的洗涤液浸泡洗涤。比如容量瓶经自来水冲洗后仍不干净,可用铬酸洗涤液涮洗或浸泡。在任何情况下均不得使用毛刷刷洗容量瓶。

3. 仪器的干燥

某些化学实验须在无水的条件下进行,要求使用干燥的仪器。玻璃仪器的干燥一般常采用下列几种方法。

（1）晾干

对不急于使用的仪器，洗净后将仪器倒置在干燥架或格栅板上，使其自然干燥。

（2）烤干

烤干是通过加热使仪器中的水分迅速蒸发而干燥的方法，烤干法一般只适于急需用的试管的干燥。

（3）烘干

将洗净的仪器沥去水分，放在电热恒温干燥箱的搁板上，在105～110℃烘干。烘干时间一般为1h左右。注意干燥厚壁仪器及实心玻璃塞时，要缓慢升温，以防炸裂。

一些不耐热的仪器（如比色皿等）不能用加热方法干燥；精密量器也不能用加热方法干燥（玻璃的胀缩滞后性会造成量器容积变化），否则会影响仪器的精度，可采用晾干或冷风吹干的方法干燥。玻璃仪器气流烘干器和电热恒温干燥箱如图18-3和图18-4所示。

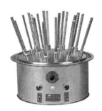
图18-3　玻璃仪器气流烘干器

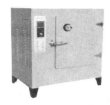
图18-4　电热恒温干燥箱图

四、实验安全防护

在实验中，要接触到不少易燃、易爆、具有腐蚀性或毒性的化学危险品，还要使用各种易破碎的玻璃仪器及电器设备等，所以，实验人员应具备一定的安全防护知识，尽量避免事故发生并熟悉各种事故的紧急处理措施，以减少伤害与损失。

1. 试剂的毒性

进行化学实验离不开各种化学试剂，其中很多试剂是有毒性的。这些有毒物质能通过呼吸道吸入、皮肤渗透及误食等途径进入人体而导致中毒。所以，对常见有毒物质应有一定的了解，以便做好中毒预防及环境保护工作，见表18-2。

表18-2　化学实验室部分常见有毒试剂

序号	名称	序号	名称	序号	名称
1	氯乙烯	14	1,1,2-三氯乙烷	27	乙苯
2	甲醛	15	1,1-二氯乙烯	28	乙醛
3	环氧乙烷	16	甲苯	29	液氨
4	三氯甲烷	17	二甲苯	30	苯胺
5	苯酚	18	砷化合物	31	丙酮
6	苯	19	氰化钠	32	蒽
7	甲醇	20	铅	33	邻苯二甲酸二丁酯
8	四氯化碳	21	萘	34	邻苯二甲酸二辛酯
9	亚硝酸钠	22	乙酸	35	溴甲烷
10	四氯乙烯	23	镉	36	二硫化碳
11	石棉	24	1,2-二氯乙烷	37	氯苯
12	汞	25	2,3-二硝基苯酚	38	4-硝基苯酚
13	三氯乙烯	26	二氯甲烷	39	硝基苯

2. 意外事故的处置

实验过程中如不慎发生了意外事故,应及时采取救护措施,以下是一些常见事故的现场处置方法。

(1) 误食有毒物质

误食有毒物质应立即服用肥皂液、蓖麻子油,或服用一杯含 5~10mL 硫酸铜溶液(50g/L)的温水,并将手指伸入咽喉部,以促使呕吐,然后立即送医院治疗。

(2) 吸入刺激性气体或有毒气体

不慎吸入溴、氯、氯化氢等气体时,可吸入少量乙醇和乙醚的混合蒸气以解毒。若吸入硫化氢、煤气而感到不适时,应立即到室外呼吸新鲜空气。

(3) 酸或碱溅到皮肤上

酸或碱溅到皮肤上应立即用大量水冲洗,再用饱和碳酸氢钠溶液(或 2% 乙酸溶液)冲洗,然后用水冲洗,最后涂敷氧化锌软膏(或硼酸软膏)。

(4) 酸或碱溅入眼内

酸或碱溅入眼内应立即用大量水冲洗,再用 20g/L 硼砂溶液(或 30g/L 硼酸溶液)冲洗,最后用水冲洗。

五、实验室注意事项

学生在做化学实验时,必须遵守以下规则。

① 进入实验室前,认真阅读实验室的有关规定及注意事项,预习实验内容,明确实验目的及要掌握的操作技能,了解实验步骤,熟悉实验中各药品的物理性质及安全知识,完成预习报告。

② 实验开始,先按规范要求安装实验装置,待指导教师检查合格后,方可进行下一步操作。

③ 实验过程中要严格按照操作规程操作,如有改变,应经指导教师同意。实验中要仔细观察实验现象,如实记录。

④ 实验时,应本着严肃认真的学习态度,不能大声喧哗、打闹或随处走动;不能穿拖鞋、背心等暴露过多的服装进入实验室;不能在实验室吸烟或吃东西。

⑤ 实验中要始终保持桌面和实验室清洁,所取药品、仪器及时放回原处。

⑥ 实验结束,应及时拆除装置,将仪器清洗、整理干净,放回原位;将产品按规定统一处理,不得随意扔(倒)在水池或垃圾桶中。经指导老师检查允许后,方可离开。

⑦ 每次实验的值日生应负责整理公用仪器、实验室整体卫生、废液处理及水电安全,经实验室老师检查后,方可离开。

第二节 无机化学实验

实验一 仪器的认知和洗涤

一、实验目的

1. 能熟知实验室常用仪器名称、规格、用途和使用注意事项。
2. 能正确完成减压过滤操作,并掌握减压过滤的原理及使用范围。
3. 能正确洗涤和干燥常用玻璃仪器。

二、实验原理

① 化学实验中使用的玻璃仪器常附着有化学试剂等污物,在洗涤实验仪器时需要选用合适洗涤剂及洗涤方法。

② 过滤是实验室中最常用的分离固、液混合物的操作,需要熟练掌握。过滤的方法有常压过滤、减压过滤等。

常压过滤也称为普通过滤。在常温常压下,使用漏斗过滤的方法称为常压过滤法,操作较为简单,但效率较低,实验室中更多地使用减压过滤方法。

减压过滤也称吸滤或抽滤。此方法过滤速度快,沉淀抽得较干,适合于大量溶液与沉淀的分离,但不宜过滤颗粒太小的沉淀和胶体沉淀(颗粒太小的沉淀易堵塞滤纸或滤板孔,而胶体沉淀易穿滤)。

(1) 减压过滤装置

减压过滤装置(见图18-5)由过滤器、吸滤瓶、安全瓶和减压系统四部分组成。

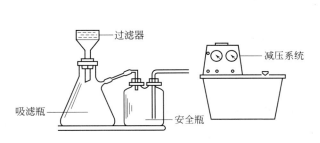 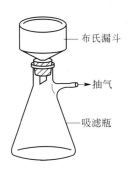

图 18-5 减压过滤装置　　　　　图 18-6 布氏漏斗和吸滤瓶

① 过滤器和吸滤瓶(图18-6)。过滤器为布氏漏斗。布氏漏斗是瓷质的,耐腐蚀,耐高温,底部有很多小孔,使用时需衬滤纸或滤膜,且必须置于橡皮垫或装在橡皮塞上。吸滤瓶用于承接滤液。

② 安全瓶。安全瓶安装在减压系统与吸滤瓶之间,防止关闭泵后,压力改变引起自来水倒吸入吸滤瓶中,沾污滤液。

③ 减压系统。实验室常用循环水真空泵作为减压系统。

(2) 减压过滤操作方法

① 安装好抽滤装置。注意将布氏漏斗插入吸滤瓶时,漏斗下端的斜面要对着吸滤瓶侧面的支管。

② 将滤纸剪成较布氏漏斗内径略小的圆形,以全部覆盖漏斗小孔为准。把滤纸放入布氏漏斗内,用少量蒸馏水润湿滤纸。

③ 开启循环水真空泵开关,然后进行抽滤。抽滤过程中要注意:溶液加入量不得超过漏斗总容量的2/3;吸滤瓶中的滤液要在其支管以下,否则滤液将被水泵抽出;不得突然关闭循环水真空泵,如欲停止抽滤,应先将吸滤瓶支管上的橡皮管拔下,再关闭循环水真空泵开关。

④ 洗涤沉淀时,先拔下吸滤瓶上的橡皮管,加入洗涤液润湿沉淀,再插上橡皮管进行抽滤。重复上述操作,洗至达到要求为止。

⑤ 过滤结束后，应先将吸滤瓶上的橡皮管拔下，关闭循环水真空泵开关，再取下漏斗倒扣在清洁的滤纸或表面皿上，轻轻敲打漏斗边缘，使滤饼脱离漏斗而倾倒在滤纸或表面皿上。

⑥ 将滤液从吸滤瓶的上口倒入洁净的容器中，不可从侧面的支管倒出，以免污染滤液。

三、试剂和仪器

1. 试剂：洗衣粉；铬酸洗液；滤纸；粗食盐；蒸馏水。
2. 仪器：烧杯；量筒；细口瓶；布氏漏斗；吸滤瓶；循环水真空泵。

四、实验步骤

1. 观看多媒体教学课件，了解化学实验基本知识。
2. 熟悉实验室内水、电等线路的走向，了解实验室规则及安全知识。
3. 认领仪器：按实验室提供的仪器清单认领仪器，并填写仪器清单。
4. 熟悉仪器的名称、规格、用途、性能及其使用方法与注意事项。
5. 洗涤仪器、干燥仪器。
6. 称取一定质量的粗食盐颗粒，溶解后做减压抽滤练习。

思考题

1. 洗涤玻璃仪器时应注意什么？如何判断玻璃仪器是否洗涤干净？
2. 比较玻璃仪器不同洗涤方法的使用范围和优、缺点。
3. 减压过滤时对滤纸的要求是什么？
4. 冲洗滤饼时可不可以直接关掉循环水真空泵开关？

实验二　碳酸钠的制备

一、实验目的

1. 掌握利用盐的溶解度差异、复分解反应原理制备无机化合物的方法。
2. 掌握温控、灼烧、抽滤及洗涤等基本操作。

二、实验原理

碳酸钠俗称纯碱，本实验直接利用碳酸氢铵和氯化钠发生复分解反应来制取碳酸氢钠，反应方程式为

$$NH_4HCO_3 + NaCl \rightleftharpoons NaHCO_3 + NH_4Cl$$

反应体系是一个复杂的由碳酸氢铵、氯化钠、碳酸氢钠和氯化铵组成的四元交互体系，这些盐在水中的溶解度互相影响。必须根据其在水中不同温度下的溶解度差异，选择最佳操作条件。

由表18-3可以看出，在四种盐的混合溶液中，各个温度下，碳酸氢钠的溶解度都是最小的。当温度超过35℃碳酸氢铵会分解，故反应不可超过35℃；温度过低又会影响碳酸氢铵的溶解，从而影响碳酸氢钠的生成，故反应温度又不宜低于30℃。因此控制温度在30～35℃条件下反应制备碳酸氢钠是比较适宜的。

表 18-3　四种盐在不同温度下的溶解度　　　　单位：g/100g H₂O

溶质	0℃	10℃	20℃	30℃	40℃	50℃	60℃	70℃
NaCl	35.7	35.8	36.0	36.3	36.6	37.0	37.3	37.8
NH₄HCO₃	11.9	15.8	21.0	27.0	—	—	—	—
NH₄Cl	29.4	33.3	37.2	41.4	45.8	50.4	55.2	60.2
NaHCO₃	6.9	8.2	9.6	11.1	12.7	14.5	16.4	—

三、试剂和仪器

1. 试剂：氯化钠；碳酸氢铵。
2. 仪器：恒温水浴；布氏漏斗；抽滤瓶；抽滤系统；研钵；蒸发皿；调温电炉；台秤；分析天平；滴定分析常用仪器。

四、实验步骤

（1）碳酸氢钠制备

称取 28g 氯化钠于 400mL 烧杯中，加水 100mL 溶解，置于恒温水浴上加热，温度控制在 30～35℃。同时称取研磨成细粉末的固体碳酸氢铵 40g，在不断搅拌下分几次慢慢加入氯化钠溶液中，然后继续充分搅拌并保持在此温度下反应 20min。静置 5min 后减压抽滤，得到碳酸氢钠晶体，用少量的水淋洗以除去表面吸附的铵盐，再尽量抽干母液。

（2）碳酸钠制备

将中间产物碳酸氢钠放在蒸发皿中，置于调温电炉上加热，同时用玻璃棒不断翻搅，使固体受热均匀并防止结块。开始加热时可适当采用低温，5min 后改用高温，灼烧 30min 左右，即可制得干燥的白色细粉末状碳酸钠。冷却到室温，在台秤上称量并记录产品的质量。

碳酸钠产品的产率按下式计算：

$$产率\% = \frac{m(\text{Na}_2\text{CO}_3) \times 2M(\text{NaCl})}{m(\text{NaCl})M(\text{Na}_2\text{CO}_3)}$$

式中　$m(\text{Na}_2\text{CO}_3)$——碳酸钠产品的质量，g；
　　　$m(\text{NaCl})$——氯化钠原料的质量，g；
　　　$M(\text{Na}_2\text{CO}_3)$——碳酸钠的摩尔质量，g/mol[$M(\text{Na}_2\text{CO}_3)=105.99$]；
　　　$M(\text{NaCl})$——氯化钠的摩尔质量，g/mol[$M(\text{NaCl})=58.44$]。

第三节　分析化学实验

实验一　电子天平使用练习

一、实验目的

1. 能熟练使用万分之一电子天平准确称量药品。
2. 掌握差减法称量药品的原理。

二、实验原理

电子天平采用电磁力平衡原理，应用现代电子技术设计而成。电子天平精确度较高，实验室常用的有百分之一（能称至 0.01g）、万分之一天平（能称至 0.0001g）。

电子天平的使用方法

实验室常采用以下两种称量方法。

1. 直接称量法

此法适用于对仪器的称量。可将称量物直接放在电子天平（图 18-7）盘上称量。例如，称量小烧杯、容量瓶、坩埚的质量等。

2. 递减称量法

此法用于称量一定质量范围的样品或试剂。易吸水、易被氧化或易与 CO_2 等反应的样品可选此法。由于称取试样的质量是由两次称量之差求得，故也称差减法。

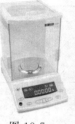

图 18-7 电子天平

称量步骤：从干燥器中用纸带（或纸片）夹住称量瓶后取出称量瓶（注意：不要让手指直接触及称量瓶和瓶盖），用纸片夹住称量瓶盖柄，打开瓶盖，用牛角匙加入适量试样（一般称一份试样量的整数倍），盖上瓶盖。将加试样后称量瓶放入天平上，按"去皮"键。再将称量瓶从天平上取出，在接收容器的上方倾斜瓶身，用称量瓶瓶盖轻敲瓶口上部使试样慢慢落入容器中，瓶盖始终不要离开接收容器上方。当倾出的试样接近所需量（可从体积上估计或试重得知）时，一边继续用瓶盖轻敲瓶口，一边逐渐将瓶身竖直，使黏附在瓶口上的试样落回称量瓶，然后

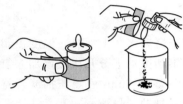

图 18-8 递减称量法倾倒药品

盖好瓶盖，准确称其质量（图 18-8）。天平显示"－"值，去掉负号，即为试样的质量。按上述方法连续递减，可称量多份试样。有时一次很难得到合乎质量范围要求的试样，可重复上述称量操作 1~2 次。

三、试剂和仪器

1. 试剂：碳酸钠样品。
2. 仪器：称量瓶；锥形瓶；电子天平（万分之一）。

四、实验步骤

1. 直接称量法

直接称量法实验数据记录见表 18-4。

表 18-4 直接称量法记录表

称量物品	表面皿	小烧杯	称量瓶	瓷坩埚
质量/g				
称量后天平零点/mg				

2. 递减称量法

将试剂瓶中碳酸钠样品转移到称量瓶中，分别称取质量为 0.2~0.22g 的三份样品至锥形瓶中，并完成数据记录（表 18-5）。

表 18-5 递减称量法记录表

项目	第一份	第二份	第三份
称量瓶+试样质量（倾出前）m_1/g			
称量瓶+试样质量（倾出后）m_2/g			
试样质量(m_1-m_2)/g			
称量后天平零点/mg			

实验二 溶液配制练习

一、实验目的
1. 能熟练使用容量瓶配制一定浓度的溶液。
2. 能熟练使用移液管移取一定体积的溶液。

二、实验原理
1. 容量瓶的使用

容量瓶是用来配制准确浓度的溶液或准确地稀释溶液的精密量器。它是一个细颈梨形平底玻璃瓶，带有磨口塞，瓶颈上有环形标线，一般表示在20℃时液体达到标线时的准确容量。常见规格有100mL、250mL、500mL等。

容量瓶配制溶液

（1）容量瓶的准备

检查容量瓶的质量和有关标志。容量瓶应无破损，磨口塞密合、不漏水。

（2）使用操作

溶解。先把准确称量好的固体放在烧杯中，加入适量水，搅拌使固体完全溶解（**注意**：溶解固体物质时可以适当加热，但溶液温度必须降至室温后再往容量瓶中转移）。

溶液转移。将溶液沿玻璃棒注入容量瓶中（**注意**：杯嘴和玻璃棒的触点及玻璃棒和容量瓶颈的触点），洗涤烧杯及玻璃棒并将洗涤液注入容量瓶中（图18-9）。

初步摇匀。加水至容量瓶总体积的3/4左右时，平摇（**注意**：不要盖瓶塞，不能颠倒，水平转动摇匀）容量瓶数次。

定容。注水至标线下方1cm，放置1~2min，用滴管加水调至弯月面最低点和标线上缘相切（**注意**：容量瓶垂直，视线水平）。

摇匀。塞紧瓶塞，上下颠倒摇动容量瓶10次后，将瓶盖打开，以使其周围的溶液流下，再继续翻转振荡10次即可（图18-10）。

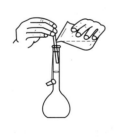

图18-9 溶液转移

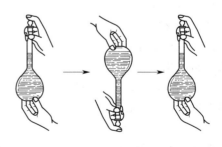

图18-10 摇匀

2. 移液管的使用

吸量管（图18-11）是用于准确移取一定体积液体的量出式仪器，有分度吸量管和单标线吸量管两类，习惯将单标线吸量管称为移液管（图18-12）。

移液管中间有一膨大部分，上端管颈处刻有一条标线，是所移取液体的准确体积标志。常用的移液管有5mL、10mL、25mL和50mL等规格，所移取液体的体积通常可精确到0.01mL。

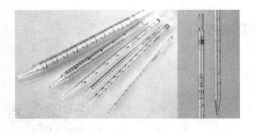

图 18-11 吸量管

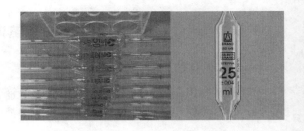

图 18-12 移液管

(1) 移液管的准备

使用时，先检查移液管管尖、管口有无破损，如无破损则可进行洗涤。可先使用铬酸洗液润洗，再用自来水润洗三次，用蒸馏水润洗三次。

(2) 移液管的使用（图 18-13）

用待吸溶液润洗移液管：取一小烧杯，用待吸溶液润洗三次。然后将待吸溶液倒入小烧杯中，用待吸溶液将移液管润洗 3 次。最后用滤纸将移液管下端外壁擦干，并将管口内溶液吸干。

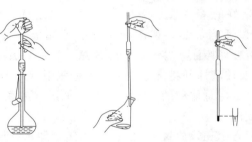

移液管的使用方法

图 18-13 移液管的使用过程

吸液：①将润洗好的移液管插入装有待吸溶液的细口瓶或容量瓶中，伸入液面以下 1～2cm。用吸耳球缓缓将溶液吸上，当液体上升到刻度以上 5～10mm 时，迅速用右手食指堵住管口，取出移液管，用滤纸擦拭管口外壁溶液。

② 左手执一洁净烧杯使之与桌面成 45°倾斜，右手三指执移液管使其下口尖端靠住杯壁，微微放松食指，使液面缓缓下降，平视标线直到弯月面刚好与之相切，立即按紧食指，溶液不再流出。

③ 取出移液管，放入准备接收溶液的锥形瓶中，使其出口尖端靠住瓶壁并保持垂直，锥形瓶倾斜 45°。抬起食指，使溶液顺壁自然流下。待溶液全部流尽后，等候 15s，取出。此时所放出溶液的体积即等于移液管上所标示的体积。

注意：在溶液自然放出后，因毛细作用总有一小部分溶液留在管口不能落下，此时绝对不可用外力将其震出或吹出，因为在检定移液管时就没有把这一点溶液放出。

三、试剂和仪器

1. 试剂：氯化钠；食醋；蒸馏水。
2. 仪器：电子天平（万分之一）；容量瓶；移液管；烧杯；吸耳球。

四、实验步骤

1. 配制氯化钠溶液

配制浓度为 0.1000mol/L 的氯化钠溶液 250mL。

① 计算配制 250mL 0.1000mol/L 氯化钠溶液所需氯化钠的质量。
② 在**电子天平**上称取所需质量（称准至 0.0001g）的氯化钠放入烧杯中。
③ 往盛有试样的烧杯中加入 40mL 蒸馏水，用玻璃棒慢慢搅动，使其混合均匀，转移至 250mL 容量瓶中，用蒸馏水稀释至标线，摇匀。具体过程如图 18-14 所示。

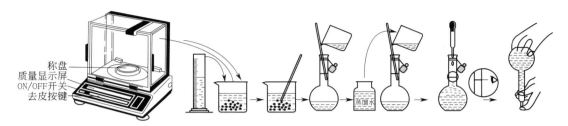

图 18-14　用容量瓶配制溶质为固体的溶液过程

2. 稀释食醋

将购买的食醋稀释 10 倍。
① 使用移液管准确移取食醋 25mL，并转移到 250mL 容量瓶中。
② 定容。
③ 计算稀释后食醋的质量浓度。

思考题

1. 稀释浓硫酸时，可以把水加到酸中吗？
2. 洗涤移液管时，废液可以由上口放出吗？
3. 如果固体物质常温下较难溶解，可以用容量瓶直接加热溶解吗？

实验三　滴定管的使用练习

一、实验目的

1. 掌握酸碱滴定法测定溶液浓度的原理。
2. 初步练习滴定操作。
3. 熟悉判断滴定终点的方法。

二、实验原理

利用酸碱中和反应，可以测定酸或碱溶液的浓度。用已知浓度的酸或碱溶液中和一定体积未知浓度的碱或酸的待测液，根据酸、碱反应的摩尔比，可计算待测液的浓度。

例如，
$$NaOH + HCl = NaCl + H_2O$$
$$c(NaOH)V(NaOH) = c(HCl)V(HCl)$$

则

$$c(HCl) = \frac{c(NaOH) \times V(NaOH)}{V(HCl)}$$

中和反应的终点可以用酸碱指示剂来确定。一般用强酸滴定强碱时，可取甲基橙作指示剂；用强碱滴定强酸时，可取酚酞作指示剂。

实验室中测定酸或碱溶液的浓度用到的主要仪器是滴定管。滴定管可以准确测量放出标准滴定溶液的体积,是量出式量器,上面标有"Ex"。常用常量滴定管的容积为50mL,最小刻度是0.1mL,可估读到0.01mL。在教学、生产和科研中常用的是酸式滴定管和碱式滴定管(图18-15)。

酸式滴定管也称具塞滴定管,适用于装酸性、中性及氧化性溶液。碱式滴定管也称无塞滴定管,适用于装碱性和非氧化性溶液。

1. 滴定管的使用前的准备工作

① 滴定管使用前应检查管尖和管口是否完好无损,胶管是否有孔洞、裂纹,是否硬化。酸式滴定管在使用前还需在旋塞上涂一层凡士林。滴定管管尖见图18-16。

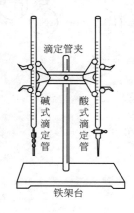

图18-15 酸式滴定管和碱式滴定管

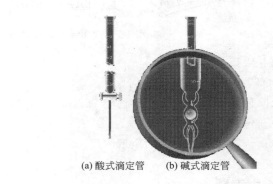

图18-16 滴定管管尖

② 试漏。往酸式滴定管中充水至"0"刻度以上,排出滴定管内气泡,并调液面至"0"刻度附近,关闭旋塞,然后夹在滴定台上。用滤纸擦干旋塞两侧的水,并用干净烧杯碰除管尖悬挂的液滴,静置约2min,仔细观察管尖或旋塞周围有无水渗出,然后把旋塞转动180°,重新检查。若前后2次均无水渗出,旋塞转动也灵活,即可使用。

碱式滴定管若胶管不老化,玻璃球大小合适,一般不漏水。

③ 洗涤。先用洗液清洗,再用自来水冲洗,最后用蒸馏水润洗三遍。

2. 酸式滴定管具体使用方法

以盐酸溶液滴定氢氧化钠溶液为例说明。

① 润洗。在装入待装的盐酸溶液之前,滴定管应用摇匀的盐酸溶液洗涤3次(用量为10mL、5mL、5mL)。

② 装入溶液,驱赶气泡。将盐酸溶液直接倒入滴定管至"0"刻度以上,右手拿住滴定管上部无刻度处,左手迅速打开旋塞使溶液冲出,从而赶走气泡。

③ 调零点。赶走空气后,将溶液初调到"0"刻度以上5mm处,放在滴定台上,静置1~2min,取下滴定管再调到0.00处,即为初读数。

3. 滴定操作

① 调好液面后,先用洁净的烧杯内壁沾落管尖悬挂的液滴。

② 取待测氢氧化钠溶液于锥形瓶中,加入甲基橙指示剂2滴。

③ 调节滴定管的位置,使管尖距锥形瓶口上方1cm,滴定时滴定管下端深入锥形瓶口约1cm。

④ 打开旋塞,摇动锥形瓶。摇动时要手腕用力,绕同一方向做圆周运动。在整个滴定过程中,左手不能离开旋塞任溶液自流,摇动锥形瓶时要注意勿使瓶口碰滴定管口。滴定时

注意规范手型,酸式滴定管旋塞柄在右,左手控制滴定管的旋塞,大拇指在前、食指和中指在后,轻轻向内扣住旋塞(图18-17)。

用盐酸滴定氢氧化钠溶液时,用甲基橙作指示剂,终点前颜色为黄色,终点颜色为橙色,终点后,颜色呈红色。

⑤ 到达终点后,等待1~2min,再读数。

4. 碱式滴定管具体使用方法

以氢氧化钠溶液滴定盐酸为例。

图18-17 滴定管使用手法

(1)润洗

用待装的氢氧化钠溶液润洗滴定管3次。

(2)装入溶液,驱赶气泡

将氢氧化钠溶液直接倒入滴定管至"0"刻度以上,右手拿住滴定管上部无刻度处,并使管倾斜120°,左手食指将管尖翘起,拇指、中指挤压玻璃球中间偏上部,使溶液从胶管口迅速流出,赶走气泡(图18-18)。

(3)调零点

(4)滴定操作

① 调好液面后,用洁净的烧杯内壁沾落管尖悬挂的液滴。

② 取盐酸溶液于锥形瓶中,加酚酞指示剂2滴。

③ 调节滴定管的高低位置。

碱式滴定管的使用方法

④ 滴定时注意规范手型(图18-19)。使用碱式滴定管时,无名指和小拇指夹住尖嘴,使胶管垂直不摆动,左手拇指在管前,食指在管后,捏住胶管玻璃球中部偏上处,挤压玻璃球,使玻璃球旁边形成空隙,溶液从空隙流出。

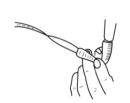

图18-18 碱式滴定管赶气泡

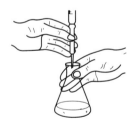

图18-19 碱式滴定管使用方法

注意:不能使玻璃球上下移动,更不能挤玻璃球下部的胶管,以免手松开时空气进入形成气泡。

⑤ 用氢氧化钠溶液滴定盐酸溶液时,用酚酞作指示剂,终点颜色为浅粉红色,若超过终点,颜色呈深粉红色。

⑥ 到达终点后,等待1~2min,再读数。

三、试剂和仪器

1. 试剂:0.1mol/L HCl溶液;0.1mol/L NaOH溶液;酚酞指示剂;甲基橙指示剂。

2. 仪器:酸式滴定管;碱式滴定管;滴定台;25mL移液管;250mL锥形瓶;吸耳球;100mL烧杯。

四、实验步骤

1. 用盐酸溶液滴定氢氧化钠溶液

由碱式滴定管放出 20mL 氢氧化钠溶液于 250mL 锥形瓶中,加甲基橙指示剂 1~2 滴,用盐酸溶液滴定至溶液由黄色变为橙色。如此反复练习,直至能做到滴入半滴盐酸溶液刚好使溶液由黄色转变为橙色。选取三组数据记录(表 18-6)。

表 18-6 未知盐酸浓度的确定

项目	1	2	3
消耗 HCl 溶液的体积/mL			
代入公式计算 $c(HCl)=\dfrac{c(NaOH)V(NaOH)}{V(HCl)}$ 计算结果 (结果保留四位有效数字)			
$c(HCl)$ 的平均值/(mol/L)			

2. 用氢氧化钠溶液滴定盐酸溶液

由酸式滴定管放出 20mL 盐酸溶液于 250mL 锥形瓶中,加酚酞指示剂 2~3 滴,用氢氧化钠溶液滴定至溶液呈粉红色,并保持 30s 内不褪色。如此反复练习,直至能做到滴入半滴氢氧化钠溶液刚好使溶液呈粉红色,并保持 30s 内不褪色。

选取三组数据记录(表 18-7)。

表 18-7 未知氢氧化钠溶液浓度的确定

项目	1	2	3
消耗 NaOH 溶液的体积/mL			
代入公式计算 $c(NaOH)=\dfrac{c(HCl)V(HCl)}{V(NaOH)}$ 计算结果 (结果保留四位有效数字)			
$c(NaOH)$ 的平均值/(mol/L)			

思考题

1. 为什么用蒸馏水洗净的滴定管和移液管,使用前还要用待装溶液润洗?锥形瓶是否也有同样的要求?
2. 滴定管装入溶液后,为什么要先赶尽气泡,后调"零点"?
3. 滴定速度过快或过慢,对滴定结果有什么影响?

实验四 氢氧化钠标准滴定溶液制备

一、实验目的

1. 掌握氢氧化钠标准滴定溶液的制备方法。
2. 正确判断酚酞指示液的滴定终点。

二、试剂和仪器

1. 试剂：氢氧化钠；酚酞指示液；邻苯二甲酸氢钾。
2. 仪器：分析天平；碱式滴定管；移液管；烧杯；聚乙烯容器；电烘箱。

三、实验步骤

1. 0.1mol/L氢氧化钠溶液配制

称取110g氢氧化钠，溶于100mL无二氧化碳的水中，摇匀，注入聚乙烯容器中，密闭放置至溶液清亮。用塑料吸管量取5.4mL上层清液，用无二氧化碳的水稀释至1000mL，摇匀。

2. 0.1mol/L氢氧化钠溶液标定

称取0.75g（称准至0.0001g）于105～110℃电烘箱中干燥至恒重的工作基准试剂邻苯二甲酸氢钾，加50mL无二氧化碳的水溶解，加2滴酚酞指示液，用配制好的氢氧化钠溶液滴定至溶液呈粉红色，并保持30s为终点，记下消耗的体积，平行标定3次。同时做空白试验。

按下式计算氢氧化钠标准滴定溶液的浓度 $[c(\mathrm{NaOH})]$，单位 mol/L。

$$c(\mathrm{NaOH}) = \frac{m(\mathrm{KHP}) \times 1000}{(V_1 - V_2) M(\mathrm{KHP})}$$

式中　$m(\mathrm{KHP})$——邻苯二甲酸氢钾质量，g；
　　　V_1——氢氧化钠溶液体积，mL；
　　　V_2——空白试验氢氧化钠溶液体积，mL；
　　　$M(\mathrm{KHP})$——邻苯二甲酸氢钾的摩尔质量，g/mol $[M(\mathrm{KHP})=204.22]$。

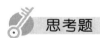

思考题

1. 怎样制备不含二氧化碳的纯水？
2. 氢氧化钠标准滴定溶液能否采用直接法制备？为什么？

实验五　食醋总酸度测定

一、实验目的

1. 掌握食醋总酸度测定的原理和方法。
2. 熟悉强碱滴定弱酸的反应原理及指示剂的选择。

二、实验原理

食醋中含有的酸性物质主要是乙酸，可以和氢氧化钠发生酸碱中和反应。

$$\mathrm{CH_3COOH + NaOH \longrightarrow CH_3COONa + H_2O}$$

三、试剂

1. 氢氧化钠标准滴定溶液：$c(\mathrm{NaOH})=0.1\mathrm{mol/L}$。
2. 酚酞指示液：10g/L酚酞乙醇溶液。

四、实验步骤

吸取食醋试液10.00mL于250mL容量瓶中，以新煮沸并冷却的水稀释至刻度，摇匀。用移液管吸取25.00mL稀释后的试液于250mL锥形瓶中，加入25mL新煮沸并冷却的水，加酚酞指示液 1~2 滴，用氢氧化钠标准滴定溶液 [$c(NaOH)=0.1mol/L$] 滴定至溶液刚好呈现粉红色，并保持 30s 不褪色为终点，记下消耗的体积。平行测定三次。

食醋总酸度用质量浓度 $\rho(HAc)$ 表示，单位为 g/L（克每升），按下式计算：

$$\rho(HAc)=\frac{c(NaOH)V(NaOH)M(HAc)}{V_s \times \frac{25.00}{250.00}}$$

式中　$c(NaOH)$——氢氧化钠标准滴定溶液的浓度，mol/L；
　　　$V(NaOH)$——氢氧化钠标准滴定溶液的体积，mL；
　　　$M(HAc)$——乙酸的摩尔质量，g/mol [$M(HAc)=60.05$]；
　　　V_s——食醋试液的体积，mL。

思考题

1. 测定食醋总酸量是否可不经稀释直接滴定？
2. 测定乙酸含量时，为什么需要用新煮沸的蒸馏水稀释？

实验六　阿司匹林药片中乙酰水杨酸含量测定

一、实验目的

1. 掌握酸碱滴定测定乙酰水杨酸的原理和方法。
2. 掌握中性乙醇溶液的配制方法。

二、实验原理

阿司匹林（乙酰水杨酸）是常用的解热、消炎、镇痛药，其分子结构中含有羧基（$pK_a=3.5$），可作为一元酸，用氢氧化钠标准滴定溶液直接滴定而测定其含量。反应生成物乙酰水杨酸钠是弱碱，故应选用酚酞为指示剂。

反应式为

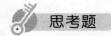

乙酰水杨酸为一元弱酸，故基本单元取其分子。

乙酰水杨酸中的乙酰基很容易水解生成乙酸和水杨酸（$pK_{a_1}=3.0$，$pK_{a_2}=13.45$），由以下反应可知，滴定时氢氧化钠标准滴定溶液还会与其水解产物反应，使分析结果偏高。

根据阿司匹林微溶于水，易溶于乙醇的性质，可在温度较低的中性乙醇溶液中，用氢氧化钠标准滴定溶液滴定，以防止乙酰基水解。

三、试剂

1. 氢氧化钠标准滴定溶液：$c(NaOH)=0.1mol/L$。
2. 酚酞指示液：10g/L 酚酞乙醇溶液。
3. 乙醇（95%）：分析纯试剂。
4. 冰。

四、实验步骤

1. 中性乙醇溶液的配制

量取 60mL 乙醇（95%）于烧杯中，加 1~2 滴酚酞指示液，用氢氧化钠标准滴定溶液 $[c(NaOH)=0.1mol/L]$ 滴至粉红色，盖上表面皿，将此中性乙醇溶液冷却至 10℃ 以下备用。

2. 乙酰水杨酸含量的测定

称取 0.3g（称准至 0.0001g）研细的阿司匹林药片，置于干燥的 250mL 锥形瓶中，加入 20mL 冷的中性乙醇溶液（95%），摇动使试样充分溶解。加酚酞指示液 3 滴，在低于 10℃ 的条件下，用氢氧化钠标准滴定溶液 $[c(NaOH)=0.1mol/L]$ 滴定到粉红色，并保持 30s 不褪色为终点，记下消耗的氢氧化钠标准滴定溶液体积。平行测定 2 次。

阿司匹林药片中乙酰水杨酸的质量分数 $w(C_9H_8O_4)$ 按下式进行计算：

$$w(C_9H_8O_4) = \frac{c(NaOH)V(NaOH)M(C_9H_8O_4) \times 10^{-3}}{m_s}$$

式中，$c(NaOH)$——氢氧化钠标准滴定溶液的浓度，mol/L；

$V(NaOH)$——氢氧化钠标准滴定溶液的体积，mL；

$M(C_9H_8O_4)$——乙酰水杨酸的摩尔质量，g/mol $[M(C_9H_8O_4)=180.2]$；

m_s——阿司匹林试样的质量，g。

注意：可将装有中性乙醇溶液的烧杯保存在盛有冰块的大烧杯中，以控制温度不高于 10℃。

思考题

1. 本测定中阿司匹林试样能否用纯水溶解？为什么？
2. 量取 20mL 中性乙醇溶液，应选用何种量器？
3. 乙酰水杨酸水解后，滴定结果偏高还是偏低？为什么？

第四节　有机化学实验

液体混合物丙酮和水的分离

一、实验目的

1. 了解常压蒸馏和简单分馏的基本原理及意义。
2. 初步掌握蒸馏和分馏装置的安装与操作。
3. 比较蒸馏和分馏分离液体混合物的效果。

二、实验原理

蒸馏和分馏是分离、提纯液体有机化合物最常用的方法之一，根据有机化合物的性质可选用常压蒸馏、简单分馏等操作技术。

1. 常压蒸馏

（1）基本原理及意义

在常压下将液体物质加热至沸腾使之汽化，然后将蒸气冷凝为液体并收集到另一容器中，这两个过程的联合操作叫常压蒸馏，通常简称蒸馏。

当液体混合物沸腾时，液体上面的蒸气组成与液体混合物的组成是不一样的。由于低沸点物质比高沸点物质容易汽化，开始沸腾时，蒸气中主要含有低沸点组分，可以先蒸馏出来。随着低沸点组分的蒸出，混合液中高沸点组分的比例增大，致使混合物的温度也随之升高，当温度升至相对稳定时，再收集馏出液，即得高沸点组分。这样沸点低的物质先蒸出，沸点高的随后蒸出，不挥发的留在容器中，从而达到分离和提纯的目的。显然，通过蒸馏可以将易挥发和难挥发的物质分离开来，也可将沸点不同的物质进行分离。但各物质的沸点必须相差较大（一般在30℃以上）才可达到较好的分离效果。

（2）蒸馏装置（图18-20）

① 汽化部分。由圆底烧瓶和蒸馏头（或用蒸馏烧瓶代替）、温度计组成。液体在烧瓶中受热汽化，蒸气从侧管进入冷凝管中。

② 冷凝部分。由冷凝管组成。蒸气进入冷凝管的内管时，被外层套管中的冷水冷凝为液体。

③ 接收部分。由尾接管和接收器（常用圆底烧瓶或锥形瓶）组成。冷凝的液体经尾接管收集到接收器中。若沸点较低，还要将接收器放在冷水浴或冰水浴中冷却。

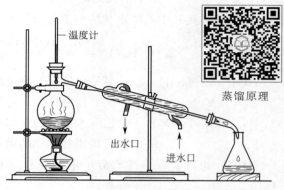

图18-20 蒸馏装置图

（3）蒸馏操作

① 组装仪器。根据被蒸馏物的性质安装适当的蒸馏装置。

② 加入物料。于蒸馏头上口放一长颈玻璃漏斗，通过漏斗将待蒸馏液体倒入烧瓶中，加入1～2粒沸石防止暴沸，再装好温度计。

③ 通冷凝水。检查装置的气密性和与大气相通处是否畅通后，打开水龙头，缓缓通入冷凝水。

④ 加热蒸馏。开始先用小火加热，逐渐增大加热强度，使液体沸腾。然后调节热源，控制蒸馏速度，以每秒馏出1～2滴为宜。在此期间应使温度计水银球下部始终挂有液珠，以保持气液平衡，确保温度计读数准确。

⑤ 观察温度，收集馏分。记下第一滴馏出液滴入接收器时的温度。如果所蒸馏的液体中含有低沸点的前馏分，待前馏分蒸完，温度趋于稳定后，应更换接收器，收集所需要的馏分，并记录所需要的馏分开始馏出和最后一滴馏出时的温度，即该馏分的沸程。

⑥ 停止蒸馏。如果维持原来的加热温度，不再有馏出液蒸出时，温度会突然下降，这时应停止蒸馏，即使杂质含量很少，也不能蒸干，以免烧瓶炸裂。

（4）操作注意事项

① 安装蒸馏装置时，各仪器之间连接要紧密，但接收部分一定要与大气相通，绝不能造成密闭体系。

② 多数液体加热时，常发生过热现象，即液体已经加热到或超过了其沸点温度，仍不沸腾。当继续加热时，液体会突然暴沸，冲出瓶外，甚至造成火灾。为了防止这种情况发生，需要在加热前加入沸石。若因故中断蒸馏，则原有的沸石失效，因而每次重新蒸馏前，

都应补加沸石。

③ 蒸馏过程中，加热温度不能太高，否则会使蒸气过热，水银球上的液珠消失，导致所测沸点偏高；加热温度也不能太低，以免水银球不能充分被蒸气包围，致使所测沸点偏低。

④ 结束蒸馏时，应先停止加热，稍冷后再关冷凝水。拆卸蒸馏装置的顺序与安装顺序相反。

2. 简单分馏

(1) 基本原理及意义

蒸馏法适于分离沸点差大于 30℃ 的液体混合物。而对于沸点差小于 30℃ 的液体混合物的分离，需采用分馏的方法。工业上将分馏称为精馏，目前最精密的精馏设备可将沸点相差仅 1~2℃ 的液体混合物较好地分离开。实验室中通常采用分馏柱进行分馏，称为简单分馏。

简单分馏是利用分馏柱经多次汽化、冷凝实现多次蒸馏的过程，因此又叫多级蒸馏。当液体混合物受热汽化后，其混合蒸气进入分馏柱，在上升过程中，由于受到柱外空气的冷却作用，高沸点组分被冷凝成液体流回烧瓶中，使柱内上升的蒸气中低沸点组分含量相对增大；冷凝液在流回烧瓶的途中与上升的蒸气相遇，二者进行热交换，上升蒸气中的高沸点组分又被冷凝，低沸点组分蒸气则继续上升，经过在柱内反复多次汽化、冷凝，最终使上升到分馏柱顶部的蒸气接近于纯的低沸点组分，而冷凝流回的液体则接近于纯的高沸点组分，从而达到分离的目的。

(2) 简单分馏装置

简单分馏装置见图 18-21。与普通蒸馏装置基本相同，只是在圆底烧瓶与蒸馏头之间安装一支分馏柱。

(3) 简单分馏操作

简单分馏操作的程序与蒸馏大致相同。将待分馏液倾入圆底烧瓶中，加 1~2 粒沸石。安装并仔细检查整套装置后，先通冷凝水，再开始加热，缓缓升温，使蒸气 10~15min 后到达柱顶。调节热源，控制分馏速度，馏出液每 2~3s 一滴为宜。待低沸点组分蒸完后，温度会骤然下降，此时应更换接收器，继续升温，按要求接收不同温度范围的馏分。

(4) 操作注意事项

① 待分馏的液体混合物不得从蒸馏头或分馏柱上口倾入。

② 为尽量减少柱内的热量损失，提高分馏效果，可在分馏柱外包裹石棉绳或玻璃棉等保温材料。

③ 要随时注意调节热源，控制好分馏速度，保持适宜的温度梯度和合适的回流比。

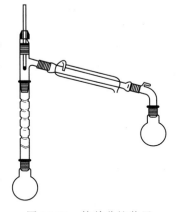

图 18-21　简单分馏装置

④ 开始加热时，升温不能太快，否则蒸气上升过多，会出现"液泛"现象（即柱中冷凝的液体被上升的蒸气堵在柱内，而使分馏难以继续进行），此时应暂时降温，待柱内液体流回烧瓶后，再继续缓慢升温进行分馏。

三、试剂和仪器

1. 试剂：丙酮；蒸馏水。
2. 仪器：圆底烧瓶（100mL）；刺形分馏柱；蒸馏头；量筒（10mL、25mL）；直形冷凝管；尾接管；温度计（100℃）；长颈玻璃漏斗；酒精灯；电热套。

四、实验步骤

1. 蒸馏

（1）安装仪器

按图 18-20 所示安装普通蒸馏装置，用 10mL、25mL 量筒作接收器。

（2）加入物料

量取 25mL 丙酮和 25mL 水，经长颈玻璃漏斗由蒸馏头上口倾入圆底烧瓶中，加 1～2 粒沸石，装好温度计。

（3）蒸馏、收集馏分

认真检查装置的气密性后，接通冷凝水。缓慢加热使液体平稳沸腾，记录第一滴馏出液滴入接收器时的温度。调节加热速度，保证水银球底部始终挂有液珠，并控制蒸馏速度为每秒 1～2 滴。用量筒收集下列温度范围的各馏分，并进行记录。

温度范围/℃	馏出液体积/mL	温度范围/℃	馏出液体积/mL
56～57		72～82	
57～62		82～95	
62～72		剩余液	

当温度升至 95℃时，停止加热。将各馏分及剩余液分别回收到指定的容器中。

2. 分馏

在烧瓶中重新装入 25mL 丙酮和 25mL 水，加 1～2 粒沸石，按图 18-21 所示改装成简单分馏装置。缓慢加热，使蒸气 15min 到达柱顶，记录第一滴馏出液滴入接收器时的温度。调节热源，控制分馏速度为每 2～3s 一滴。用量筒收集下列温度范围的各馏分，并记录。

温度范围/℃	馏出液体积/mL	温度范围/℃	馏出液体积/mL
56～57		72～82	
57～62		82～95	
62～72		剩余液	

当温度升至 95℃时，停止加热。将各馏分及剩余液分别回收到指定的容器中。

3. 比较分离效果

在同一张坐标纸上，以温度为纵坐标，馏出液体积为横坐标，将蒸馏和分馏的实验结果分别绘制成曲线。比较蒸馏与分馏的分离效果，作出结论。

思考题

1. 蒸馏和分馏在原理、装置以及操作上有哪些不同？
2. 分离液体混合物，在什么情况下采用普通蒸馏？在什么情况下需用简单分馏？哪种方法分离效果更好些？
3. 开始加热前，为什么要先检查装置的气密性？蒸馏或分馏装置若没有与大气相通，会有什么后果？
4. 在蒸馏（或分馏）时加沸石的目的是什么？加沸石应注意哪些问题？
5. 为什么要控制蒸馏（或分馏）速度？快了会造成什么后果？
6. 分馏时，从分馏柱顶的蒸馏头上口加入物料可以吗？为什么？

附录

附录1 弱酸、弱碱在水中的解离常数（25℃）

1. 弱酸

名称	化学式	酸电离常数 K_a	pK_a
醋酸	HAc	$K_a = 1.76 \times 10^{-5}$	4.75
碳酸	H_2CO_3	$K_{a_1} = 4.30 \times 10^{-7}$	6.37
		$K_{a_2} = 5.61 \times 10^{-11}$	10.25
草酸	$H_2C_2O_4$	$K_{a_1} = 5.90 \times 10^{-2}$	1.23
		$K_{a_2} = 6.40 \times 10^{-5}$	4.19
亚硝酸	HNO_2	$K_{a1} = 5.13 \times 10^{-4}$	3.29
磷酸	H_3PO_4	$K_{a_1} = 7.5 \times 10^{-3}$	2.12
		$K_{a_2} = 6.31 \times 10^{-8}$	7.20
		$K_{a_3} = 4.36 \times 10^{-13}$	12.36
亚硫酸	H_2SO_3	$K_{a_1} = 1.26 \times 10^{-2}$	1.90
		$K_{a_2} = 6.31 \times 10^{-8}$	7.20
硫酸	H_2SO_4	$K_{a_2} = 1.20 \times 10^{-2}$	1.92
氢硫酸	H_2S	$K_{a_1} = 1.32 \times 10^{-7}$	6.88
		$K_{a_2} = 1.2 \times 10^{-13}$	12.92
氢氰酸	HCN	$K_a = 6.17 \times 10^{-10}$	9.21
硼酸	H_3BO_3	$K_a = 5.8 \times 10^{-10}$	9.24
铬酸	H_2CrO_4	$K_{a_1} = 1.8 \times 10^{-1}$	0.74
		$K_{a_2} = 3.20 \times 10^{-7}$	6.49
氢氟酸	HF	$K_a = 6.61 \times 10^{-4}$	3.18
过氧化氢	H_2O_2	$K_a = 2.4 \times 10^{-12}$	11.62
次氯酸	HClO	$K_a = 3.02 \times 10^{-8}$	7.52
次溴酸	HBrO	$K_a = 2.06 \times 10^{-9}$	8.69
次碘酸	HIO	$K_a = 2.3 \times 10^{-11}$	10.64
碘酸	HIO_3	$K_a = 1.69 \times 10^{-1}$	0.77
砷酸	H_3AsO_4	$K_{a_1} = 6.31 \times 10^{-3}$	2.20

续表

名称	化学式	酸电离常数 K_a	pK_a
		$K_{a_2}=1.02\times 10^{-7}$	6.99
		$K_{a_3}=6.99\times 10^{-12}$	11.16
亚砷酸	H_3AsO_3	$K_a=6.0\times 10^{-10}$	9.22
铵离子	NH_4^+	$K_a=5.56\times 10^{-10}$	9.25
质子化六亚甲基四胺	$(CH_2)_6N_4H^+$	$K_a=7.1\times 10^{-6}$	5.15
甲酸	HCOOH	$K_a=1.77\times 10^{-4}$	3.75
氯乙酸	$ClCH_2COOH$	$K_a=1.40\times 10^{-3}$	2.85
质子化氨基乙酸	$^+NH_3CH_2COOH$	$K_{a_1}=4.5\times 10^{-3}$	2.35
		$K_{a_2}=1.67\times 10^{-10}$	9.78
邻苯二甲酸	$C_6H_4(COOH)_2$	$K_{a_1}=1.12\times 10^{-3}$	2.95
		$K_{a_2}=3.91\times 10^{-6}$	5.41
d-酒石酸	HOOC(OH)CHCH(OH)COOH	$K_{a_1}=9.1\times 10^{-4}$	3.04
		$K_{a_2}=4.3\times 10^{-5}$	4.37
柠檬酸	$(HOOCCH_2)_2C(OH)COOH$	$K_{a_1}=7.1\times 10^{-4}$	3.15
		$K_{a_2}=1.68\times 10^{-5}$	4.77
		$K_{a_3}=4.0\times 10^{-7}$	6.40
苯酚	C_6H_5OH	$K_a=1.2\times 10^{-10}$	9.92
对氨基苯磺酸	$H_2NC_6H_4SO_3H$	$K_{a_1}=2.6\times 10^{-1}$	0.59
		$K_{a_2}=7.6\times 10^{-4}$	3.12
琥珀酸	$H_2C_4H_4O_4$	$K_{a_1}=6.5\times 10^{-5}$	4.19
		$K_{a_2}=2.7\times 10^{-6}$	5.57
乙二胺四乙酸(EDTA)	H_6Y^{2+}	$K_{a_1}=1.3\times 10^{-1}$	0.89
	H_5Y^+	$K_{a_2}=3.0\times 10^{-2}$	1.52
	H_4Y	$K_{a_3}=1.0\times 10^{-2}$	2.00
	H_3Y^-	$K_{a_4}=2.1\times 10^{-3}$	2.68
	H_2Y^{2-}	$K_{a_5}=6.9\times 10^{-7}$	6.16
	HY^{3-}	$K_{a_6}=5.5\times 10^{-11}$	10.26

2. 弱碱

名称	化学式	碱解离常数 K_b	pK_b
氨水	$NH_3 \cdot H_2O$	$K_b=1.79\times 10^{-5}$	4.75
联胺	N_2H_4	$K_b=8.91\times 10^{-7}$	6.05
羟氨	NH_2OH	$K_b=9.12\times 10^{-9}$	8.04
氢氧化铅	$Pb(OH)_2$	$K_{b_1}=9.6\times 10^{-4}$	3.02
		$K_{b_2}=3\times 10^{-8}$	7.52
氢氧化锂	LiOH	$K_b=6.31\times 10^{-1}$	0.20
氢氧化铍	$Be(OH)_2$	$K_{b_1}=1.78\times 10^{-6}$	5.75
	$BeOH^+$	$K_{b_2}=2.51\times 10^{-9}$	8.60
氢氧化铝	$Al(OH)_3$	$K_{b_1}=5.01\times 10^{-9}$	8.30
	$Al(OH)^{2+}$	$K_{b_2}=1.99\times 10^{-10}$	9.70
氢氧化锌	$Zn(OH)_2$	$K_b=7.94\times 10^{-7}$	6.10
乙二胺	$H_2NC_2H_4NH_2$	$K_{b_1}=8.5\times 10^{-5}$	4.07
		$K_{b_2}=7.1\times 10^{-8}$	7.15
六亚甲基四胺	$(CH_2)_6N_4$	$K_b=1.4\times 10^{-9}$	8.85
尿素	$CO(NH_2)_2$	$K_b=1.5\times 10^{-14}$	13.82

附录2 分子量

化合物	分子量	化合物	分子量
$AgBr$	187.78	H_2CO_3	62.03
$AgCl$	143.32	$H_2C_2O_4$	90.04
AgI	234.77	$H_2C_2O_4 \cdot 2H_2O$	126.07
$AgNO_3$	169.87	HCl	36.46
Ag_2CrO_4	331.73	HF	20.01
$AlCl_3$	133.34	HI	127.97
Al_2O_3	101.96	HIO_3	175.91
$Al(OH)_3$	78.00	HNO_3	63.01
$Al_2(SO_4)_3$	342.14	HNO_2	47.01
As_2O_3	197.84	H_2O	18.015
$BaCl_2 \cdot 2H_2O$	244.27	H_2O_2	34.02
$BaCO_3$	197.34	H_3PO_4	98.00
BaC_2O_4	225.35	H_2S	34.08
$BaCrO_4$	253.32	H_2SO_4	98.07
BaO	153.33	H_2SO_3	82.07
$Ba(OH)_2$	171.34	$HgCl_2$	271.50
$BaSO_4$	233.39	Hg_2Cl_2	472.09
$CaCO_3$	100.09	HgO	216.59
CaO	56.08	HgS	232.65
CaC_2O_4	128.10	$HgSO_4$	296.65
$Ca(OH)_2$	74.10	KH_2PO_4	136.09
CO_2	44.01	$KHSO_4$	136.16
$CaCl_2$	110.99	KI	166.00
CaF_2	78.08	KIO_3	214.00
$CaSO_4$	138.14	$KIO_3 \cdot HIO_3$	389.97
$Ca_3(PO_4)_2$	310.18	$KMnO_4$	158.03
CH_3COOH	60.05	KNO_2	85.10
CH_3OH	32.04	KNO_3	101.10
CH_3COCH_3	58.08	K_2O	94.20
C_6H_5COOH	122.12	KOH	56.11
C_6H_5COONa	144.11	K_2SO_4	174.25
CH_3COONH_4	77.08	K_2PtCl_6	486.00
CH_3COONa	82.03	$KHC_8H_4O_4$(邻苯二钾酸氢钾)	204.22
C_6H_5OH	94.11	$KHC_4H_4O_6$(酒石酸氢钾)	188.18
$CO(NH_2)_2$(尿素)	60.05	$KAl(SO_4)_2 \cdot 12H_2O$	474.38
$C_9H_8O_4$(乙酰水杨酸)	180.2	KBr	119.00
$(CH_2)_6N_4$(六亚甲基四胺)	140.2	$KBrO_3$	167.00
CCl_4	153.82	K_2CO_3	138.21
CuO	79.55	KCl	74.55
Cu_2O	143.09	$KClO_3$	122.55
$CuCl_2$	134.45	$KClO_4$	138.55
CuI	190.45	KCN	65.12
$CuSO_4 \cdot 5H_2O$	249.68	$KSCN$	97.18
FeO	71.58	K_2CO_3	138.21
Fe_2O_3	159.69	K_2CrO_4	194.19
$Fe(OH)_3$	106.87	$K_2Cr_2O_7$	294.18
FeS	87.97	$MgCO_3$	84.31
$FeSO_4$	151.97	$MgCl_2$	95.21
$FeSO_4 \cdot 7H_2O$	278.01	$MgCl_2 \cdot 6H_2O$	203.30
$FeSO_4 \cdot (NH_4)_2SO_4 \cdot 6H_2O$	392.13	MgC_2O_4	112.33
H_3BO_3	61.83	$MgSO_4 \cdot 7H_2O$	246.47
HBr	80.91	$MgNH_4PO_4$	137.32
HCN	27.03	MgO	40.30
$HCOOH$	46.03	$Mg(OH)_2$	58.32

续表

化合物	分子量	化合物	分子量
MnO	70.94	Na_2SO_4	142.04
MnO_2	86.94	Na_2S	78.04
MnS	87.00	$Na_2S_2O_3$	158.10
$MnSO_4$	151.00	$Na_2S_2O_3 \cdot 5H_2O$	248.17
NO	30.01	$PbCl_2$	278.11
NO_2	46.01	$PbCrO_4$	323.19
NH_3	17.03	PbI_2	461.01
NH_4Cl	53.49	PbO	223.20
$(NH_4)_2SO_4$	132.13	PbO_2	239.20
NH_4SCN	76.12	PbS	239.26
NH_4NO_3	80.04	P_2O_5	141.95
$Na_2B_4O_7$	201.22	SO_2	64.06
$Na_2B_4O_7 \cdot 10H_2O$	381.37	SO_3	80.06
NaBr	102.89	SiO_2	60.08
NaCl	58.44	$ZnCO_3$	125.39
Na_2CO_3	105.99	$ZnCl_2$	136.29
$NaHCO_3$	84.01	ZnO	81.38
$Na_2C_2O_4$	134.00	ZnS	97.44
Na_2O	61.98	$ZnSO_4$	161.44
NaOH	40.00	$ZnSO_4 \cdot 7H_2O$	287.55

附录3 金属配合物的稳定常数 lgK （18~25℃，I = 0.1）

金属离子	配位剂				
	EDTA	DCTA	DTPA	EGTA	HEDTA
Ag^+	7.32			6.88	6.71
Al^{3+}	16.3	19.5	18.6	13.9	14.3
Ba^{2+}	7.86	8.69	8.87	8.41	6.3
Be^{2+}	9.2	11.51			
Bi^{3+}	27.94	32.3	35.6	22.3	
Ca^{2+}	10.69	13.2	10.83	10.97	8.3
Cd^{2+}	16.46	19.93	19.2	16.7	13.3
Co^{2+}	16.31	19.62	19.27	12.39	14.6
Co^{3+}	36				37.4
Cr^{3+}	23.4				
Cu^{2+}	18.8	22	21.55	17.71	17.6
Fe^{2+}	14.32	19	16.5	11.87	12.3
Ga^{3+}	20.3	23.2	25.54	16.9	
Hg^{2+}	21.7	25	26.7	23.2	20.3
In^{3+}	25	28.8	29		20.2
Li^+	2.79				
Mg^{2+}	8.7	11.02	9.3	5.21	7
Mn^{2+}	13.87	17.48	15.6	12.28	10.9
Mo(v)	约28				
Na^+	1.66				
Ni^{2+}	18.62	20.3	20.32	13.55	17.3
Pb^{2+}	18.04	20.38	18.8	14.71	15.7

续表

金属离子	配位剂				
	EDTA	DCTA	DTPA	EGTA	HEDTA
Sc^{3+}	23.1	26.1	24.5	18.2	
Sn^{2+}	22.11				
Sr^{2+}	8.73	10.59	9.77	8.5	6.9
TiO^{2+}	17.3				
Tl^{3+}	37.8	38.3			
VO^{2+}	18.8	20.1			
Zn^{2+}	16.5	19.37	18.4	12.7	14.7
Zr^{4+}	29.5		35.8		
稀土元素	16~20	17~22	19		13~26

注：EDTA—乙二胺四乙酸；DCTA—1,2-二氨基环己烷四乙酸；DTPA—二乙基三胺五乙酸；EGTA—乙二醇二乙醚二胺四乙酸；HEDTA—N-β-羟基乙基乙二胺三乙酸。

附录4 标准电极电势表（25℃）

1. 在酸性溶液中

电对	电极反应	$\varphi^{\ominus}$/V
Li^+/Li	$Li^+ + e^- \rightleftharpoons Li$	-3.0401
Cs^+/Cs	$Cs^+ + e^- \rightleftharpoons Cs$	-3.026
Rb^+/Rb	$Rb^+ + e^- \rightleftharpoons Rb$	-2.98
K^+/K	$K^+ + e^- \rightleftharpoons K$	-2.931
Ba^{2+}/Ba	$Ba^{2+} + 2e^- \rightleftharpoons Ba$	-2.912
Sr^{2+}/Sr	$Sr^{2+} + 2e^- \rightleftharpoons Sr$	-2.89
Ca^{2+}/Ca	$Ca^{2+} + 2e^- \rightleftharpoons Ca$	-2.868
Na^+/Na	$Na^+ + e^- \rightleftharpoons Na$	-2.71
Mg^{2+}/Mg	$Mg^{2+} + 2e^- \rightleftharpoons Mg$	-2.372
H^+/H_2	$H_2(g) + 2e^- \rightleftharpoons 2H^+$	-2.23
Be^{2+}/Be	$Be^{2+} + 2e^- \rightleftharpoons Be$	-1.847
Al^{3+}/Al	$Al^{3+} + 3e^- \rightleftharpoons Al$	-1.662
$[SiF_6]^{2-}/Si$	$[SiF_6]^{2-} + 4e^- \rightleftharpoons Si + 6F^-$	-1.24
Mn^{2+}/Mn	$Mn^{2+} + 2e^- \rightleftharpoons Mn$	-1.185
Cr^{2+}/Cr	$Cr^{2+} + 2e^- \rightleftharpoons Cr$	-0.913
H_3BO_3/B	$H_3BO_3 + 3H^+ + 3e^- \rightleftharpoons B + 3H_2O$	-0.8698
TiO_2/Ti	$TiO_2 + 4H^+ + 4e^- \rightleftharpoons Ti + 2H_2O$	-0.86
Zn^{2+}/Zn	$Zn^{2+} + 2e^- \rightleftharpoons Zn$	-0.7618
Cr^{3+}/Cr	$Cr^{3+} + 3e^- \rightleftharpoons Cr$	-0.744
H_3PO_2/P	$H_3PO_2 + H^+ + e^- \rightleftharpoons P + 2H_2O$	-0.508
H_3PO_3/H_3PO_2	$H_3PO_3 + 2H^+ + 2e^- \rightleftharpoons H_3PO_2 + H_2O$	-0.499
$CO_2/H_2C_2O_4$	$2CO_2 + 2H^+ + 2e^- \rightleftharpoons H_2C_2O_4$	-0.49
Fe^{2+}/Fe	$Fe^{2+} + 2e^- \rightleftharpoons Fe$	-0.447
Cr^{3+}/Cr^{2+}	$Cr^{3+} + e^- \rightleftharpoons Cr^{2+}$	-0.407
Cd^{2+}/Cd	$Cd^{2+} + 2e^- \rightleftharpoons Cd$	-0.4030
PbI_2/Pb	$PbI_2 + 2e^- \rightleftharpoons Pb + 2I^-$	-0.365
$PbSO_4/Pb$	$PbSO_4 + 2e^- \rightleftharpoons Pb + SO_4^{2-}$	-0.3588
Co^{2+}/Co	$Co^{2+} + 2e^- \rightleftharpoons Co$	-0.28

续表

电对	电极反应	$\varphi^{\ominus}/V$
H_3PO_4/H_3PO_3	$H_3PO_4 + 2H^+ + 2e^- \rightleftharpoons H_3PO_3 + H_2O$	-0.276
$PbCl_2/Pb$	$PbCl_2 + 2e^- \rightleftharpoons Pb + 2Cl^-$	-0.2675
Ni^{2+}/Ni	$Ni^{2+} + 2e^- \rightleftharpoons Ni$	-0.257
V^{3+}/V^{2+}	$V^{3+} + e^- \rightleftharpoons V^{2+}$	-0.255
AgI/Ag	$AgI + e^- \rightleftharpoons Ag + I^-$	-0.15224
Sn^{2+}/Sn	$Sn^{2+} + 2e^- \rightleftharpoons Sn$	-0.1375
Pb^{2+}/Pb	$Pb^{2+} + 2e^- \rightleftharpoons Pb$	-0.1262
CO_2/CO	$CO_2(g) + 2H^+ + 2e^- \rightleftharpoons CO + H_2O$	-0.12
P/PH_3	$P(white) + 3H^+ + 3e^- \rightleftharpoons PH_3(g)$	-0.063
Hg_2I_2/Hg	$Hg_2I_2 + 2e^- \rightleftharpoons 2Hg + 2I^-$	-0.0405
Fe^{3+}/Fe	$Fe^{3+} + 3e^- \rightleftharpoons Fe$	-0.037
H^+/H_2	$2H^+ + 2e^- \rightleftharpoons H_2$	0.0000
$AgBr/Ag$	$AgBr + e^- \rightleftharpoons Ag + Br^-$	0.07133
$S_4O_6^{2-}/S_2O_3^{2-}$	$S_4O_6^{2-} + 2e^- \rightleftharpoons 2S_2O_3^{2-}$	0.08
TiO^{2+}/Ti^{3+}	$TiO^{2+} + 2H^+ + e^- \rightleftharpoons Ti^{3+} + H_2O$	0.1
S/H_2S	$S + 2H^+ + 2e^- \rightleftharpoons H_2S(aq)$	0.142
Sn^{4+}/Sn^{2+}	$Sn^{4+} + 2e^- \rightleftharpoons Sn^{2+}$	0.151
Sb_2O_3/Sb	$Sb_2O_3 + 6H^+ + 6e^- \rightleftharpoons 2Sb + 3H_2O$	0.152
Cu^{2+}/Cu^+	$Cu^{2+} + e^- \rightleftharpoons Cu^+$	0.153
SO_4^{2-}/H_2SO_3	$SO_4^{2-} + 4H^+ + 2e^- \rightleftharpoons H_2SO_3 + H_2O$	0.172
$AgCl/Ag$	$AgCl + e^- \rightleftharpoons Ag + Cl^-$	0.22233
Hg_2Cl_2/Hg	$Hg_2Cl_2 + 2e^- \rightleftharpoons 2Hg + 2Cl^-$（饱和KCl）	0.26808
Cu^{2+}/Cu	$Cu^{2+} + 2e^- \rightleftharpoons Cu$	0.3419
Ag_2CrO_4/Ag	$Ag_2CrO_4 + 2e^- \rightleftharpoons 2Ag + CrO_4^{2-}$	0.4470
H_2SO_3/S	$H_2SO_3 + 4H^+ + 4e^- \rightleftharpoons S + 3H_2O$	0.449
Cu^+/Cu	$Cu^+ + e^- \rightleftharpoons Cu$	0.521
I_2/I^-	$I_2 + 2e^- \rightleftharpoons 2I^-$	0.5355
I_3^-/I^-	$I_3^- + 2e^- \rightleftharpoons 3I^-$	0.536
$HgCl_2/Hg_2Cl_2$	$2HgCl_2 + 2e^- \rightleftharpoons Hg_2Cl_2 + 2Cl^-$	0.63
$[PtCl_6]^{2-}/[PtCl_4]^{2-}$	$[PtCl_6]^{2-} + 2e^- \rightleftharpoons [PtCl_4]^{2-} + 2Cl^-$	0.68
O_2/H_2O_2	$O_2 + 2H^+ + 2e^- \rightleftharpoons H_2O_2$	0.695
$[PtCl_4]^{2-}/Pt$	$[PtCl_4]^{2-} + 2e^- \rightleftharpoons Pt + 4Cl^-$	0.755
Fe^{3+}/Fe^{2+}	$Fe^{3+} + e^- \rightleftharpoons Fe^{2+}$	0.771
Ag^+/Ag	$Ag^+ + e^- \rightleftharpoons Ag$	0.7996
NO_3^-/N_2O_4	$2NO_3^- + 4H^+ + 2e^- \rightleftharpoons N_2O_4 + 2H_2O$	0.803
Hg^{2+}/Hg	$Hg^{2+} + 2e^- \rightleftharpoons Hg$	0.851
SiO_2/Si	$SiO_2(quartz) + 4H^+ + 4e^- \rightleftharpoons Si + 2H_2O$	0.857
Cu^{2+}/CuI	$Cu^{2+} + I^- + e^- \rightleftharpoons CuI$	0.86
Hg^{2+}/Hg	$Hg^{2+} + 2e^- \rightleftharpoons Hg$	0.920
NO_3^-/HNO_2	$NO_3^- + 3H^+ + 2e^- \rightleftharpoons HNO_2 + H_2O$	0.934
Pd^{2+}/Pd	$Pd^{2+} + 2e^- \rightleftharpoons Pd$	0.951
NO_3^-/NO	$NO_3^- + 4H^+ + 3e^- \rightleftharpoons NO + 2H_2O$	0.957
HNO_2/NO	$HNO_2 + H^+ + e^- \rightleftharpoons NO + H_2O$	0.983
HIO/I^-	$HIO + H^+ + 2e^- \rightleftharpoons I^- + H_2O$	0.987
N_2O_4/NO	$N_2O_4 + 4H^+ + 4e^- \rightleftharpoons 2NO + 2H_2O$	1.035
N_2O_4/HNO_2	$N_2O_4 + 2H^+ + 2e^- \rightleftharpoons 2HNO_2$	1.065
IO_3^-/I^-	$IO_3^- + 6H^+ + 6e^- \rightleftharpoons I^- + 3H_2O$	1.085
Br_2/Br^-	$Br_2(aq) + 2e^- \rightleftharpoons 2Br^-$	1.0873
ClO_3^-/ClO_2	$ClO_3^- + 2H^+ + e^- \rightleftharpoons ClO_2 + H_2O$	1.152

续表

电对	电极反应	$\varphi^{\ominus}/V$
Pt^{2+}/Pt	$Pt^{2+}+2e^- \rightleftharpoons Pt$	1.18
ClO_4^-/ClO_3^-	$ClO_4^-+2H^++2e^- \rightleftharpoons ClO_3^-+H_2O$	1.189
IO_3^-/I_2	$2IO_3^-+12H^++10e^- \rightleftharpoons I_2+6H_2O$	1.195
$ClO_3^-/HClO_2$	$ClO_3^-+3H^++2e^- \rightleftharpoons HClO_2+H_2O$	1.214
MnO_2/Mn^{2+}	$MnO_2+4H^++2e^- \rightleftharpoons Mn^{2+}+2H_2O$	1.224
O_2/H_2O	$O_2+4H^++4e^- \rightleftharpoons 2H_2O$	1.229
$ClO_2/HClO_2$	$ClO_2+H^++e^- \rightleftharpoons HClO_2$	1.277
HNO_2/N_2O	$2HNO_2+4H^++4e^- \rightleftharpoons N_2O+3H_2O$	1.297
$Cr_2O_7^{2-}/Cr^{3+}$	$Cr_2O_7^{2-}+14H^++6e^- \rightleftharpoons 2Cr^{3+}+7H_2O$	1.33
$HBrO/Br^-$	$HBrO+H^++2e^- \rightleftharpoons Br^-+H_2O$	1.331
$HCrO_4^-/Cr^{3+}$	$HCrO_4^-+7H^++3e^- \rightleftharpoons Cr^{3+}+4H_2O$	1.350
Cl_2/Cl^-	$Cl_2(g)+2e^- \rightleftharpoons 2Cl^-$	1.35827
ClO_4^-/Cl^-	$ClO_4^-+8H^++8e^- \rightleftharpoons Cl^-+4H_2O$	1.389
ClO_4^-/Cl_2	$ClO_4^-+8H^++7e^- \rightleftharpoons 1/2Cl_2+4H_2O$	1.39
BrO_3^-/Br^-	$BrO_3^-+6H^++6e^- \rightleftharpoons Br^-+3H_2O$	1.423
HIO/I_2	$2HIO+2H^++2e^- \rightleftharpoons I_2+2H_2O$	1.439
ClO_3^-/Cl^-	$ClO_3^-+6H^++6e^- \rightleftharpoons Cl^-+3H_2O$	1.451
PbO_2/Pb^{2+}	$PbO_2+4H^++2e^- \rightleftharpoons Pb^{2+}+2H_2O$	1.455
ClO_3^-/Cl_2	$ClO_3^-+6H^++5e^- \rightleftharpoons 1/2Cl_2+3H_2O$	1.47
$HClO/Cl^-$	$HClO+H^++2e^- \rightleftharpoons Cl^-+H_2O$	1.482
BrO_3^-/Br_2	$BrO_3^-+6H^++5e^- \rightleftharpoons 1/2Br_2+3H_2O$	1.482
Au^{3+}/Au	$Au^{3+}+3e^- \rightleftharpoons Au$	1.498
MnO_4^-/Mn^{2+}	$MnO_4^-+8H^++5e^- \rightleftharpoons Mn^{2+}+4H_2O$	1.507
Mn^{3+}/Mn^{2+}	$Mn^{3+}+e^- \rightleftharpoons Mn^{2+}$	1.5415
$HClO_2/Cl^-$	$HClO_2+3H^++4e^- \rightleftharpoons Cl^-+2H_2O$	1.570
$HBrO/Br_2$	$HBrO+H^++e^- \rightleftharpoons 1/2Br_2(aq)+H_2O$	1.574
NO/N_2O	$2NO+2H^++2e^- \rightleftharpoons N_2O+H_2O$	1.591
$HClO/Cl_2$	$HClO+H^++e^- \rightleftharpoons 1/2Cl_2+H_2O$	1.611
$HClO_2/HClO$	$HClO_2+2H^++2e^- \rightleftharpoons HClO+H_2O$	1.645
NiO_2/Ni^{2+}	$NiO_2+4H^++2e^- \rightleftharpoons Ni^{2+}+2H_2O$	1.678
MnO_4^-/MnO_2	$MnO_4^-+4H^++3e^- \rightleftharpoons MnO_2+2H_2O$	1.679
$PbO_2/PbSO_4$	$PbO_2+SO_4^{2-}+4H^++2e^- \rightleftharpoons PbSO_4+2H_2O$	1.6913
Au^+/Au	$Au^++e^- \rightleftharpoons Au$	1.692
N_2O/N_2	$N_2O+2H^++2e^- \rightleftharpoons N_2+H_2O$	1.766
H_2O_2/H_2O	$H_2O_2+2H^++2e^- \rightleftharpoons 2H_2O$	1.776
Co^{3+}/Co^{2+}	$Co^{3+}+e^- \rightleftharpoons Co^{2+}$ (2mol·L^{-1} H_2SO_4)	1.83
Ag^{2+}/Ag^+	$Ag^{2+}+e^- \rightleftharpoons Ag^+$	1.980
$S_2O_8^{2-}/SO_4^{2-}$	$S_2O_8^{2-}+2e^- \rightleftharpoons 2SO_4^{2-}$	2.010
O_3/O_2	$O_3+2H^++2e^- \rightleftharpoons O_2+H_2O$	2.076
F_2O/F^-	$F_2O+2H^++4e^- \rightleftharpoons H_2O+2F^-$	2.153
O/H_2O	$O(g)+2H^++2e^- \rightleftharpoons H_2O$	2.421
F_2/F^-	$F_2+2e^- \rightleftharpoons 2F^-$	2.866
F_2/HF	$F_2+2H^++2e^- \rightleftharpoons 2HF$	3.053

2. 在碱性溶液中

电对	电极反应	$\varphi^{\ominus}/V$
$Ca(OH)_2/Ca$	$Ca(OH)_2+2e^- \rightleftharpoons Ca+2OH^-$	-3.02
$Ba(OH)_2/Ba$	$Ba(OH)_2+2e^- \rightleftharpoons Ba+2OH^-$	-2.99
$Mg(OH)_2/Mg$	$Mg(OH)_2+2e^- \rightleftharpoons Mg+2OH^-$	-2.690

续表

电对	电极反应	$\varphi^{\ominus}/V$
$Be_2O_3^{2-}/Be$	$Be_2O_3^{2-}+3H_2O+4e^- \rightleftharpoons 2Be+6OH^-$	-2.63
HPO_3^{2-}/P	$HPO_3^{2-}+2H_2O+3e^- \rightleftharpoons P+5OH^-$	-1.71
SiO_3^{2-}/Si	$SiO_3^{2-}+3H_2O+4e^- \rightleftharpoons Si+6OH^-$	-1.697
$HPO_3^{2-}/H_2PO_2^-$	$HPO_3^{2-}+2H_2O+2e^- \rightleftharpoons H_2PO_2^-+3OH^-$	-1.65
$Mn(OH)_2/Mn$	$Mn(OH)_2+2e^- \rightleftharpoons Mn+2OH^-$	-1.56
$Cr(OH)_3/Cr$	$Cr(OH)_3+3e^- \rightleftharpoons Cr+3OH^-$	-1.48
$[Zn(CN)_4]^{2-}/Zn$	$[Zn(CN)_4]^{2-}+2e^- \rightleftharpoons Zn+4CN^-$	-1.26
$Zn(OH)_2/Zn$	$Zn(OH)_2+2e^- \rightleftharpoons Zn+2OH^-$	-1.249
ZnO_2^{2-}/Zn	$ZnO_2^{2-}+2H_2O+2e^- \rightleftharpoons Zn+4OH^-$	-1.215
CrO_2^-/Cr	$CrO_2^-+2H_2O+3e^- \rightleftharpoons Cr+4OH^-$	-1.2
PO_4^{3-}/HPO_3^{2-}	$PO_4^{3-}+2H_2O+2e^- \rightleftharpoons HPO_3^{2-}+3OH^-$	-1.05
$[Zn(NH_3)_4]^{2+}/Zn$	$[Zn(NH_3)_4]^{2+}+2e^- \rightleftharpoons Zn+4NH_3$	-1.04
SO_4^{2-}/SO_3^{2-}	$SO_4^{2-}+H_2O+2e^- \rightleftharpoons SO_3^{2-}+2OH^-$	-0.93
Se/Se^{2-}	$Se+2e^- \rightleftharpoons Se^{2-}$	-0.924
$P/PH_3(g)$	$P+3H_2O+3e^- \rightleftharpoons PH_3(g)+3OH^-$	-0.87
NO_3^-/N_2O_4	$2NO_3^-+2H_2O+2e^- \rightleftharpoons N_2O_4+4OH^-$	-0.85
H_2O/H_2	$2H_2O+2e^- \rightleftharpoons H_2+2OH^-$	-0.8277
$Co(OH)_2/Co$	$Co(OH)_2+2e^- \rightleftharpoons Co+2OH^-$	-0.73
$Ni(OH)_2/Ni$	$Ni(OH)_2+2e^- \rightleftharpoons Ni+2OH^-$	-0.72
Ag_2S/Ag	$Ag_2S+2e^- \rightleftharpoons 2Ag+S^{2-}$	-0.691
$SO_3^{2-}/S_2O_3^{2-}$	$2SO_3^{2-}+3H_2O+4e^- \rightleftharpoons S_2O_3^{2-}+6OH^-$	-0.58
$Fe(OH)_3/Fe(OH)_2$	$Fe(OH)_3+e^- \rightleftharpoons Fe(OH)_2+OH^-$	-0.56
S/S^{2-}	$S+2e^- \rightleftharpoons S^{2-}$	-0.47627
NO_2^-/NO	$NO_2^-+H_2O+e^- \rightleftharpoons NO+2OH^-$	-0.46
$[Co(NH_3)_6]^{2+}/Co$	$[Co(NH_3)_6]^{2+}+2e^- \rightleftharpoons Co+6NH_3$	-0.422
Cu_2O/Cu	$Cu_2O+H_2O+2e^- \rightleftharpoons 2Cu+2OH^-$	-0.360
$[Ag(CN)_2]^-/Ag$	$[Ag(CN)_2]^-+e^- \rightleftharpoons Ag+2CN^-$	-0.31
$Cu(OH)_2/Cu$	$Cu(OH)_2+2e^- \rightleftharpoons Cu+2OH^-$	-0.222
$CrO_4^{2-}/Cr(OH)_3$	$CrO_4^{2-}+4H_2O+3e^- \rightleftharpoons Cr(OH)_3+5OH^-$	-0.13
$[Cu(NH_3)_2]^+/Cu$	$[Cu(NH_3)_2]^++e^- \rightleftharpoons Cu+2NH_3$	-0.12
O_2/HO_2^-	$O_2+H_2O+2e^- \rightleftharpoons HO_2^-+OH^-$	-0.076
$AgCN/Ag$	$AgCN+e^- \rightleftharpoons Ag+CN^-$	-0.017
NO_3^-/NO_2^-	$NO_3^-+H_2O+2e^- \rightleftharpoons NO_2^-+2OH^-$	0.01
$Pd(OH)_2/Pd$	$Pd(OH)_2+2e^- \rightleftharpoons Pd+2OH^-$	0.07
HgO/Hg	$HgO+H_2O+2e^- \rightleftharpoons Hg+2OH^-$	0.0977
$[Co(NH_3)_6]^{3+}/[Co(NH_3)_6]^{2+}$	$[Co(NH_3)_6]^{3+}+e^- \rightleftharpoons [Co(NH_3)_6]^{2+}$	0.108
$Co(OH)_3/Co(OH)_2$	$Co(OH)_3+e^- \rightleftharpoons Co(OH)_2+OH^-$	0.17
PbO_2/PbO	$PbO_2+H_2O+2e^- \rightleftharpoons PbO+2OH^-$	0.247
IO_3^-/I^-	$IO_3^-+3H_2O+6e^- \rightleftharpoons I^-+6OH^-$	0.26
ClO_3^-/ClO_2^-	$ClO_3^-+H_2O+2e^- \rightleftharpoons ClO_2^-+2OH^-$	0.33
Ag_2O/Ag	$Ag_2O+H_2O+2e^- \rightleftharpoons 2Ag+2OH^-$	0.342
$[Fe(CN)_6]^{3-}/[Fe(CN)_6]^{4-}$	$[Fe(CN)_6]^{3-}+e^- \rightleftharpoons [Fe(CN)_6]^{4-}$	0.358
ClO_4^-/ClO_3^-	$ClO_4^-+H_2O+2e^- \rightleftharpoons ClO_3^-+2OH^-$	0.36
$[Ag(NH_3)_2]^+/Ag$	$[Ag(NH_3)_2]^++e^- \rightleftharpoons Ag+2NH_3$	0.373
O_2/OH^-	$O_2+2H_2O+4e^- \rightleftharpoons 4OH^-$	0.401
IO^-/I^-	$IO^-+H_2O+2e^- \rightleftharpoons I^-+2OH^-$	0.485
MnO_4^-/MnO_4^{2-}	$MnO_4^-+e^- \rightleftharpoons MnO_4^{2-}$	0.558
MnO_4^-/MnO_2	$MnO_4^-+2H_2O+3e^- \rightleftharpoons MnO_2+4OH^-$	0.595
MnO_4^{2-}/MnO_2	$MnO_4^{2-}+2H_2O+2e^- \rightleftharpoons MnO_2+4OH^-$	0.60

续表

电对	电极反应	$\varphi^{\ominus}/V$
AgO/Ag_2O	$2AgO+H_2O+2e^- \rightleftharpoons Ag_2O+2OH^-$	0.607
BrO_3^-/Br^-	$BrO_3^-+3H_2O+6e^- \rightleftharpoons Br^-+6OH^-$	0.61
ClO_3^-/Cl^-	$ClO_3^-+3H_2O+6e^- \rightleftharpoons Cl^-+6OH^-$	0.62
ClO_2^-/ClO^-	$ClO_2^-+H_2O+2e^- \rightleftharpoons ClO^-+2OH^-$	0.66
$H_3IO_6^{2-}/IO_3^-$	$H_3IO_6^{2-}+2e^- \rightleftharpoons IO_3^-+3OH^-$	0.7
ClO_2^-/Cl^-	$ClO_2^-+2H_2O+4e^- \rightleftharpoons Cl^-+4OH^-$	0.76
BrO^-/Br^-	$BrO^-+H_2O+2e^- \rightleftharpoons Br^-+2OH^-$	0.761
ClO^-/Cl^-	$ClO^-+H_2O+2e^- \rightleftharpoons Cl^-+2OH^-$	0.841
ClO_2/ClO_2^-	$ClO_2(g)+e^- \rightleftharpoons ClO_2^-$	0.95
O_3/OH^-	$O_3+H_2O+2e^- \rightleftharpoons O_2+2OH^-$	1.24

附录 5　条件电极电势表

半反应	$\varphi^{\ominus\prime}/V$	介质
$Ag(II)+e^- \rightleftharpoons Ag$	1.927	4mol/L HNO_3
	1.7	1mol/L $HClO_4$
$Ce(IV)+e^- \rightleftharpoons Ce(III)$	1.61	1mol/L HNO_3
	1.44	0.5mol/L H_2SO_4
$Co^{3+}+e^- \rightleftharpoons Co^{2+}$	1.28	1mol/L HCl
$Co_3+(乙二胺)+e^- \rightleftharpoons Co^{2+}(乙二胺)$	1.845	3mol/L HNO_3
$Cr(III)+e^- \rightleftharpoons Cr(II)$	−0.2	0.1mol/L KNO_3+0.1mol/L 乙二胺
	−0.4	5mol/L HCl
	0.93	0.1mol/L HCl
$Cr_2O_7^{2-}+14H^++6e^- \rightleftharpoons 2Cr^{3+}+7H_2O$	1	1mol/L HCl
	1.05	2mol/L HCl
	1.15	4mol/L HCl
	1.08	0.5mol/L H_2SO_4
	1.1	2mol/L H_2SO_4
	1.15	4mol/L H_2SO_4
	0.84	0.1mol/L $HClO_4$
	1.025	1mol/L $HClO_4$
	1.27	1mol/L $HClO_3$
$Cr_4^{2-}+2H_2O+3e^- \rightleftharpoons 2CrO_2^-+4OH^-$	−0.12	1mol/L NaOH
$Fe(III)+e^- \rightleftharpoons Fe(II)$	0.73	1mol/L $HClO_4$
	0.71	0.5mol/L HCl
	0.68	1mol/L H_2SO_4
	0.68	1mol/L HCl
	0.46	2mol/L H_3PO_4
	0.51	1mol/L HCl+0.25mol/L H_3PO_4
$H_3AsO_4+2H^++2e^- \rightleftharpoons H_3AsO_3+H_2O$	0.557	1mol/L HCl
	0.557	1mol/L $HClO_4$
$Fe(EDTA)^-+e^- \rightleftharpoons Fe(EDTA)^{2-}$	0.12	0.1mol/L EDTA pH=4~6
$Fe(CN)_6^{3-}+e^- \rightleftharpoons Fe(CN)_6^{4-}$	0.48	0.01mol/L HCl
	0.56	0.1mol/L HCl
	0.71	1mol/L HCl
	0.72	1mol/L $HClO_4$

续表

半反应	$\varphi^{\ominus\prime}/V$	介质
$I_2(水) + 2e^- \rightleftharpoons 2I^-$	0.628	1mol/L H^+
$I_3^- + 2e^- \rightleftharpoons 3I^-$	0.545	1mol/L H^+
$MnO_4^- + 8H^+ + 5e^- \rightleftharpoons Mn^{2+} + 4H_2O$	1.45	1mol/L $HClO_4$
	1.27	8mol/L H_3PO_4
$Os(Ⅷ) + 4e^- \rightleftharpoons Os(Ⅳ)$	0.79	5mol/L HCl
$SnCl_6^{2-} + 2e^- \rightleftharpoons SnCl_4^{2-} + 2Cl^-$	0.14	1mol/L HCl
$Sn^{2-} + 2e^- \rightleftharpoons Sn$	-0.16	1mol/L $HClO_4$
$Sb(V) + 2e^- \rightleftharpoons Sb(Ⅲ)$	-0.75	3.5mol/L HCl
$Sb(OH)_6^- + 2e^- \rightleftharpoons SbO_2^- + 2OH^- + 4H_2O$	-0.428	3mol/L NaOH
$SbO_2^- + 2H_2O + 3e^- \rightleftharpoons Sb + 4OH^-$	-0.675	10mol/L KOH
$Ti(Ⅳ) + e^- \rightleftharpoons Ti(Ⅲ)$	-0.01	0.2mol/L H_2SO_4
	0.12	2mol/L H_2SO_4
	-0.04	1mol/L HCl
	-0.05	1mol/L H_3PO_4
$Pb(Ⅱ) + e^- \rightleftharpoons Pb$	-0.32	1mol/L NaAc
	-0.14	1mol/L $HClO_4$
$UO_2^{2+} + 8H^+ + 2e^- \rightleftharpoons U(Ⅳ) + 2H_2O$	0.41	0.5mol/L H_2SO_4

附录6 一些常见难溶化合物的溶度积常数（25℃）

化合物	溶度积 K_{sp}	化合物	溶度积 K_{sp}	化合物	溶度积 K_{sp}
醋酸盐		$CuCO_3$	1.4×10^{-10}	$Co(OH)_2$（粉红色）	1.09×10^{-15}
AgAc	1.94×10^{-3}	$FeCO_3$	3.13×10^{-11}	$Co(OH)_2$（蓝色）	5.92×10^{-15}
卤化物		Hg_2CO_3	3.6×10^{-17}	$Co(OH)_3$	1.6×10^{-44}
AgBr	5.0×10^{-13}	$MgCO_3$	6.82×10^{-6}	$Cr(OH)_2$	2×10^{-16}
AgCl	1.8×10^{-10}	$MnCO_3$	2.24×10^{-11}	$Cr(OH)_3$	6.3×10^{-31}
AgI	8.3×10^{-17}	$NiCO_3$	1.42×10^{-7}	$Cu(OH)_2$	2.2×10^{-20}
BaF_2	1.84×10^{-7}	$PbCO_3$	7.4×10^{-14}	$Fe(OH)_2$	8.0×10^{-16}
CaF_2	5.3×10^{-9}	$SrCO_3$	5.6×10^{-10}	$Fe(OH)_3$	4×10^{-38}
CuBr	5.3×10^{-9}	$ZnCO_3$	1.46×10^{-10}	$Mg(OH)_2$	1.8×10^{-11}
CuCl	1.2×10^{-6}	铬酸盐		$Mn(OH)_2$	1.9×10^{-13}
CuI	1.1×10^{-12}	Ag_2CrO_4	1.12×10^{-12}	$Ni(OH)_2$（新制备）	2.0×10^{-15}
Hg_2Cl_2	1.3×10^{-18}	$Ag_2Cr_2O_7$	2.0×10^{-7}	$Pb(OH)_2$	1.2×10^{-15}
Hg_2I_2	4.5×10^{-29}	$BaCrO_4$	1.2×10^{-10}	$Sn(OH)_2$	1.4×10^{-28}
HgI_2	2.9×10^{-29}	$CaCrO_4$	7.1×10^{-4}	$Sr(OH)_2$	9×10^{-4}
$PbBr_2$	6.60×10^{-6}	$CuCrO_4$	3.6×10^{-6}	$Zn(OH)_2$	1.2×10^{-17}
$PbCl_2$	1.6×10^{-5}	Hg_2CrO_4	2.0×10^{-9}	草酸盐	
PbF_2	3.3×10^{-8}	$PbCrO_4$	2.8×10^{-13}	$Ag_2C_2O_4$	5.4×10^{-12}
PbI_2	7.1×10^{-9}	$SrCrO_4$	2.2×10^{-5}	BaC_2O_4	1.6×10^{-7}
SrF_2	4.33×10^{-9}	氢氧化物		$CaC_2O_4 \cdot H_2O$	4×10^{-9}
碳酸盐		AgOH	2.0×10^{-8}	CuC_2O_4	4.43×10^{-10}
Ag_2CO_3	8.45×10^{-12}	$Al(OH)_3$（无定形）	1.3×10^{-33}	$FeC_2O_4 \cdot 2H_2O$	3.2×10^{-7}
$BaCO_3$	5.1×10^{-9}	$Be(OH)_2$（无定形）	1.6×10^{-22}	$Hg_2C_2O_4$	1.75×10^{-13}
$CaCO_3$	3.36×10^{-9}	$Ca(OH)_2$	5.5×10^{-6}	$MgC_2O_4 \cdot 2H_2O$	4.83×10^{-6}
$CdCO_3$	1.0×10^{-12}	$Cd(OH)_2$	5.27×10^{-15}	$MnC_2O_4 \cdot 2H_2O$	1.70×10^{-7}

续表

化合物	溶度积 K_{sp}	化合物	溶度积 K_{sp}	化合物	溶度积 K_{sp}
PbC_2O_4	8.51×10^{-10}	HgS(黑色)	1.6×10^{-52}	$Pb_3(PO_4)_2$	8.0×10^{-43}
$SrC_2O_4 \cdot H_2O$	1.6×10^{-7}	HgS(红色)	4×10^{-53}	$Zn_3(PO_4)_2$	9.0×10^{-33}
$ZnC_2O_4 \cdot 2H_2O$	1.38×10^{-9}	MnS(晶形)	2.5×10^{-13}	其他盐	
硫酸盐		NiS	1.07×10^{-21}	$[Ag^+][Ag(CN)_2^-]$	7.2×10^{-11}
Ag_2SO_4	1.4×10^{-5}	PbS	8.0×10^{-28}	$Ag_4[Fe(CN)_6]$	1.6×10^{-41}
$BaSO_4$	1.1×10^{-10}	SnS	1×10^{-25}	$Cu_2[Fe(CN)_6]$	1.3×10^{-16}
$CaSO_4$	9.1×10^{-6}	SnS_2	2×10^{-27}	AgSCN	1.03×10^{-12}
Hg_2SO_4	6.5×10^{-7}	ZnS	2.93×10^{-25}	CuSCN	4.8×10^{-15}
$PbSO_4$	1.6×10^{-8}	磷酸盐		$AgBrO_3$	5.3×10^{-5}
$SrSO_4$	3.2×10^{-7}	Ag_3PO_4	1.4×10^{-16}	$AgIO_3$	3.0×10^{-8}
硫化物		$AlPO_4$	6.3×10^{-19}	$Cu(IO_3)_2 \cdot H_2O$	7.4×10^{-8}
Ag_2S	6.3×10^{-50}	$CaHPO_4$	1×10^{-7}	$KHC_4H_4O_6$(酒石酸氢钾)	3×10^{-4}
CdS	8.0×10^{-27}	$Ca_3(PO_4)_2$	2.0×10^{-29}	Al(8-羟基喹啉)$_3$	5×10^{-33}
CoS(α-型)	4.0×10^{-21}	$Cd_3(PO_4)_2$	2.53×10^{-33}	$K_2Na[Co(NO_2)_6] \cdot H_2O$	2.2×10^{-11}
CoS(β-型)	2.0×10^{-25}	$Cu_3(PO_4)_2$	1.40×10^{-37}	$Na(NH_4)_2[Co(NO_2)_6]$	4×10^{-12}
Cu_2S	2.5×10^{-48}	$FePO_4 \cdot 2H_2O$	9.91×10^{-16}	Ni(丁二酮肟)$_2$	4×10^{-24}
CuS	6.3×10^{-36}	$MgNH_4PO_4$	2.5×10^{-13}	Mg(8-羟基喹啉)$_2$	4×10^{-16}
FeS	6.3×10^{-18}	$Mg_3(PO_4)_2$	1.04×10^{-24}	Zn(8-羟基喹啉)$_2$	5×10^{-25}

附录7 部分酸、碱、盐溶解性表（20℃）

阳离子	阴离子				
	OH^-	NO_3^-	Cl^-	SO_4^{2-}	CO_3^{2-}
H^+		溶、挥	溶、挥	溶	溶、挥
NH_4^+	溶、挥	溶	溶	溶	溶
K^+	溶	溶	溶	溶	溶
Na^+	溶	溶	溶	溶	溶
Ba^{2+}	溶	溶	溶	不	不
Ca^{2+}	微	溶	溶	微	不
Mg^{2+}	不	溶	溶	溶	微
Al^{3+}	不	溶	溶	溶	—
Mn^{2+}	不	溶	溶	溶	不
Zn^{2+}	不	溶	溶	溶	不
Fe^{2+}	不	溶	溶	溶	不
Fe^{3+}	不	溶	溶	溶	—
Cu^{2+}	不	溶	溶	溶	—
Ag^+	—	溶	不	微	不

注："溶"表示易溶于水；"微"表示微溶于水；"不"表示不溶于水；"挥"表示易挥发；"—"表示该物质不存在或遇到水就分解了。

附录8 一些化学品安全标识

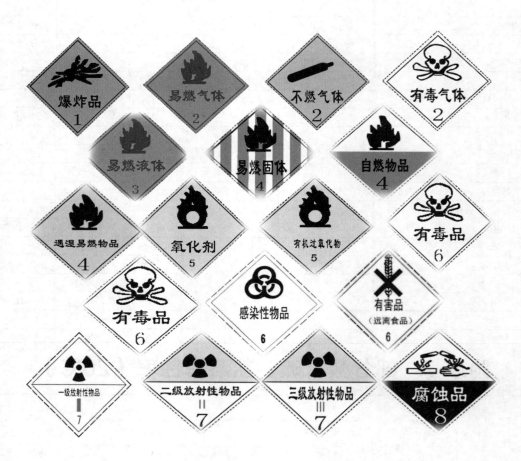

参 考 文 献

[1] 王萍. 无机化学. 北京：化学工业出版社，2016.
[2] 伊赞荃. 无机化学与实验技术. 北京：化学工业出版社，2013.
[3] 韩忠霄. 无机及分析化学. 3版. 北京：化学工业出版社，2014.
[4] 池利民. 无机及分析化学. 南昌：江西科学技术出版社，2011.
[5] 倪静安. 无机及分析化学. 2版. 北京：化学工业出版社，2004.
[6] 胡伟光. 无机化学. 三年制. 3版. 北京：化学工业出版社，2012.
[7] 张铁恒. 分析化学中的量和单位. 2版. 北京：中国标准出版社，2002.
[8] 邢其毅. 基础有机化学. 3版. 北京：高等教育出版社，2005.
[9] 刘军. 有机化学. 3版. 北京：化学工业出版社，2015.
[10] 胡宏纹. 有机化学. 3版. 北京：高等教育出版社，2006.
[11] 徐寿昌. 有机化学. 2版. 北京：高等教育出版社，1993.
[12] 原光雄. 近代化学的奠基者. 黄静，译. 北京：科学出版社，1986.
[13] 紫藤贞昭. 化学史话. 孙晓云，等译. 石家庄：河北教育出版社，1993.
[14] 人们教育出版社课程教材研究所化学课程教材研究开发中心. 化学1（必修）. 北京：人民教育出版社，2004.
[15] 卡·马诺夫. 著名化学家小传. 潘同珑，等译. 天津人民出版社，1979.